"十四五"职业教育国家规划教材

国家卫生健康委员会"十三五"规划教材
全国高职高专规划教材

供眼视光技术专业用

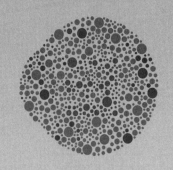

验光技术
第2版

主　　编　尹华玲　王立书

副 主 编　陈世豪　金晨晖　李丽娜

编　　者（以姓氏笔画为序）

王　玲　金陵科技学院

王立书　天津职业大学眼视光工程学院

尹华玲　曲靖医学高等专科学校

叶秀春　雅安职业技术学院

严　晶　曲靖医学高等专科学校

李丽娜　包头医学院

吴　飞　天津职业大学眼视光工程学院

陈世豪　温州医科大学附属眼视光医院

金晨晖　深圳职业技术学院

徐　良　浙江工贸职业技术学院

编写秘书　严　晶

融合教材数字资源负责人　王立书

融合教材数字资源秘书　吴　飞

U0284842

人民卫生出版社

图书在版编目（CIP）数据

验光技术 / 尹华玲，王立书主编. —2 版. —北京：
人民卫生出版社，2019
ISBN 978-7-117-28893-4

Ⅰ. ①验… Ⅱ. ①尹… ②王… Ⅲ. ①验光－医学院
校－教材 Ⅳ. ①R778.2

中国版本图书馆 CIP 数据核字（2019）第 201724 号

| 人卫智网 | www.ipmph.com | 医学教育、学术、考试、健康，购书智慧智能综合服务平台 |
| 人卫官网 | www.pmph.com | 人卫官方资讯发布平台 |

验 光 技 术
第 2 版

主　　编：尹华玲　王立书
出版发行：人民卫生出版社（中继线 010-59780011）
地　　址：北京市朝阳区潘家园南里 19 号
邮　　编：100021
E - mail：pmph @ pmph.com
购书热线：010-59787592　010-59787584　010-65264830
印　　刷：中农印务有限公司
经　　销：新华书店
开　　本：850×1168　1/16　印张：14
字　　数：424 千字
版　　次：2012 年 3 月第 1 版　　2019 年 10 月第 2 版
　　　　　2024 年 11 月第 2 版第 10 次印刷（总第 18 次印刷）
标准书号：ISBN 978-7-117-28893-4
定　　价：45.00 元

打击盗版举报电话：010-59787491　E-mail：WQ @ pmph.com
（凡属印装质量问题请与本社市场营销中心联系退换）

全国高职高专院校眼视光技术专业
第二轮国家卫生健康委员会规划教材(融合教材)修订说明

　　全国高职高专院校眼视光技术专业第二轮国家卫生健康委员会规划教材,是在全国高职高专院校眼视光技术专业第一轮规划教材基础上,以纸质为媒体,融入富媒体资源、网络素材、慕课课程形成的"四位一体"的全国首套眼视光技术专业创新融合教材。

　　全国高职高专院校眼视光技术专业第一轮规划教材共计13本,于2012年陆续出版。历经了深入调研、充分论证、精心编写、严格审稿,并在编写体例上进行创新,《眼屈光检查》《验光技术》《眼镜定配技术》《眼镜维修检测技术》和《眼视光技术综合实训》采用了"情境、任务"的形式编写,以呼应实际教学模式,实现了"老师好教,学生好学,实践好用"的精品教材目标。其中,《眼科学基础》《眼镜定配技术》《接触镜验配技术》《眼镜维修检测技术》《斜视与弱视临床技术》《眼镜店管理》《眼视光常用仪器设备》为高职高专"十二五"国家级规划教材立项教材。本套教材的出版对于我国眼视光技术专业高职高专教育以及专业发展具有重要的、里程碑式的意义,为我国眼视光技术专业实用型人才培养,为促进人民群众的视觉健康和眼保健做出历史性的巨大贡献。

　　本套教材第二轮修订之时,正逢我国医疗卫生和医学教育面临重大发展的重要时期,教育部、国家卫生健康委员会等八部门于2018年8月30日联合印发《综合防控儿童青少年近视实施方案》(以下简称《方案》),从政策层面对近视防控进行了全方位战略部署。党中央、国务院对儿童青少年视力健康高度重视,对眼视光相关工作者提出了更高的要求,也带来了更多的机遇和挑战。我们贯彻落实《方案》、全国卫生与健康大会精神、《"健康中国2030"规划纲要》和《国家职业教育改革实施方案》(职教20条),根据教育部培养目标、国家卫生健康委员会用人要求,以及传统媒体和新型媒体深度融合发展的要求,坚持中国特色的教材建设模式,推动全国高职高专院校眼视光技术专业第二轮国家卫生健康委员会规划教材(融合教材)的修订工作。在修订过程中体现三教改革、多元办学、校企结合、医教协同、信息化教学理念和成果。

　　本套教材第二轮修订遵循八个坚持,即①坚持评审委员会负责的职责,评审委员会对教材编写的进度、质量等进行全流程、全周期的把关和监控;②坚持按照遴选要求组建体现主编权威性、副主编代表性、编委覆盖性的编写队伍;③坚持国家行业专业标准,名词及相关内容与国家标准保持一致;④坚持名词、术语、符号的统一,保持全套教材一致性;⑤坚持课程和教材的整体优化,淡化学科意识,全套教材秉承实用、够用、必需、以职业为中心的原则,对整套教材内容进行整体的整合;⑥坚持"三基""五性""三特定"的教材编写原则;⑦坚持按时完成编写任务,教材编写是近期工作的重中之重;⑧坚持人卫社编写思想与学术思想结合,出版高质量精品教材。

　　本套教材第二轮修订具有以下特点:

　　1. 在全国范围调研的基础上,构建了团结、协作、创新的编写队伍,具有主编权威性、副主编代表性、编委覆盖性。全国15个省区市共33所院校(或相关单位、企业等)共约90位专家教授及一线教师申报,最终确定了来自15个省区市,31所院校(或相关单位、企业等),共计57名主编、副主编组成的学习型、团结型的编写团队,代表了目前我国高职眼视光技术专业发展的水平和方向,教学思想、教学模式和教学理念。

2．对课程体系进行改革创新，在上一轮教材基础上进行优化，实现螺旋式上升，实现中高职的衔接、高职高专与本科教育的对接，打通眼视光职业教育通道。

3．依然坚持中国特色的教材建设模式，严格遵守"三基""五性""三特定"的教材编写原则。

4．严格遵守"九三一"质量控制体系确保教材质量，为打造老师好教、学生好学、实践好用的优秀精品教材而努力。

5．名词术语按国家标准统一，内容范围按照高职高专眼视光技术专业教学标准统一，使教材内容与教学及学生学习需求相一致。

6．基于对上一轮教材使用反馈的分析讨论，以及各学校教学需求，各教材分别增加各自的实训内容，《眼视光技术综合实训》改为《眼视光技术拓展实训》，作为实训内容的补充。

7．根据上一轮教材的使用反馈，尽可能避免交叉重复问题。《眼屈光检查》《斜视与弱视临床技术》《眼科学基础》《验光技术》，《眼镜定配技术》《眼镜维修检测技术》，《眼镜营销实务》《眼镜店管理》，有可能交叉重复的内容分别经过反复的共同讨论，尽可能避免知识点的重复和矛盾。

8．考虑高职高专学生的学习特点，本套教材继续沿用上一轮教材的任务、情境编写模式，以成果为导向、以就业为导向，尽可能增加教材的适用性。

9．除了纸质部分，新增二维码扫描阅读数字资源，数字资源包括：习题、视频、彩图、拓展知识等，构建信息化教材。

10．主教材核心课程配一本《学习指导及习题集》作为配套教材，将于主教材出版之后陆续出版。

本套教材共计13种，为2019年秋季教材，供全国高职高专院校眼视光技术专业使用。

第二届全国高职高专眼视光技术专业教材建设评审委员会名单

5

刘科佑	深圳职业技术学院	杨丽霞	石家庄医学高等专科学校
刘院斌	山西医科大学	杨砚儒	天津职业大学
毛欣杰	温州医科大学	叶佳意	东华大学
齐　备	中国眼镜协会	易际磐	浙江工贸职业技术学院
任凤英	厦门医学院	尹华玲	曲靖医学高等专科学校
沈梅晓	温州医科大学	于　翠	辽宁何氏医学院
施国荣	常州卫生高等职业技术学校	于旭东	温州医科大学
王　锐	长春医学高等专科学校	余　红	天津职业大学
王翠英	天津职业大学	余新平	温州医科大学
王海英	天津职业大学	张　荃	天津职业大学
王淮庆	金陵科技学院	张艳玲	深圳市龙华区妇幼保健院
王会英	邢台医学高等专科学校	赵云娥	温州医科大学
王立书	天津职业大学	朱嫦娥	天津职业大学
谢培英	北京大学	朱德喜	温州医科大学
闫　伟	济宁职业技术学院	朱世忠	山东医学高等专科学校
杨　林	郑州铁路职业技术学院		

秘书长

刘红霞　人民卫生出版社

秘　书

朱嫦娥　天津职业大学

李海凌　人民卫生出版社

第二轮教材（融合教材）目录

眼科学基础（第2版）　　　　　　主　编　贾　松　赵云娥

　　　　　　　　　　　　　　　副主编　王　锐　郝少峰　刘院斌

眼屈光检查（第2版）　　　　　　主　编　高雅萍　胡　亮

　　　　　　　　　　　　　　　副主编　王会英　杨丽霞　李瑞凤

验光技术（第2版）　　　　　　　主　编　尹华玲　王立书

　　　　　　　　　　　　　　　副主编　陈世豪　金晨晖　李丽娜

眼镜定配技术（第2版）　　　　　主　编　闫　伟　蒋金康

　　　　　　　　　　　　　　　副主编　朱嫦娥　杨　林　金婉卿

接触镜验配技术（第2版）　　　　主　编　谢培英　王海英

　　　　　　　　　　　　　　　副主编　姜　珺　冯桂玲　李延红

眼镜光学技术（第2版）　　　　　主　编　朱世忠　余　红

　　　　　　　　　　　　　　　副主编　高玉娟　朱德喜

眼镜维修检测技术（第2版）　　　主　编　杨砚儒　施国荣

　　　　　　　　　　　　　　　副主编　刘　意　姬亚鹏

斜视与弱视临床技术（第2版）　　主　编　崔　云　余新平

　　　　　　　　　　　　　　　副主编　陈丽萍　张艳玲　李　兵

低视力助视技术（第2版）　　　　主　编　亢晓丽

　　　　　　　　　　　　　　　副主编　陈大复　刘　念　于旭东

眼镜营销实务（第2版）　　　　　主　编　张　荃　刘科佑

　　　　　　　　　　　　　　　副主编　丰新胜　黄小明　刘　宁

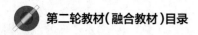

眼镜店管理（第2版）　　　　　　　　　主　编　李　捷　毛欣杰
　　　　　　　　　　　　　　　　　　　副主编　王翠英　于　翠

眼视光常用仪器设备（第2版）　　　　　主　编　齐　备
　　　　　　　　　　　　　　　　　　　副主编　沈梅晓　叶佳意

眼视光技术拓展实训　　　　　　　　　　主　编　王淮庆　易际磐
　　　　　　　　　　　　　　　　　　　副主编　李童燕　顾海东

获取融合教材配套数字资源的步骤说明

1 扫描封底红标二维码，获取图书"使用说明"。

2 揭开红标，扫描绿标激活码，注册/登录人卫账号获取数字资源。

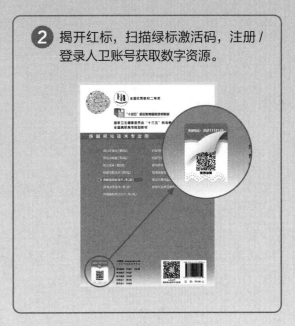

3 扫描书内二维码或封底绿标激活码随时查看数字资源。

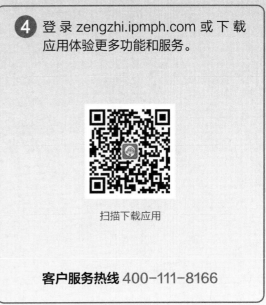

4 登录 zengzhi.ipmph.com 或下载应用体验更多功能和服务。

扫描下载应用

客户服务热线 400-111-8166

关注人卫眼科公众号
新书介绍　最新书目

前　言

眼睛是心灵的窗户，人们获取外界信息主要依靠视觉。在医学高速发展的今天，伴随大健康理念的提出，人们对视觉健康的期望和追求越来越高。

然而到目前为止，我国眼视光技术专业人才仍然缺口很大。视光服务还是远不能满足社会的需求，视光专业高等教育及技能教育也远不能满足视光行业的需求，这对人民群众眼睛的健康保健是十分不利的。

验光是视光行业的核心工作，验光技术是眼视光专业的核心课程。验光是一门艺术，本套教材强调实用性、技能性，在编写过程中，尽量讲明验光过程中的各项检查在确定眼镜处方中的意义，在学习验光的同时了解处方原则，力图使学生们学会验光的同时能正确开具处方。《验光技术》教材对知识点进行了整体优化，编制体现以就业为导向、能力为本位、学生为主体的高职高专教育特色，教材在编写中注重基本知识、基本理论、基本技能的培养，符合现代高职教育理念。体现课程内容的职业性、实践性和开放性的特点；体现眼视光技术专业人才培养模式，具备一定的思想性、科学性、先进性、启发性、适用性；体现医教协同；体现工学结合、校企结合的特点。基础理论要贯彻"实用为主，必需、够用和管用为度"的原则，多余的知识不教、不写，不追求自身内容的系统、完整，简化理论知识的阐释或推导过程。加强理论联系实际，充实应用实例的内容，"以例释理"，将基础理论融入大量的实例中，把基本技能的培养贯穿于课程标准和教材内容的始终，对岗位所需知识和能力结构进行恰当的设计安排。教材的编写还与国家验光员职业资格标准或技能鉴定标准等有效衔接，使学生在具备必需的基础理论和专业知识的基础上，重点掌握从事专业领域实际工作的基本技能和技术。同时，主教材新增融合教材数字资源，包括同步练习、复习思考题等多种素材；编写配套教材《验光技术学习指导及习题集》，多维度训练学生如何做，并怎样做好，为将来的实际工作奠定坚实基础。

本书的编写分工如下：曲靖医学高等专科学校尹华玲老师编写绪论；包头医学院李丽娜老师编写咨询、问诊；天津职业大学眼视光工程学院王立书老师、吴飞老师编写客观验光；曲靖医学高等专科学校的尹华玲老师、严晶老师，浙江工贸职业技术学院徐良老师编写主觉验光；金陵科技学院王玲老师、雅安职业技术学院叶秀春老师编写老视验光；深圳职业技术学院的金晨晖老师编写特殊患者的验光；温州医科大学附属眼视光医院陈世豪老师编写处方的确定。

在本版教材修订前，充分听取了各高职院校的反馈意见和建议。在本版教材中统一了相关术语和表示方法，表述和本科教材进行了统一。进行了知识更新和内容调整。教材内容以介绍成熟稳定的、在实践中广泛应用的技术和国家标准为主，同时适当介绍新知识、新技术、新设备等，反映科技发展的趋势，使学生能够适应未来技术进步的需要，毕业后具备直接从事生产第一线技术工作和管理工作的能力。删减了本教材中和其他教材相重复的内容，如：情境一中删减了验光前检查的具体内容，情境五中删减了和《斜视与弱视临床技术》重复的内容等。删减了一些不常用的知识和方法，如：情境二中删减了点状光检影。

在本书编写过程中，天津职业大学眼视光工程学院王闯老师、温州医科大学附属眼视光医院郑雅汝老师参与了相关章节的校对审核工作，在此一并表示诚挚的谢意！

受各方面条件限制，书中不足之处在所难免，恳切期望同道批评指正！

尹华玲

2019 年 6 月

目　　录

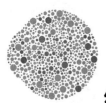

绪　　论

近年来，由于中小学生课内外负担加重，手机、电脑等带电子屏幕产品的普及，用眼过度、用眼不卫生、缺乏体育锻炼和户外活动等因素，我国儿童青少年近视率居高不下、不断攀升，近视低龄化、重度化日益严重，严重影响孩子们的身心健康，已成为一个关系国家和民族未来的大问题，必须高度重视，不能任其发展。习近平总书记做出重要指示："共同呵护好孩子的眼睛，让他们拥有一个光明的未来。"为贯彻落实习近平总书记重要指示精神，教育部等八部门关于印发《综合防控儿童青少年近视实施方案》的通知（教体艺〔2018〕3 号）要求："县级及以上综合医院普遍开展眼科医疗服务，认真落实《近视防治指南》等诊疗规范，不断提高眼健康服务能力。根据儿童青少年视觉症状，进行科学验光及相关检查，明确诊断，按照诊疗规范进行矫治。"

验光（refraction）是视光学和眼科学临床实践中主要的检查手段之一，是一个动态的、多程序的过程。在光学上定义为：让位于无穷远处的物体发出的光线，通过被检眼眼前的矫正镜片和眼球的屈光系统后，恰好在被检眼视网膜上形成共轭像的过程。验光是一门技术、一个过程、一门艺术，是通过标准化、规范化、多步骤的验光程序，通过对人眼屈光状态进行检测与测量，为验光对象提供个性化的配镜处方和清晰、舒适、耐久的矫正视力的方法。它涉及医学、光学、眼镜学、心理物理学、社会心理学等诸多领域的知识。

验光技术作为眼视光技术教育中的核心课程之一，具有很强的理论性和实践性，是视光工作的核心技术与重点，也是视功能评价的重要手段。只有做到了准确的验光才能为患者开具准确的配镜处方。另外，验光还是眼科疾病诊断和鉴别诊断的首要检查项目，更是解决相关视光学问题的常用治疗措施。本教材内容包括验光前咨询、问诊，客观验光、主觉验光、老视验光、特殊患者验光、处方确定。

验光的目的是为被检者验配清晰、舒适、用眼持久的矫正镜片。规范验光技术的流程主要分为三个阶段：①初始阶段：验光准备，包括验光前咨询、问诊，了解被检者的视觉功能情况、眼病史，了解相关的全身病情况，了解上次验光配镜的情况，明确本次就诊的目的；验光前的相关检查，全面了解被检者的视觉功能问题，明确被检者是单纯的屈光问题，还是合并有其他眼病；客观验光，了解被检者的屈光状态，为主觉验光提供初始度数。②精确阶段：综合验光仪主觉验光程序，包括单眼主觉验光和双眼平衡，让被检者对细小的屈光度数作出反应，精确被检者的矫正度数。③终结阶段：通过试戴，让被检者找出问题，进行调整后确定处方；同时进行宣教，告知被检者戴镜注意事项和随访计划。

验光技术的核心内容是客观验光（objective refraction）和主觉验光（subjective refraction）。客观验光是在不需要被检者的主观感觉和应答下，检查者通过检测从被检眼视网膜反射出来的光的影动或光的状态来判断其屈光状态。客观验光最常用的方法有检影验光（retinoscopy）及自动电脑验光仪验光。主觉验光是在被检者客观验光的基础上，利用一系列的矫正镜片和辅助设备，在被检者主观判断和应答下，判断其屈光状态，包括单眼的主觉验光和双眼平衡，主要使用的设备是综合验光仪。由于有高质量的自动验光仪及电动综合验光仪的使用,验光技术更加标准化、规范化,流程更加简便、合理、科学,所需时间短,准确性更高,满足了高质量视觉的配镜要求。

老视是人们步入中老年后必然出现的一种生理性视觉问题。随着我国人口老龄化趋势日益加重和人们对视觉质量要求的提高,老视规范性验配也日趋被重视。对于老视者,在上述验光检测的基础上要进行老视验光,即阅读近附加的检测。老视阅读近附加的检测分为三个阶段:初始阶段、验证阶段和确定阶段。初始阶段的任务是试验性近附加的确定;验证阶段的任务是精确近附加的确定;确定阶段的任务是近附加的试戴与最终调整。通过老视验光,为被检者提供一个舒适、用眼持久的近用处方。

此外,角膜病、眼外伤、圆锥角膜等疾病以及角膜移植手术、白内障手术、屈光手术等均可引起患眼屈光状态的变化。斜弱视、眼球震颤、视疲劳等与屈光状态关系密切,准确的验光是治疗的前提。另外,儿童调节力强,屈光状态变化大,检查合作差,造成儿童验光具有一些特殊要求和技术方法。针对以上特殊患者的特点和需求,本教材介绍相关的验光方法,并针对不同类型的被检者开具个性化的处方。

验光不可能仅通过理论课程的学习而全部掌握,教材本着以"三基、五性、三特定"的原则,以"情境、任务"的形式叙述各章节内容,创设良好的教学情境,营造轻松的学习氛围,通过分任务讲授验光技术的基础理论和操作方法步骤,使学生学习领会理论的同时学会操作,体现教、学、做为一体的特点,在强调理论的基础上,重点强化技能的培养。目标是通过本门课程的学习,使学生的验光技能达到中、高级眼镜验光员国家职业资格标准的职业技术要求。

(尹华玲)

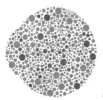

情境一　咨询、问诊

在验光前，需要对前来验光的被检者进行必要的询问和检查。日常工作中，由于验光配镜前了解到的信息不足，常常会造成投诉和退货。因此，在验光前应尽可能得到全面而翔实的信息。

任务一　基本信息采集

第一部分　知识要求

一、验光前信息采集的重要性

通过了解主诉和现病史，明确被检者前来检查的主要原因和目的是什么，并结合被检者的屈光病史及眼部其他疾病史，需要对多因素进行综合考虑。同时，其他全身性疾病史及目前的健康情况、不同的生活习惯、职业需求对配镜也有重要的影响。

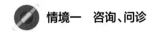

二、信息采集的主要内容

（一）被检者主诉

询问被检者主要症状及持续时间，如果短期出现的快速视力下降，那就可能需要排除眼科器质性病变的问题。如果是长期存在的视力问题，一般是屈光问题的可能性较大。

询问被检者有没有伴随症状：如流泪、眼睛酸胀、干涩等问题。

（二）现病史

询问被检者发病诱因、症状的性质、病情经过、加重及缓解因素、做过哪些检查和治疗、效果如何等。

（三）被检者的屈光病史及眼部其他疾病史

1. 询问被检者验光配镜史，包括：

（1）戴镜类型：框架还是隐形眼镜，是否配戴特殊类型眼镜如渐变多焦点眼镜、角膜塑形镜等。

（2）视力情况和眼镜参数：记录裸眼视力和矫正视力。记录眼镜参数，主要包括球镜度数，柱镜度数、柱镜轴向及光学中心距等。

（3）戴镜时间及更换眼镜情况。

（4）戴镜习惯：是持续配戴还是需要时配戴？有没有停戴的情况，为什么要停戴？对于配戴角膜接触镜的被检者应询问每天戴镜时间。

2. 询问被检者是否受过眼外伤，是否患有眼部疾病，是否做过眼部的手术等信息并做好记录。有青光眼病史患者要在眼科医生确认后方可散瞳。

（四）其他全身性疾病史及目前的健康情况

询问被检者是否有高血压、心脏病、肾脏疾病、糖尿病、过敏性疾病或者其他慢性全身性疾病病史。

询问被检者目前的健康状况，如近期是否患有疾病，是否服用药物，如果服药应询问服药原因及药物名称。

（五）个人史

对于青少年可先让其自己书写姓名、通信地址和年龄等信息，观察其阅读距离，然后进行裸眼视力检查。如发现裸眼远视力检查较差，近视力检查较好，应向被检者及其家属说明近视产生的原因与后天阅读过近有关，由于适应看近环境，在眼的发育中，由刚出生时的远视向"近视化发展"，因而表现为看近清楚，看远模糊。如果不及时改变错误用眼习惯，近视随着年龄的增长，会逐渐加深。对年长的被检者要着重了解其在阅读时的距离和照明情况，询问被检者每天平均近距离用眼的时间，如用电脑多、阅读写字多，必要时需考虑其视近需求而减少一些近视度数。询问被检者的职业及对远视力和近视力的需求情况，从而判断其对各类眼镜的需求情况。

（六）家族史

询问被检者家庭成员的屈光情况以及健康状况，重点了解其家庭成员是否患有与遗传相关的疾病，如高度近视、青光眼、高血压以及糖尿病等。

三、常见的主诉及分析

常见的眼部不适包括以下几个方面：视力障碍，视疲劳和感觉异常。

（一）视力障碍

视力障碍包括突然或逐渐视力下降，看远或看近不清楚，视物变形，复视，视野缺损，眼前固定或飘动的黑影等。引起视力障碍的原因有很多，我们进行信息采集的目的是尽可能

4

确定其视力障碍是否由屈光不正所引起。具体分析如下：

1．一过性视力下降或视力丧失　指视力在24小时内恢复正常。常见于一过性缺血发作、视盘水肿、偏头痛等。

2．急剧发生的视力下降、无眼痛　常见于视网膜动脉或静脉阻塞、视网膜脱离等。

3．急剧发生的视力下降、有眼痛　常见于角膜炎、急性闭角型青光眼等。

4．渐进性视力下降　常见于屈光不正、白内障（多见于老年人）、年龄相关性黄斑变性（多见于老年人）等。

5．视物变形　指看物体时，物像扭曲变形、变扁与拉长，或变大、变小。常见于散光，黄斑疾病。

6．复视　表现为两眼看一物体时感觉为两个物像的异常现象。常见于眼位异常，融合障碍，视网膜异常对应等。

7．视野缺损　表现为中心或周围视野某区域视觉消失或变暗，常见于视网膜脱离，青光眼等。

8．眼前固定或飘动的黑影　常见于玻璃体浑浊。

由屈光不正引起的视力下降需要注意以下几点：

1．近视眼通常表现为看远不清，远视眼和老花眼通常表现为看近不清。

2．非老视年龄而在长时间近距离工作后出现视物模糊的被检者，其原因可能为：远视、散光或调节功能减弱。

3．屈光不正伴有糖尿病时视力会随体内血糖水平发生波动。当血糖浓度升高时，葡萄糖及其代谢产物进入晶状体，使水分子经晶状体囊过度转移至晶状体内，晶状体膨胀变凸，屈光力增强，形成一过性低度近视状态。血糖降低时，则引起相反的渗透压改变，晶状体屈光力下降。

（二）视疲劳

视疲劳是目前眼科常见的一种眼部不适症状，被检者的症状多种多样。常见的有近距离工作不能持久，阅读不适，出现眼及眼眶周围疼痛、视物模糊、眼睛干涩、流泪等，严重时出现头痛、恶心等症状。常见原因如下：

1．眼睛屈光异常　当患有远视、散光时，看远看近时眼睛都需要动用很大的调节力，使眼睛过分劳累。散光患者通过调节的作用将最小弥散圆调整到视网膜上或接近视网膜，这样可以提高视力，但是却因此付出了更多的调节从而产生了视疲劳症状。

2．老视　随着年龄增长，眼调节能力逐渐下降，从而引起视近困难，多在视近时出现模糊和视疲劳现象。

3．双眼视功能异常、屈光参差　双眼调节功能异常和集合功能异常都易引起视疲劳。例如：由于眼位偏斜，为了保持双眼单视，出现集合异常，从而会影响调节和集合的平衡，出现视疲劳现象。屈光参差患者由于双眼不等像而产生双眼融像困难，从而引起视疲劳。

4．眼部疾病　患有角膜疾病、晶状体混浊以及其他眼疾引起的视物不清也易引起视疲劳。

5．体质及生活、环境因素　比如营养不良、睡眠不足、烟酒过度、不注意用眼卫生、工作或学习场所照明不足或过强、有反光或眩光等均容易发生视疲劳。

（三）感觉异常

常见的感觉异常有：眼痒、眼痛、异物感、畏光、流泪以及眼干等。有时候感觉异常是视疲劳的表现，可以通过屈光不正或双眼视异常的矫正而减轻。有时候感觉异常是眼部疾病病理过程的表现，常见于角膜炎、结膜炎、虹膜睫状体炎、青光眼等。检查者应注意，如果被检者就诊时怀疑患有眼部疾病，应建议被检者到专业的眼科就诊，待疾病痊愈后再进行验光。

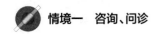

第二部分 技 能 要 求

一、能够与被检者进行有效沟通。

二、能够掌握信息采集过程中的询问要点。

三、能够准确判断出被检者的症状是否主要由视光学问题所引起，并给以相应诊疗建议。

四、根据被检者的病史及主诉完成文书的书写。

任务二 验光前检查

第一部分 知 识 要 求

在验光前，检查者需要做相关检查来了解被检者视功能和眼健康的情况。同时在日常工作中，一些来验光的被检者存在需要治疗的眼部疾病，这就需要检查者通过验光前检查发现，从而指导这部分被检者到眼科就诊。验光前初始检查内容包括：

一、裸眼远视力

检查被检者的裸眼远视力，初步判断被检者的实际视力情况。如裸眼视力在 0.3 以下则不能满足基本的日常生活，建议配镜光学矫正。

二、裸眼近视力

检查被检者的裸眼近视力，根据裸眼远视力和近视力对比初步判断屈光不正的性质，如果裸眼近视力好于裸眼远视力，被检者可能是近视眼；如果裸眼远视力好于裸眼近视力，被检者可能是远视眼；如果裸眼近视力、远视力都不好，被检者可能存在散光；如果裸眼远视力好而裸眼近视力差，结合年龄判断可能是老花眼。

三、戴镜远视力

检查被检者的戴镜远视力，了解被检者戴原来眼镜的视力矫正情况。如果原来眼镜矫正视力远低于正常，则要分析原因：是否由于很久没有验光，度数增加导致；是否存在其他眼病等。

四、戴镜近视力

检查被检者戴镜后近视力是否正常，同时与远视力进行比较，也能分析其调节情况和屈光有无异常情况。

五、针孔远视力

如果视网膜和视路都是正常的，针孔镜由于增加焦深及减小视网膜模糊斑，被检者视力会提高。因此，针孔视力检查可以辅助判断视力低下是否由屈光不正引起。

六、其他视功能检查

根据验光需要进行其他视功能检查，包括视野检查、色觉检查、双眼视功能检查、眼球

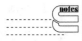

运动和眼外肌检查、对比敏感度检查等。

七、眼健康检查

根据验光需要进行眼健康检查,包括外眼、结膜、角膜、前房、虹膜、瞳孔、晶状体、玻璃体、视网膜和视神经检查及眼压检查等,从而排除可能引起视力障碍的眼科眼病。

第二部分 技 能 要 求

一、能熟练完成验光前初始检查项目的常规检查方法。(详见《眼科学基础》和《眼屈光检查》。)

二、能准确判断初始检查结果是否存在异常及临床意义。(详见《眼科学基础》和《眼屈光检查》。)

任务三 原眼镜检测与评估

第一部分 知 识 要 求

验光前,仅凭被检者的口述原眼镜的度数等是不够准确的(多数患者口述的度数只是一个模糊的范围,更不知道镜片光学中心距、光学中心高度等配装参数),所以,如果被检者配戴原眼镜,一定要检测眼镜的屈光度数和装配数据。根据测得数据从而验配,在改善症状的同时尽量少改变被检者的戴镜习惯和方式,增加被检者的配戴适应性和舒适度。因此,原眼镜的验配参数对新配的眼镜有重大的参考意义。原眼镜的检测内容包括:

一、原眼镜球镜度数,柱镜度数及轴向检测

如果验光结果与原眼镜差别较大,被检者一时不能耐受新镜,可根据配镜处方原则进行分次/过渡矫正,原眼镜球镜、柱镜度数及轴向可作为参考。

二、原眼镜光学中心水平距离、光学中心水平偏差和光学中心高度、光学中心垂直互差检测

眼镜光学中心水平距离是指两镜片光学中心在与镜圈几何中心连线平行方向上的距离。光学中心水平偏差为光学中心水平距离与瞳距的差值。

光学中心高度指光学中心与镜圈几何中心在垂直方向上的距离。光学中心垂直互差为两镜片光学中心高度的差值。光学中心高度的设立,是为了使镜片光学中心高度与戴镜者眼睛的视线在镜架垂直方向上相一致。由于人眼在垂直方向上基本没有调节力,因此大的光学中心垂直互差对人眼的伤害相对较大。

原眼镜以上参数检测应符合眼镜验配国家标准。光学中心水平偏差和光学中心垂直互差过大会产生视物的棱镜效应,患者配戴时有不同程度的视物异常,视疲劳现象发生,严重的还会发生斜视。

三、观察配镜者戴原镜时的镜眼距,前倾角是否在正常范围

(一)镜眼距

镜眼距(图 1-3-1)是指眼镜片的后顶点到角膜前顶点之间的距离。一般为 12mm,镜眼

距过大或过小,会引起物体经过镜片折射后在视网膜上所成的像的大小改变,轻度屈光不正影响略小,镜片度数越大,影响越大。

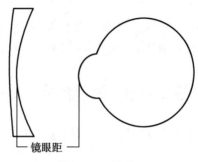

图 1-3-1　镜眼距

(二)前倾角

前倾角(图 1-3-2)是指眼镜镜腿张开后,从侧面看,镜圈平面与水平面法线之间的夹角。一般为 $10°\sim15°$ 。如果因眼镜陈旧,铰链松动或因校配不当,造成前倾角改变,都会造成眼镜有效屈光力的改变。

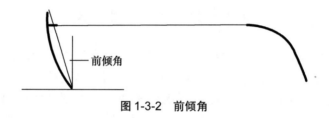

图 1-3-2　前倾角

第二部分　技能要求

一、能够熟练使用自动焦度计(详见《眼镜维修检测技术》)。

二、能够使用仪器进行眼镜光学中心水平距离、光学中心水平偏差和光学中心高度、光学中心垂直互差检测(详见《眼镜维修检测技术》)。

三、学会镜眼距,前倾角的测量、调整方法(详见《眼镜维修检测技术》)。

本情境知识小结

本情境主要从基本信息采集,验光前检查,原眼镜检测与评估三方面阐述了验光前的准备工作。通过本情境的学习,要求学生掌握验光前准备工作的基本步骤和思路,为之后的验光过程提供全面而翔实的参考依据。

(李丽娜　高富军　林会儒)

参 考 文 献

1. 赵堪兴,杨培增. 眼科学. 第 8 版. 北京:人民卫生出版社,2013.

二维码 1-1
扫一扫,测
一测

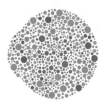

情境二 客观验光

客观验光（objective refraction）定义：不靠被检查者的主观判断，利用电脑验光仪或检影镜来测定被检者调节远点的位置，从而客观上判断被检者屈光不正的性质和程度。

客观验光的特点：

1. 不靠被检者的主观判断来检查，具有客观性。

2. 客观验光的优点　快速、准确、直观。

3. 客观验光的缺点　由于调节等因素的影响，导致检查结果与被检者的实际屈光状态存在差异。在进行常态验光时，其近视度数的检查结果往往比实际度数偏高，而远视眼的检查结果往往比实际度数偏低，轻度散光的轴向或度数也会因为调节而发生变化。

4. 客观验光的作用和意义　通过客观验光能快速确定被检眼屈光不正的性质和大致范围，为主观验光提供重要的参数，为进一步的屈光检查打下良好的基础。

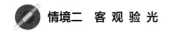

客观验光的内容：包括电脑验光和检影验光两部分。在疑难案例检查中（尤其是眼外伤或弱视等），电脑验光应该与检影验光相结合才能更准确地提供客观验光结果。

任务一　使用电脑验光仪进行客观验光

第一部分　知识要求

电脑验光是指利用电脑验光仪把所观察的视标投射到被检眼眼底，当被测眼屈光状态不同时，眼底像经其屈光系统后聚焦点位置亦不同，即调节远点位置不同，电脑验光仪就是通过光电系统和智能计算机系统测得被检眼远点的位置，从而客观地判断被测眼的屈光不正性质和程度。

一、电脑验光的优点

此方法检查速度快，客观上较为准确的测定被检眼的屈光状态，尤其在散光轴位的测定中对主观验光有指导作用，且检查者容易操作。检查者使用电脑验光仪进行规范正确的操作，一般在 2 分钟左右就能够初步测定被检眼屈光不正的性质和程度。对于初学者来讲容易掌握其操作技能和操作要点，在实际工作中，除了进行日常的客观验光以外，可利用于电脑验光仪对社区和群体进行屈光普查，大量门诊验光及视力筛查过程中电脑验光仪的作用和优点是突出的。显然电脑验光仪是一个较为科学的验光仪器设备，是眼镜店和医院眼科不可缺少的检查仪器，很容易被广大检查者使用和推广。

二、电脑验光的缺点

电脑验光也有一定的局限性：由于受被检者的合作程度、调节作用及仪器准确性等因素的影响，故检查结果的准确性仍存在一定问题，尤其对儿童及青少年近视，由于调节因素参与，其检查结果误差较大。验光时需要被检者始终注视仪器内目标，因此，不能固视的被检者，如不配合的小孩，眼球震颤的被检者，视力低下（高度近视、屈光间质混浊、白内障、眼底病）者，用电脑验光仪进行验光时误差较大、可信度较低，有的甚至难以得出检测结果。此外，高度屈光不正的被检者，超过电脑验光仪的测试范围，也不能靠电脑验光仪得出准确的客观验光结果，所以作为专业检查者，尤其在对疑难病例进行检查时，还应掌握检影验光这门技术。

第二部分　技能要求

一、操作步骤

1. 打开电源，检查电脑验光仪各部件是否正常，包括升降台、操纵杆和显示屏等。

2. 用 75% 酒精棉球或湿巾清洁仪器与被检者接触的表面，包括下颌托和额托。

3. 调试仪器相关参数，选择验光物镜与被检眼角膜顶点的距离，一般为 12mm。

4. 调整仪器的高度让被检者有一个舒适的坐姿，一般使被检眼的外眦部与头部支架上的刻线对齐。

5. 让被检者下颌放在仪器颌托架上，额头与前额托相贴，提示头位不能偏斜、侧转或前倾后仰，并嘱咐被检者平视看远，自然放松。

6. 先检查右眼后检查左眼，由检查者操纵定位杆，调整测量焦距到像点聚焦最清晰为止，并使被测瞳孔放在中央位置。

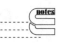

7. 按测量钮进行测量,得出右眼检测结果,测量时手动电脑验光仪一般至少测三次取平均值(有自动测量功能的电脑验光仪则无须按测量钮)。

8. 测量完右眼后使仪器向右平移到左眼前,注意在仪器移动时要求被检者头位不动,否则测出的远用瞳距值误差较大,然后按照以上6和7的步骤检查左眼。

9. 当用电脑验光仪对左右眼测量完成后,打印显示测量结果,完成对此被检眼的客观验光,注意操作后关闭电源,如果长时间不用,应盖上防尘罩。

二、电脑验光仪使用的注意事项

1. 被检者坐姿端正,尽量减少眨眼频率,并要求被检者平视看远以放松眼的调节。

2. 使用手动电脑验光仪时,每眼测量次数一般不小于3次。

3. 电脑验光仪给出的数据仅供参数,不宜直接用作处方。

4. 由于各种验光仪品牌规格、型号繁多,特性各异,在操作使用前应按其使用说明书的要求程序进行操作。

5. 电脑验光仪是一种计量仪器,所以应由计量检测部门对各项参数检测无误后再使用。

6. 保持仪器的清洁,防震,发现故障或错误,立即进行维修。

7. 在测量过程中,显示屏上出现"E"或"ERROR"的字样,说明所显示的测量数据的置信度小于70%,一般是因为被检眼存在不规则散光、白内障或眨眼造成;显示"AAA"即因被检眼移动眼位或瞳孔过小而无法测定;显示"OOO"或"OUT"则说明被检眼屈光度超过检测范围。

8. 如果被检者在测量时,由于调节参与或其他因素影响,得出的三次测量数值差别较大;或者当电脑验光仪的检测结果使其矫正视力低于0.7时,有必要进行检影验光。

三、电脑验光仪在验光中的地位评估

1. 电脑验光仪测试速度快,已缩至 0.005s/ 次,显示时间仅 0.2s,大大提高了工作效率,是进行视力检查的不可多得的设备。

2. 电脑验光仪所测得的数据仅能作为参考数据,切勿直接处方,必须经过主觉验光才能决定验光结果。

3. 操作电脑验光仪比较容易,稍作培训即可掌握,因此容易推广。

4. 电脑验光仪是高新科技产品,是验光工作人员的好助手,尤其是对成年近视性屈光不正的测试及散光度数能客观上准确、快速地得出结果。但是,由于它未能很好消除被检眼的调节对验光的干扰,而且因眼外伤及眼屈光系统异常或弱视眼等被检者因素可能使测得的结果会出现较大的误差,甚至难以测出结果。由此可知,电脑验光虽快但是有局限性,其结果不能作为验光处方。所以有人说电脑不如人脑,更不能代替检查者的经验和技术;但它所提供的有效数据的确能大大提高验光速度,对眼的客观验光具有必要的作用和意义。

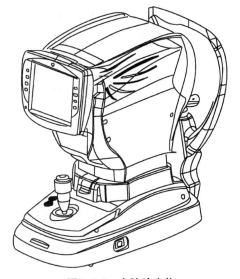

图 2-1-1　电脑验光仪

四、案例教学

案例 2-1-1

1. 识别所面对的电脑验光仪(图 2-1-1)的生产国别、生产厂家、品牌、规格、型号及主

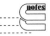

要特点。

2. 演示电脑验光仪使用前的简单调试方法(升降台、颌托的高度等)。

3. 用电脑验光仪进行检查前应让被检者平视看远,头位放正,不眯眼。

4. 用电脑验光仪对被检者A进行使用前的调试,调整好焦距,先测右眼后测左眼。

5. 利用电脑验光仪对被检者A进行屈光检查,在较短的时间内快速得出客观验光结果。

经过电脑验光仪检查得出被检者A的客观验光结果(图2-1-2)为:

OD:-6.00DS/-0.25DC×166, OS:S-5.75DS/-0.50DC×19, PD=61mm。

把电脑验光结果放在被检者A眼前,被检者反映视物清晰但物体变小,头晕难以适应。经过老师指导对被检者进行雾视验光以及全面的主观检查(插片试戴)后最终得出被检者A的矫正结果为:OD:-5.50DS OS:-5.25DS PD=61mm,经过试戴后,被检者A感觉清晰且舒适,试戴10分钟左右无不适症状,感觉良好,配戴眼镜后感觉满意。

结果分析:电脑验光虽然在很短的时间内得出客观检查结果,而且检查者很容易掌握,但是由于被检者或被检者有主观调节因素参与,所以对于近视所测得的结果偏高;另外,两眼都测出有轻度散光,可能是由于在测量时被检者眯眼所造成或存在生理性散光,因此,理想的验光应该是主客观相结合。在本单元的电脑验光操作中应注意操作要领,调整好仪器的同时应让被检者平视看远,这样才能使电脑验光的结果更加接近精确矫正值。

案例2-1-2 用电脑验光仪对中老年进行电脑验光

1. 咨询被检者(女,56岁)的症状,并对原眼镜进行测定,原戴眼镜为:OD:-10.00DS/-0.50DC×117=4.7, OS:-11.00DS/-1.00DC×59=4.7, PD=62mm。

2. 对电脑验光仪进行简单的调试。

3. 使用电脑验光仪对被检者进行电脑验光。

经过电脑验光仪检查得出被检者的验光结果(图2-1-3)为:

OD:-12.25DS/-0.75DC×84, OS:-13.25DS/-1.25DC×75, PD=62mm。

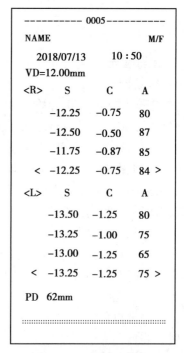

图 2-1-2 电脑验光单   图 2-1-3 电脑验光单

把电脑验光结果取最小值放在被检者眼前,被检者反映视物清晰但物体变小,头晕难以适应,而且感觉看近不如原来眼镜。经咨询被检者戴原来眼镜能够满足看远或看近的一般需求,这次需要配一副无框钻石切割边眼镜,起到美观和装饰作用,希望镜片薄一些。经过雾视验光并进行全面的主观检查后最终得出被检者的矫正结果为:

OD:−12.00DS/−0.50DC×85＝4.9

OS:−13.50DS/−1.00DC×70＝4.9

PD＝62mm

由于被检者存在老视,且希望一副眼镜兼顾看远看近,又希望此镜片薄一些,结合原戴眼镜情况等综合因素,最后处方为:

OD:−10.50DS/−0.50DC×85＝4.8

OS:−12.00DS/−1.00DC×70＝4.8

PD＝62mm

经过试戴后,感觉良好,并满足看远和看近的一般需求。

结果分析:电脑验光虽然在很短的时间内得出客观检查结果,而且检查者很容易掌握,但是由于被检者或被检者有主观调节因素参与,所以对于近视所测得的结果偏高;另外,新老眼镜差异较大,被检者难以适应也是必须要解决的问题;此外由于此被检者存在老视,希望一副眼镜能满足看远和看近的需求,又不愿配渐进多焦点眼镜。综合以上因素,最终确定配镜处方。

结论:电脑验光能在很短的时间内对被检眼的屈光状态有一个准确的客观判断,但不一定满足被检者的主观需求,最终处方要根据被检者的年龄、戴镜史以及本身的主观需求等多重因素来决定。

任务二　使用检影镜对单纯近视进行检影

第一部分　知识要求

一、检影验光的原理

(一)检影验光概述

1. 检影验光(retinoscopy)定义　检影验光就是通过检影镜观察影动,并用适当的球或柱镜消解(中和)影动,找到中和点(即远点)的位置,从而客观上判断被检眼屈光不正的性质和程度。

2. 顺动(with movement)　即在某一位置或某一范围内检影时,通过检影镜所观影动的方向与入射光线的移动方向相同,这种影动我们称之为顺动。当被测眼为远视眼、正视眼或远点距离大于检影工作距离的近视眼时,则被测眼的反射光无实焦点或焦点落在检测者观测眼的后面。此时被测眼内的反射光呈正立的像,如果将检影镜的平面镜向下倾转时,反射光上方被平面镜圆孔的上缘遮盖变黑,似乎形成反射光下移的现象,由于反射光移动的方向与平面镜倾转的方向相同,故称为顺动(图2-2-1A)。

3. 逆动(against movement)　即在某一位置或某一范围内检影时,通过检影镜所观影动的方向与入射光线的移动方向相反,这种影动我们称之为逆动。当被测眼的远点在检查者检影工作距离以内时,则被测眼的反射光焦点落在检测者观察眼与被测眼之间,被测眼内的反射光先聚后散形成倒置的像,此时将检影镜的平面镜向下倾转时,被测眼内的反射光的下方被平面镜圆孔的上缘遮盖变黑,似乎形成反射光上移的现象,由于反射光移动的方向与平面镜倾转的方向相反,故称为逆动(图2-2-1B)。

4. 中和(neutralization) 当检查者的位置恰好在所测近视眼的远点位置时,则被测眼内反射光的聚焦点落在平面镜的圆孔上。此时将检影镜的平面镜向下少量倾转时,被测眼的反射光不受遮盖,表现为明亮的橙红色反射光充满被检眼瞳孔区;将检影镜向下过度倾转,则反射光被完全遮盖,被检眼瞳孔区被完全遮黑,这种现象称为中和(图2-2-1C)。检影的最终目的是找到中和点,中和点(neutral spot)即在某一位置检影,观察眼内影动几乎不动,此时距离近一些观察影动为顺动,远一些观察其影动为逆动,这一点即为中和点(又称反转点)。

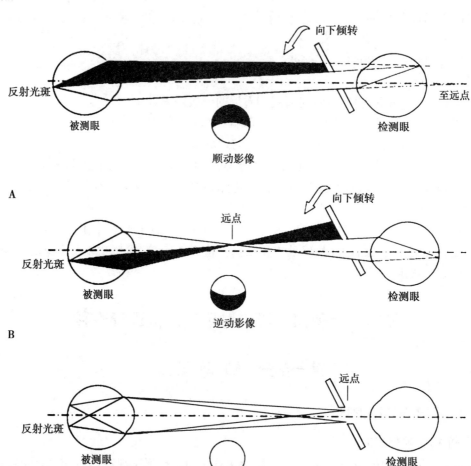

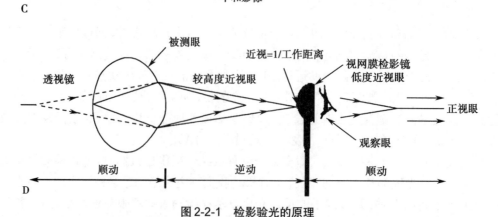

图 2-2-1 检影验光的原理

A. 视网膜反射光顺动的原理   B. 视网膜反射光逆动的原理   C. 视网膜反射光中和的原理
D. 视网膜反射光的移动规律

5. 视网膜反射光的移动规律　视网膜反射光通过被测眼的屈光间质射出眼外,若将屈光间质看成透镜,受透镜折射影响,必然在被测眼的远点焦距,此类中近视眼发生汇聚,如是远视眼发生散开,正视眼则平行传播。

若将被测眼看成未知透镜,在移动透镜时,分析通过透镜看到的目标与透镜之间相对移动的特点,就可以推断目标和观察眼在透镜的焦距范围之内,还是在透镜的焦距范围之外。由于被测眼不能移动,则代之移动视网膜检影镜射出的光源,并促使反射光移动,观察投射光相对反射光的移动特点,仍然可以判断被测眼远点所在范围,视网膜检影镜位于被测眼远点与被测眼之间,两者发生同向移动,称为顺动。用已知正透镜将其远点调整到特定位置,通过对已知透镜进行定量分析,再结合中和点(远点)的位置,就可以测定被测验的屈光状态(图2-2-1D)。

综合以上因素分析得出:逆动是在远点位于被测眼与视网膜检影镜之间这一范围,也就是说在被检眼远点以外检影时影动为逆动;顺动是在远点位于被测眼之后或检影镜之后,也就是说在被检眼远点以内检影时影动为顺动。

（二）视网膜检影镜的基本结构

检影镜基本可以分为两种类型:点状检影镜(spot retino-scope)(图2-2-2A)和带状检影镜(band retino-scope)(图2-2-2B),点状检影镜检影时所投射出来的是一束圆光斑,且光斑的直径约为4cm左右,在使用时无需调整投射光,可直接观察被检眼0°至180°方位中任何一个方向的影动情况,使用起来比较简单,但检查散光的光带方向时不如用带状检影镜观察到的光带方向明显。所以,目前临床上用于验光的普遍为带状检影镜,带状检影镜检影时所投射出来的是一条光带,一般光带的宽度为2~3cm,长度为7~10cm,带状检影镜的使用特点是带状检影镜本身所投射出光带方位与要观察的方向必须是相互垂直的,而且还要注意相互垂直的两个方向进行对比观察,以后不做特数据说明。例如,投射光带在90°方位,只能观察180°方向的影动,如果投射光带在45°方位,只能观察135°方向的影动。其结构由投影系统和观察系统两部分组成。

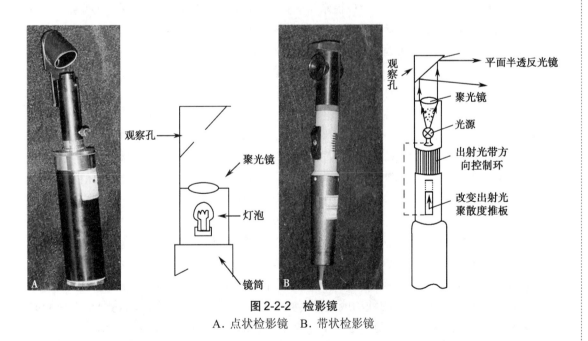

图2-2-2　检影镜
A. 点状检影镜　B. 带状检影镜

1. 投影系统　检影镜的投影系统是用来照明视网膜的,它包括以下几个部分:①光源亦称带状光源,转动检影镜的套管就转动了带状光源,我们称其为子午线控制;②聚光镜:

设置在光路中，将光源发射的光聚焦；③反光镜：设置在检影镜的头部，可将光源的光线转90°方向；④控制环：调整控制环，可调整光源和聚光镜中间的距离，将投射光源变成平行光源、散开光源或会聚光源，聚散度推板上移或下移就改变了投射光线的聚焦性质，套管位置与光线聚散关系因检影镜的品牌而定。

2. 观察系统　通过观察系统可以观察到视网膜的反光，经视网膜反射的部分光线进入检影镜，通过反光镜的光圈，从检影镜头后的观察孔中出来，因此我们通过观察孔观察视网膜的反射光，当我们将检影镜的带状光移动时，可观察到投射在视网膜并返回的反射光移动，光带和光带移动的性质可以确定眼睛的屈光状态。

经过平行调整的正弦波光源，经45°斜置的平面镜反射到被测眼瞳孔内，被测眼的眼底视网膜被照亮后就会发出橙红色的反射光。平面镜上有一圆孔可供检测者窥见被测眼瞳孔内的反射光。采用点状投射光检影镜，从眼内反射光呈斑点状，称为反射光斑。采用带状投射光检影镜，从眼内反射光则呈一条光带，称为反射光带。

（三）映光四要素

1. 映光的亮度　它随着被检眼的屈光不正的程度增加而变暗，不论是远视性还是近视性屈光不正，当被检眼的屈光不正高于±6.00D的近视或者远视时，用检影镜检影时发现其映光亮度较暗，影动较慢，甚至不能辨其动向。若近视眼的屈光不正程度越接近反转点，则映光较亮，影动较快。映光一般呈橙黄色，但浓淡深浅因人而异，如果是中低度近视，只靠光斑的亮度是很难判断近视的程度的，最好的方法应结合距离的变化来判断。

2. 映光的速率　当以同等速度摆动检影镜时，被检眼内映光的运动速度随被检眼的屈光不正程度的增加而变慢，越接近反转点，则运动越快。但至反转点时的映光速率为零，低度近视其逆动的速度较快，影动较灵活，而高度的近视其逆动速度较慢，有时甚至误认为不动。

3. 映光的形状　对单纯近视进行检影，用点状检影镜可直观的判断其眼内映光呈圆形斑；如果用带状检影镜进行检影，则水平方向观察光斑的形状与垂直方向一致。若有椭圆映光出现，或有光带存在则可判断被检眼含有散光，若光带较粗、用带状检影镜观察互相垂直的两个方向光斑的形状差异较大时，则可判断被检眼所含散光较高。

4. 映光的动向　单纯近视眼其映光的运动方向有三种形式：顺动、逆动和中和状态。如果在0.5m检影，高于−2.00D的近视其远点在0.5m以内，由于在0.5m光线由汇聚到交叉，所以观察被检眼内的映光与检影镜的摆动方向相反，则称为逆动。在远点以外观察，其影动为逆动。如被检眼影动为逆动，则被检眼的屈光状态应高于工作距离屈光度的近视或近视散光。若映光不随检影镜的摆动而移动，则称为不动，一般在远点位置观察被检眼内影动为不动状态。不动者，则被检眼的屈光状态可根据工作距离的倒数来计算。在远点以内观察，其影动为顺动。如被检眼影动为顺动，则被检眼的屈光状态可能为低于工作距离屈光度的近视。此外正视眼、远视或复性远视散光在眼前任何位置检影也为顺动。

映光的动向是我们通过检影判断屈光状态的主要方面，判断需加球镜还是柱镜，是正性还是负性，主要就是看映光的动向和光斑的形状。对于单纯近视，用点状检影镜观察其光斑形状为圆形，用带状检影镜观察其光斑形状各个方向都一致且映射光带无粗细之分，在我们准确判断映光动向中的顺动或逆动时，应注意以下两点：观察影动是顺动或逆动时一定要结合距离的变化，即逆动不是在某一点来判断的，是在某一范围内的影动特点，具体应结合距离的变化来判断，逆动变化范围越大则所加的负球镜越多。第二，用点状检影镜可直接根据入射光线的变化来观察动向，用带状检影镜观察影动时，观察方向应与检影镜的投射光带的方向垂直，这样才能很好地判断是顺动还是逆动。

二维码2-1
动画　检影
镜检查原
理、使用方
法及判读

二、近视眼检影验光的原理

（一）原理

在对近视检影时，检影镜所发出的光线经过眼的屈光系统后，在被检眼视网膜上会产生一个照明区，简称光斑或映光。光斑通过近视眼的屈光系统反射到眼外，由于近视眼的屈光力可认为是高于正常的屈光状态，所以光斑反射到眼外的光线是会聚的，如果在其远点的位置检影其影动表现为中和状态；如果检查者在其远点以内观察其影动表现为顺动；如果检查者在其远点以外观察其影动表现为逆动；因此我们通过检影镜观察近视眼的映光情况可能是顺动，中和或逆动三种情况。检影时根据映光的特点在眼前加上适当的正球镜或负球镜，使被检眼视网膜照明区发出的光线在眼前某个位置聚焦，即可找到中和点的位置，此位置与视网膜黄斑中心凹成共轭焦点，即被检眼远点的位置。中和点找到了，其近视眼的屈光度也就得到客观的判断。

（二）客观判断结果和检影结果的关系

中和点找到了，说明检影已完成，其近视眼的屈光度也就得到了客观的判断，近视眼屈光不正的程度等于远点距离的倒数，因为近视眼所戴的凹透镜为负值，所以在客观判断时应在眼前联合其远点距离的倒数。在检影过程中，大多数情况下中和点的测定是靠加一定的正球镜或者负球镜来得出的，对于顺动应在眼前加正球镜才能找到中和点；对于逆动应在眼前加负球镜才能找到中和点。如果在1m处找到中和点，不管检影完成时在被测眼前所加的试片是多少度，则客观判断结果在此所加镜片的基础上都必须联合 −1.00D（或减去 +1.00D）。

客观判断结果即应戴矫正眼镜度数与检影结果的计算关系式如下：

应戴矫正眼镜度数（客观判断结果）＝检影达到中和状态时眼前所加镜片的屈光度 $/-\dfrac{1}{\text{工作距离}}$（"/"表示联合符号，工作距离单位是 m），为了便于计算，通常检影距离要选择一个整数的工作距离，如1m、0.67m或0.5m，本课程中如果没有特殊说明均按0.5m计算。

案例 2-2-1 在 0.5m 检影，发现影动为逆动，应在眼前加负球镜，如果光斑较亮、影动较快，应选择较低度数的负球镜，当加 −1.00DS 检影时，观察影动为逆动，当加 −1.50DS 检影时，观察影动为顺动，当加 −1.25DS 检影时，观察影动为中和状态，再根据近顺远逆来判断，确定中和后，完成检影。根据中和点是 0.5m，中和时检影所加的镜片是 −1.25DS，可计算出应戴眼镜度数 $=-1.25\text{DS}/-\dfrac{1}{0.5}\text{DS}=-3.25\text{DS}$。经过检影验光，客观上判断此被检眼度数为 −3.25DS。

案例 2-2-2 在 0.5m 检影，发现影动不明显，此时近一些观察为顺动，远一些观察为逆动，则判断此被检眼远点的位置是 0.5m。根据上述原理客观判断：应戴眼镜度数 $=0.00\text{DS}/-\dfrac{1}{0.5}\text{DS}=-2.00\text{DS}$。通过对案例 2-2-2 进行检影验光，客观上判断此被检眼应戴眼镜度数为 −2.00DS。

案例 2-2-3 在 0.5m 检影，发现影动为顺动，应在眼前加正球镜，如果光斑较亮、影动较快，应选择较低度数的正球镜，当加 +1.00DS 检影时，观察影动由顺动变成逆动，当加 +0.50DS 检影时，观察影动为顺动，用 +0.75DS 检影时，观察影动为中和状态，再根据近顺远逆来判断，确定加 +0.75DS 此被检眼影动被中和，完成检影。根据中和点是 0.5m，中和时检影所加的镜片是 +0.75DS，可计算出应戴眼镜度数 $=+0.75\text{DS}/-\dfrac{1}{0.5}\text{DS}=-1.25\text{DS}$。通过

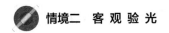

对案例 2-2-3 进行检影验光,客观上判断此被检眼应戴眼镜度数为 -1.25DS。

由以上三个例子可得出结论:单纯近视眼由于屈光不正的程度不同,其远点距离位置不同,在 0.5m 检影时,所观察的影动性质不同,具体有三种情况:其一是高于 -2.00DS 近视,影动表现为逆动;其二是等于 -2.00DS 近视,影动表现为中和状态;其三是低于 -2.00DS 近视,影动表现为顺动。在对单纯近视检影时,根据影动的特点并用适当的正负球镜中和影动,找到中和点的位置,再根据所加的镜片来客观上判断被检眼屈光不正的性质和程度。临床上为了便于计算,检查者习惯于把中和点设定在 0.5m、0.67m 和 1m 三个位置。

第二部分 技 能 要 求

一、目的

1. 掌握带状检影镜的使用方法;能判断光斑的形状和明暗程度。

2. 准确判断映光的动向是顺动、逆动还是中和状态。

3. 根据所加的正球镜或负球镜同时结合中和点的距离,客观得出近视眼应戴眼镜的屈光度。

4. 在规定的较短的时间内完成检影,一般要求 3 分钟之内完成一只眼的检影。

5. 检影验光熟练准确,初学者在检影时,一只眼的误差在 ±0.50DS 以内,且通过检测,误差逐渐变小或者稳定才可进行下一环节的学习。

二、操作步骤

(一)操作前准备

1. 检影的环境应该在暗室或半暗室中进行。

2. 检查者与被检者相对而坐。

3. 调节座椅高度,使检查者与被检者的视轴在同一水平面内且其夹角不得大于 15°,确定检影距离。

4. 检查所用的检影镜是否工作正常,有无接触不良。

5. 初学者可利用模拟眼进行检影练习,在练习前应先检查所用的模拟眼精度是否准确,有无误差。瞳孔大小是否可调,有无遮盖现象。此外还应检查所用镜片箱中的镜片是否洁净,有无缺损,有无乱放。

6. 在给人眼检影时,为了让被检眼放松调节,减少由于调节因素所产生的误差,检查者要求被检者双眼注视 5m 以外的红色或绿色单个视标,利用综合验光仪进行检影时,应投射 Worth 四点视标,这样检影效果最好,如果投射其他视标可能出现反光,会影响检影效果。此外还应该嘱咐被检者双眼在检查过程中要做到自然睁开,不要眯眼,更不能闭眼。

7. 检影时,若检查者右手持检影镜,右眼观察;若检查者左手持检影镜,左眼观察。注意逐渐养成双眼同时睁开进行检影的习惯。

(二)用检影镜对单纯近视进行检影

1. 检查者一手持检影镜在被检者的前方 0.5m 左右,使被检者视轴几乎对准检影镜的观察孔。

2. 开启电源,使点状或带状检影镜发出的光束射入被检眼瞳孔区。

3. 转动眼前的检影镜,使入射光线发生移动,观察被检眼各子午线上的视网膜反射映光的动向、亮度、速度和形状（起始时至少在水平、垂直、45°、135°四个方向上观察映光四要素）。

4. 通过检影镜准确判断映光的形状和动向，并用适当的镜片消解影动完成检影。

（1）如果在某一位置观察被检眼内的映光是顺动，即在被检眼前加置正性球面试镜片（简称正球镜），当所加正球镜达到一定程度时，所观察影动会出现中和状态。如果此时继续增加正球镜，所观察被检眼内的影动为逆动，根据以上的影动特点可判断完成检影。

（2）如果在某一位置观察被检眼内的映光是逆动，即在被检眼前加置负性球面试镜片（简称负球镜），当所加负球镜达到一定程度时，所观察影动会出现中和状态。如果此时继续增加负球镜，所观察被检眼内的影动为顺动，根据以上的影动特点可判断完成检影。

（3）若在某一位置检影过程中，在某子午线上的映光已呈不动状，而与之垂直的子午线上仍显逆动状（或顺动状），则应加置负柱镜（或正柱镜）试镜片，其轴应放在映光不动方位（或椭圆长半径）的子午线上，本项目检查中都是单纯近视眼，所以无光带产生，当在某一位置发现影动不动时，可用"近顺远逆"的方法进行判断，即近些观察被检眼内影动为顺动，远些观察被检眼内影动为逆动，由此判断各方向的影动都在此位置被中和。也可以用增减球镜法来判断是否是中和状态，即当初步判断影动是中和状态时，加适当的正球镜后，观察其影动为逆动；加适当的负球镜后，观察其影动为顺动，由此来准确判断被检眼是中和状态。

（4）检影时若影动是顺动还是逆动难以判断，可能是高度近视或高度远视，也可能是处于被中和状态。此时应注通过影距离的变化来观察影动，如果近一些观察是顺动，远一些观察是逆动，则说明此影动状态处于被中和；如果远与近观察影动都不明显，则说明是高度近视或高度远视，若加一定的负球镜，仍为逆动，则继续加负球镜，直到影动被中和，则说明为高度近视；若加一定的正球镜，出现顺动，则继续加正球镜，直到影动被中和，则说明为高度远视。

5. 当检影完成时，根据所加的正球镜或负球镜同时结合中和点的距离，可客观得出近视眼应戴眼镜的屈光度。

（1）记下检影结果：试镜架上的试镜片（或模拟眼前所加的镜片的度数）即为达到中和状态所加的镜片屈光度数。

（2）确认一下检影完成时中和点的距离（为了便于计算，常见的检影距离是 0.5m、0.67m 或 1m）。

（3）客观验光结果的判断：检影达到中和状态时眼前所加镜片的屈光度 $/-\dfrac{1}{工作距离}$。

三、案例教学

案例 2-2-4 在 0.5m 处对被检眼进行检影，发现影动为顺动，光斑较亮，影动较快。检影方法是在眼前加正球镜，当加 +1.00DS 时，观察影动为顺动；当加 +1.25DS 时在 0.5m 处观察影动不明显；当加 +1.50DS 时，观察影动为逆动，由此判断当加 +1.25DS 时，在 0.5m 找到中和点，完成检影。由此客观判断应戴眼镜度数：$+1.25DS/-\dfrac{1}{0.5}DS =$ $+1.25DS/-2.00DS = -0.75DS$。

分析：由于光斑较亮且影动速度较快，则先在被检眼前加 +1.00DS 观察，当加 +1.00DS 后观察其影动仍为顺动，则眼前所加的正球镜更换为 +1.50DS，当加 +1.50DS 时，所观影动由顺动变成逆动，所以可直接判断加 +1.25DS 时，影动在 0.5m 处被中和，此时近一些观察影动为顺动，远一些观察影动为逆动，由此确定已找到中和点完成检影。客观判断其检影验光度数为：

$$+1.25DS/-\frac{1}{0.5}DS=+1.25DS/-2.00DS=-0.75DS。$$

案例 2-2-5 在0.5m处对被检眼进行检影，发现影动为逆动，当加 −3.25DS 时观察其影动为逆动；当加 −3.50DS 时在0.5m处观察影动不明显；当加 −3.75DS 时观察其影动为顺动，完成检影。由此得出检影验光度数为：

$$-3.50DS/-\frac{1}{0.5}DS=-3.50DS/-2.00DS=-5.50DS。$$

分析：在0.5m处对被检眼进行检影，发现影动为逆动，通过观察其光斑较暗，影动较慢，则在眼前加 −2.00DS，当加 −2.00DS 后，观察其影动仍为逆动且光斑较暗，则眼前所加的 −2.00DS 更换为 −4.00DS，当加 −4.00DS 时观察其影动为顺动，然后把所加的负球镜更换为 −3.50DS，当加到 −3.50DS 检影时发现在0.5m处其影动为中和状态，此时近一些观察其影动为顺动，远一些观察其影动为逆动，由此确定中和点完成检影。由此客观判断应戴眼镜度数：

$$-3.50DS/-\frac{1}{0.5}DS=-3.50DS/-2.00DS=-5.50DS。$$

案例 2-2-6 在0.5m处对被检眼进行检影，发现影动不明显，可初步判断影动是中和状态，应进一步确定是否被中和，可用"近顺远逆"的方法进行判断，即近些观察被检眼内影动为顺动，远些观察被检眼内影动为逆动，由此判断各方向的影动都在0.5m被中和。也可以用增减球镜法来判断是否是中和状态，即当初步判断影动是中和状态时，加适当的正球镜（+0.25DS）后，观察其影动为逆动；加适当的负球镜（−0.25DS）后，观察其影动为顺动，由此来准确判断被检眼是中和状态。

客观判断应戴眼镜度数：$-\frac{1}{0.5}DS=-2.00DS$。

总结与分析：根据以上三个案例，总结为单纯近视的共同点是各个方向的影动速度和性质都相同，不同程度的近视，其影动性质不同。影动特点有三种形式：可能是顺动，可能是逆动，可能是中和状态，所以检影时应首先判断好影动特点，再用适当的正负球镜中和（消解）影动，最终找到中和点，完成检影。要想快速地完成检影，首先应该认真练习，然后通过观察映光四要素进行分析和总结，低度近视光斑较亮，影动较快，反之高度近视，光斑较暗，影动较慢。检影时应根据影动特点再结合距离的变化，从而有针对性选择适当的球镜片中和影动，这样才能快速完成检影。

四、注意事项

1．检影的环境应在暗室或半暗室进行，其目的是使被检眼的瞳孔放大，便于观察。

2．让被检者平视看远，以减少调节因素造成的误差。

3．对于逆动的判断方法，应使距离变近才有可能找到中和点。

4．检影镜所发出的入射光线以被检眼视轴的夹角应适中，大约在15°左右，这样能准确判断光斑的顺动与逆动。

5．检影时应以光斑中心的影动为准，以避免球面像差的因素造成的误差。

6．尽量减少被检眼的光照时间，以避免光照时间过长刺激被检眼调节的产生。

7．检查者应有良好的近视力，来明确判断顺动或逆动以及中和状态的影动特点。

8．检影达到中和时，应准确测定好中和点的距离，以便于客观准确地判断被检眼的屈光状态及程度。

五、学生分组实训

(一)操作步骤

1. 检影的原理是确定人眼远点的位置,根据远点的位置结合眼屈光的理论知识就能计算出被检眼屈光不正的性质和程度。所以在开始练习之前,应首先把模拟眼调到-2.00D近视状态,在0.5m处体会影动为中和状态,在0.5m以内体会影动为顺动,在0.5m以外体会影动为逆动。这样仔细观察几分钟就能对顺动、逆动和中和状态进行正确认识和准确判断。

2. 对于顺动,应在眼前加凸透镜才能在某一位置找到远点,根据光斑的明暗和影动的快慢来选择适当的正球镜,如果光斑较暗且影动较慢应加较高的正球镜;如果光斑较亮且影动较快应加较低的正球镜;当所加正球镜达到一定程度时,影动处于中和状态,即可判断完成检影。如果继续加正球镜则影动由顺动变为逆动。学生甲把模拟眼调到0～-1.75D之间,学生乙在0.5m处检影,发现影动为顺动,应加适当的正球镜,当加到一定程度时找到中和点完成检影。要求在3分钟之内完成一只眼(超过3分钟适当扣分),误差在0.50D以内才符合优秀标准。

3. 对于逆动,应在眼前加凹透镜才能在某一位置找到远点,根据光斑的明暗和影动的快慢来选择适当的负球镜,如果光斑较暗且影动较慢应加较高的负球镜;如果光斑较亮且影动较快应加较低的负球镜;当所加负球镜达到一定程度时,影动处于中和状态,即可判断完成检影。如果继续加负球镜则影动由逆动变为顺动。学生甲把模拟眼调到-2.25～-5.00D之间,学生乙在0.5m处检影,发现影动为逆动,应加适当的负球镜,当加到一定程度时找到中和点完成检影。要求在3分钟之内完成一只眼(超过3分钟适当扣分),误差在0.50D以内才符合优秀标准。

4. 计算应戴眼镜的方法 找到中和点的位置就是被检眼远点的位置,此时远点在眼前应视为近视状态,所以应戴眼镜为负球镜(远点距离的倒数),根据眼前所加镜片即可客观上计算。即应戴眼镜度数 = 检影达到中和状态时眼前所加镜片的屈光度 $ / - \dfrac{1}{工作距离}$。

(二)注意事项

1. 保持镜片箱中镜片清洁。

2. 正确使用检影镜,为了延长灯泡的使用寿命,应三分钟左右关闭一次电源。

3. 认真对待每一次的练习,同时对低度、中度和高度近视的影动情况进行观察和比较。

4. 总结快速准确检影的方法和技巧。

任务三　使用检影镜对单纯远视进行检影

第一部分　知 识 要 求

远视眼检影验光的原理

(一)原理

检影镜所发出的光线经过眼的屈光系统后,在被检眼视网膜上会产生一个照明区,简称光斑或映光。光斑通过远视眼的屈光系统反射到眼外,由于远视眼的屈光力可认为是低于正常的屈光状态,所以光斑反射到眼外的光线是发散的,如果检查者在其远点以内观察,其影动表现为顺动;当检查者在被检者眼前的各个位置观察其影动表现都为顺动,这时我们应在被检者眼前加上适当的正球镜,使被检眼视网膜照明区发出的光线在眼前某个位置聚焦,即找到中和点的位置,此位置与视网膜黄斑中心凹成共轭焦点,即被检眼远点的位置,这样

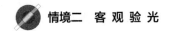

根据所加的球镜以及远点的位置,才能客观上准确判断此远视眼屈光不正的性质和程度。

（二）单纯远视的映光特点

1. 映光的亮度　它随着被检眼的屈光不正的程度增加而变暗,不论是远视还是近视,当被检眼的屈光不正高于 +4.00D 的远视被检者,用检影镜检影时映光比较昏暗,甚至不能辨其动向;若远视眼的屈光不正程度越接近正视眼,则映光越明亮。映光一般呈橙黄色,但浓淡深浅因人而异,对于中低度远视,只靠光斑的亮度是很难判断远视的程度的,最好的方法应结合距离的变化来判断。

2. 映光的速率　当以同等速度摆动检影镜时,映光的运动速度随被检眼的屈光不正程度的增加而变慢;越接近反转点,则运动越快。但至反转点时的映光速率为零,低度远视其顺动的速度较快,影动较灵活,而高度的远视其顺动速度较慢,有时甚至误认为不动。

3. 映光的形状　单纯远视眼其眼内映光呈圆形斑,一般可用点状检影镜很直观的来判断,如果用带状检影镜则水平方向观察光斑的形状与垂直方向一致。若有椭圆映光出现,或有光带存在则可判断被检眼含有散光;若光带较粗,用带状检影镜观察互相垂直的两个方向光斑的形状差异较大时,则可判断被检眼所含散光较深。

4. 映光的动向　单纯远视眼其映光的运动方向只有一种形式,其影动表现为顺动,当加适当的正球镜时其影动会在某一位置中和,如果所加的正球镜过量,其影动表现为逆动。映光的动向是我们检影屈光状态的最主要的标志,判断需加球镜还是柱镜,是正性还是负性,主要就是看映光的形状和光斑的动向。对于单纯远视用点状检影镜观察其光斑形状为圆形,用带状检影镜观察其光斑形状各个方向都一致无粗细之分。在我们准确判断映光动向中的顺动逆动时,应注意以下两点:第一,观察影动是顺动或逆动时,一定要结合距离的变化,即顺动不是在某一点来判断的,应结合距离的变化来判断,顺动变化范围越大则所加的正镜越多;第二,用点状检影镜可直接根据入射光线的变化来观察,用带状检影镜观察影动时,其投射出光带的方向应与观察方向垂直,这样才能很好的判断是顺动还是逆动。

（三）客观判断结果和检影结果的关系

中和点找到了,说明检影已完成,其远视眼的屈光度也得到客观的判断,远视眼在眼前没有远点,只有加过量的正球镜使其形成人为近视才能找到远点（中和点）。远视眼屈光不正的程度等于眼前所加的正球镜联合 $-\dfrac{1}{工作距离}$。在检影过程中,大多数情况下中和点的测定是靠加一定的正球镜得出的,对于顺动应在眼前加正球镜才能找到中和点;如果在 0.5m 处找到中和点,不管检影完成时在被测眼前所加的正球镜片是多少度,则客观判断结果在此所加镜片的基础上都必须联合 −2.00DS。

客观判断结果即应戴矫正眼镜度数与检影结果的计算关系式如下:

通过检影验判断应戴眼镜度数为:检影达到中和状态时眼前所加的镜片的屈光度 $/-\dfrac{1}{工作距离}$。为了便于计算,通常检影距离要选择一个便于操作和计算的工作距离（如 1m、0.67m 或 0.5m）。

第二部分　技能要求

一、目的

1. 掌握带状检影镜的使用方法;能判断光斑的形状和明暗程度。

2. 能准确判断映光的动向是顺动、逆动还是中和状态。

3．根据所加的正球镜或负球镜同时结合中和点的距离，客观得出远视眼应戴眼镜的屈光度。

4．在规定的较短的时间内完成检影，一般要求3分钟之内完成一只眼的检影。

5．检影验光熟练准确，初学者在检影时，一只眼的误差在±0.50DS以内，且通过检测，误差逐渐变小或者稳定才可进行下一环节的学习。

二、操作步骤

（一）操作前准备

1．检影的环境应该在暗室或半暗室中进行。

2．检查者与被检者相对而坐。

3．调节座椅高度，使检查者与被检者的视轴在同一水平面内且其夹角不得大于15°，确定检影距离。

4．检查所用的检影镜是否工作正常，有无接触不良。

5．初学者可利用模拟眼进行检影练习，在练习前应先检查所用的模拟眼精度是否准确，有无误差。瞳孔大小是否可调，有无遮盖现象。此外还应检查所用镜片箱中的镜片是否洁净，有无缺损，有无乱放。

6．在给人眼检影时，为了让被检眼放松调节，减少由于调节因素所产生的误差，检查者要求被检者双眼注视5m以外的红色或绿色单个视标，利用综合验光仪进行检影时，应投射Worth四点视标，这样检影效果最好，如果投射其他视标可能出现反光，会影响检影效果。此外还应该嘱咐被检者双眼在检查过程中要做到自然睁开，不要眯眼，更不能闭眼。

7．检影时，若检查者右手持检影镜，右眼观察；若检查者左手持检影镜，左眼观察。注意逐渐养成双眼同时睁开进行检影的习惯。

（二）用检影镜对单纯远视进行检影

1．检查者一手持检影镜在被检者的前方0.5m左右，使被检者视轴恰对准检影镜的观察孔。（应姿势端正：即右手持检影镜，右眼观察；左手持检影镜，左眼观察。）

2．开启电源，使带状检影镜发出的光束射入被检眼瞳孔区。

3．转动眼前的检影镜，使入射光线发生移动，观察被检眼各子午线上的视网膜反射映光的动向、亮度、速度和形状（起始时至少在水平、垂直、45°、135°四个方向上观察映光四要素）。

4．通过检影镜准确判断映光的动向，并用适当的镜片消解影动完成检影。

（1）如果在某一位置观察被检眼内的映光是顺动，即在被检眼前加置正性球面试镜片（简称正球镜），当所加正球镜达到一定程度时，所观察影动会出现中和状态。如果此时继续增加正球镜，所观察被检眼内的影动为逆动，根据以上的影动特点可判断完成检影。

（2）若在某一位置检影过程中，发现光斑较暗，影动较慢，说明远视程度较高，应加较高的正球镜进行检影，才能尽快地找到中和点完成检影；反之，如果发现光斑较亮，影动较快，应加较低的正球镜进行检影，直到各个方向影动都被中和，根据中和点的位置和所加镜片得出客观验光结果。如果当所加正球到一定程度以后，观察在某子午线上的映光已呈不动状，而与之垂直的子午线上仍显顺动，说明有散光存在，则应加置正柱镜片，其轴放在光带（或椭圆长半径）的子午线上，此项目检查中都是单纯远视眼，无光带产生，一般当加适当的正球镜时，各方向的顺动都在同一位置被中和。

（3）检影时若影动是顺动还是逆动难以判断，可能是高度远视，也可能是处于被中和状态。此时应通过变化检影距离来观察影动，如果近一些观察是顺动，远一些观察是逆动，则说明此影动处于被中和状态；如果远近观察影动不明显，则说明是高度远视，若加一定的正球镜,才发现顺动,则继续加正球镜,直到影动被中和,则说明为高度远视;根据所加的正球镜同时结合中和点的距离,客观得出远视眼应戴眼镜的屈光度。中和点的判断也是一个难点,当在某一位置发现影动不动时,可用"近顺远逆"的方法进行判断,即近些观察被检眼内影动为顺动,远些观察被检眼内影动为逆动,由此判断各方向的影动都在此位置被中和。也可以用增减球镜法来判断是否是中和状态,即当初步判断影动是中和状态时,加适当的正球镜后,观察其影动为逆动;加适当的负球镜后,观察其影动为顺动,由此来准确判断被检眼是中和状态。

5. 当检影完成时,根据所加的正球镜同时结合中和点的距离,可客观得出远视眼应戴眼镜的屈光度。

(1)记下检影结果:试镜架上的试镜片(或模拟眼前所加的镜片的度数)即为达到中和状态所加的镜片屈光度数。

(2)确认一下检影完成时中和点的距离(为了便于计算,常见的检影距离是 0.5m、0.67m 或 1m)。

(3)客观验光结果的判断:检影达到中和状态时眼前所加镜片的屈光度 $/-\dfrac{1}{工作距离}$。

三、案例教学

案例 2-3-1 在 0.5m 处对被检眼进行检影,发现影动为顺动,通过观察影动特点发现光斑较亮(图 2-3-1),影动明显,光斑形状规则,初步判断无散光,检影方法是在眼前加适当的正球镜,首先加 +2.00DS 来观察影动是顺动还是逆动,如果是顺动,初步判断是远视,继续增加正球镜;当加 +3.00DS 时在 0.5m 处发现影动为逆动,用 +2.50DS 检影观察影动,还是顺动;当加 +2.75DS 时在 0.5m 处找到中和点,完成检影。由此得出通过检影验判断应戴眼镜度数 $=+2.75DS/-\dfrac{1}{0.5}DS=+0.75DS$。

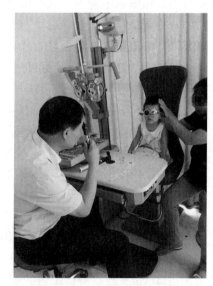

图 2-3-1 单纯远视患者检影

分析:由于光斑较亮且影动速度较快,则先在被检眼前加 +2.00DS 观察,当加 +2.00DS 后观察其影动仍为顺动,则眼前所加的正球镜更换为 +3.00DS,当加 +3.00DS 时,所观影动由顺动变成逆动,改用 +2.50DS 放在被检眼前进行检影,发现影动有些顺动,所以确定 +2.75DS 时,在 0.5m 处被中和,此时近一些观察影动为顺动,远一些观察影动为逆动,由此确定已找到中和点完成检影。通过检影验判断应戴眼镜度数为 $=+2.75DS/-\dfrac{1}{0.5}DS=+2.75DS/-2.00DS=+0.75DS$。

案例 2-3-2 在 0.5m 处对被检眼进行检影,发现影动为顺动,通过观察影动特点,发现各个方向观察光斑的形状几乎一样,光斑较暗,影动为顺动但速度较慢,初步判断远视度数较高,检影方法是在眼前加较高的正球镜,当加 +6.00DS 时,影动为顺动;当加 +7.00DS 时,影动为逆动;当加 +6.50DS 时在 0.5m 处找到中和点,完成检影。由此得出通过检影验判断应戴眼镜度数 $=+6.50DS/-\dfrac{1}{0.5}DS=+6.50DS/-2.00DS=+4.50DS$

分析:在 0.5m 处对被检眼进行检影,发现影动为顺动,通过观察其光斑较暗,影动较

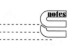

慢,则在眼前先加 +4.00DS,当加 +4.00DS 后,观察其影动仍为顺动且光斑较暗,则眼前所加的 +4.00DS 更换为 +6.00DS,当加 +6.00DS 时观察其影动仍为顺动,光斑由暗变亮且速度由慢变快,改用 +7.00DS 检影发现影动为逆动,然后把所加的正球镜更换为 +6.50DS,当加到 +6.50DS 检影时发现在 0.5m 处观察其影动为中和状态,此时近一些观察其影动为顺动,远一些观察其影动为逆动,由此确定中和点完成检影。通过检影验判断应戴眼镜度数为 $= +6.50DS/-\dfrac{1}{0.5}DS = +6.50DS/-2.00DS = +4.50DS$。

四、注意事项

1. 检影的环境应在暗室或半暗室进行,其目的是使被检眼的瞳孔放大,便于观察。

2. 由于远视眼常常处于调节状态,所以在检影时让被检者平视看远,以减少调节因素造成的误差。

3. 对于顺动来说距离变远才有可能找到中和点。

4. 检影镜所发出的入射光线与被检眼视轴的夹角,大约在 15° 左右,这样能准确判断光斑是顺动还是逆动。

5. 检影时应以光斑中心的影动为准,以避免球面像差因素造成的误差。

6. 尽量减少被检眼的光照时间,以避免光照时间过长刺激被检眼调节产生。

7. 检查者应有良好的近视力,来明确判断顺动、逆动以及中和状态的影动特点。

8. 检影达到中和时,应准确测定好中和点的距离,以便于客观准确地判断被检眼的屈光状态及程度。

五、学生分组实训

(一) 操作步骤

1. 对于初学者来讲,应先进行模拟眼的训练,所以在开始练习之前,应首先把模拟眼调到 −2.00D 近视状态,在 0.5m 处体会影动为中和状态,在 0.5m 以内体会影动为顺动,在 0.5m 以外体会影动为逆动。这样仔细观察几分钟就能对顺动、逆动和中和状态进行正确认识和准确判断,这样还能对模拟眼有无误差进行准确判断,排除其他因素造成的误差。

2. 对于顺动,应在眼前加凸透镜才能在某一位置找到远点,根据光斑的明暗和影动的快慢来选择适当的正球镜,如果光斑较暗且影动较慢应加较高的正球镜;如果光斑较亮且影动较快应加较低的正球镜;当所加正球镜达到一定程度时,影动处于中和状态,即可判断完成检影。如果继续加正球镜,则影动由顺动变为逆动。学生甲把模拟眼调到 +0.50~+2.00DS 之间,学生乙在 0.5m 处检影,发现影动为顺动,应加适当的正球镜,当加到一定程度时找到中和点完成检影。要求在 3 分钟之内完成一只眼(超过 3 分钟适当扣分),误差在 0.50D 以内才符合优秀标准,让学生体会轻度远视的影动特点和检影方法。

3. 如果光斑较暗且影动较慢应加较高的正球镜;当所加正球镜达到一定程度时,影动处于中和状态,即可判断完成检影。如果继续加正球镜则影动由顺动变为逆动。学生甲把模拟眼调到 +2.50~+4.00DS 之间,学生乙在 0.5m 处检影,发现影动为顺动,应加适当的正球镜,当加到一定程度时找到中和点完成检影。要求在 3 分钟之内完成一只眼(超过 3 分钟适当扣分),误差在 0.50D 以内才符合优秀标准,让学生体会中高度远视的影动特点和检影方法。

4. 由于模拟眼的远视最高是 +4.00DS,如果要想模拟 +6.00DS 远视,应在 +4.00DS 的模拟眼前再加 −2.00DS,让学生体会高度远视的影动特点和检影方法。

5. 计算应戴眼镜的方法 找到中和点的位置就是被检眼远点的位置,此时远点在眼前应视为近视状态，所以应戴眼镜为负球镜（远点距离的倒数），根据眼前所加的正球镜即可客观上计算。即应戴眼镜度数＝检影达到中和状态时眼前所加镜片的屈光度／$-\dfrac{1}{工作距离}$。

（二）注意事项

1. 保持镜片箱中镜片清洁。
2. 正确使用检影镜，为了延长灯泡的使用寿命，应三分钟左右关闭一次电源。
3. 认真对待每一次的练习，同时对低度、中度和高度远视的影动情况进行观察和比较。
4. 总结快速准确检影的方法和技巧，分析产生误差的原因。

任务四 使用检影镜对顺动光带进行检影

第一部分 知 识 要 求

检查方法

1. 打开带状检影镜，使光线投射到被检眼内。

2. 观察水平方向的影动时应把带状检影镜投射出的光带调到垂直方向，反之观察垂直方向时应把带状检影镜投射出的光带调到水平方向，注意所要观察的方向一定与带状检影镜投射出的光带方向相垂直。

3. 通过观察几个方向进行比较，如果被检眼内映光的光带有粗细之分说明有散光，则通过进一步观察，首先应先确定光带的方位，然后再根据消解光带所需的柱镜来确定散光的屈光力量。

4. 确定光带的方位时应通过变化不同的观察方向来确定 通过旋转带状检影镜所发出的光带来观察，如果被检眼内映光的光带方向与带状检影镜所发出的光带方向一致则可确定此时所处的方位就是光带的具体方位。确定好光带的方位以后则应沿着光带方向观察，以判断此方向的影动情况是顺动、逆动还是中和状态。通过观察得出结果，此类型中沿光带方向进行观察其影动处于中和状态（在0.5m处观察）。

5. 在中和点位置观察与光带垂直方向是否顺动，距离近些为顺动，远些观察也应是顺动。

6. 加柱镜且所加正柱镜的轴位应放在不动方向或影动中和的方向。

7. 观察光带的变化，如果光带不发生变化，说明所观察的光带方位准确，如果发生改变，则应调整所加柱镜的轴位，使之与所观察光带的方位一致。当所加正柱镜到一定程度时，光带消失，变成均匀的圆光斑，完成检影。

8. 记录所加柱镜的轴位和力量，计算应戴矫正眼镜的度数。

第二部分 技 能 要 求

一、目的

1. 掌握带状检影镜的使用方法和要点；能判断光斑的形状和光带方位以及明暗程度。
2. 能用带状检影镜准确判断映光的动向是顺动、逆动还是中和状态。
3. 根据所加的正柱镜同时结合中和点的距离，客观得出被检眼应戴眼镜的屈光度。
4. 在规定的较短的时间内完成检影，一般要求4分钟之内完成一只眼的检影。

5. 检影验光熟练准确,初学者在检影时,散光的轴位要尽量准确,要求在 ±20° 以内,每只眼的误差尽量精确,控制在 ±0.50DS 以内,才能达到良好的水平,误差逐渐变小或者稳定后,才可进行下一环节的学习。

二、操作步骤

实训 2-4-1 学会正确使用带状检影镜,对此例中低度散光的模拟眼进行检影验光。

(一)操作前准备

1. 准备好带状检影镜,检测检影镜投射光带是否均匀和规则,是否忽明忽暗,如方向异常,应及时检修并做好记录。

2. 对于初学者先用模拟眼进行练习,我们把模拟眼调至 -2.00DS,在眼前加 -1.50DC×90。

3. 准备好镜片箱,检查镜片箱中的镜片是否清洁,是否排列整齐,有无残缺片,并记录。

4. 检查环境为暗室或半暗室。

(二)用带状检影镜进行检影

1. 打开带状检影镜,使入射光线投入到模拟眼内,用检影镜观察此被检模拟眼映光的光斑形状为一个光带而非圆光斑,注意观察垂直方向的影动时应把带状检影镜投射出的光带调到水平方向,反之观察水平方向时应把带状检影镜投射出的光带调到垂直方向,注意所要观察的方向一定与带状检影镜投射出的光带方向相垂直。

2. 通过不同的角度观察发现光带的方位在 90° 方向时,被检眼内映光所形成的光带方向与带状检影镜投射的光带方向一致,由此判断光带的方位在 90° 方向,此过程应尽量准确测定好光带的方位。

3. 沿光带方向观察来判断此方向的影动情况 要求通过距离变化来观察是否符合近顺远逆,如果不能明显的判断可采用加正球镜观察影动是逆动来判断,或加负球镜观察影动变成顺动来判断,通过这两个环节应准确判断此例中 90° 方向影动处于中和状态。

4. 再沿水平方向观察影动来判断 180° 方向的影动情况 要求通过距离变化来观察是否符合近顺远也顺。如果不能明显的判断可采用加正球镜观察影动为顺动来判断,通过这个环节应准确判断此例中 180° 方向影动处于顺动状态。

5. 加适当的正柱镜直至光带消失,各个方向都处于中和状态。注意此例中所加柱镜的轴位应放在 90° 方向,如果所加柱镜屈光力偏低(低于 +1.50DC),则水平方向仍为顺动;如果所加柱镜屈光力偏高(高于 +1.50DC),则水平方向由顺动变为逆动;当所加柱镜为 +1.50DC×90 才能完全消解此顺动光带,此时各个方向都在 0.5m 处中和。

6. 根据中和点为 0.5m 和所加的柱镜,得出客观验光结果:

$$应戴眼镜度数 = +1.50DC×90/-\frac{1}{0.5}DS = -0.50DS/-1.50DC×180,此为复性近视散光。$$

实训 2-4-2 学会正确使用带状检影镜,对此例中的中度散光的模拟眼进行检影验光。

(一)操作前准备

1. 准备好带状检影镜,检测检影镜投射光带是否均匀和规则,是否忽明忽暗,如方向异常,应及时检修并做好记录。

2. 对于初学者先用模拟眼进行练习,我们把模拟眼调至 -2.00DS 在眼前加 -2.00DC×60。

3. 准备好镜片箱,检查镜片箱中的镜片是否清洁,是否排列整齐,有无残缺片,并记录。

4. 检查环境为暗室或半暗室。

（二）用带状检影镜进行检影

1. 打开带状检影镜，使入射光线投入到模拟眼内，用检影镜观察此被检模拟眼映光的光斑形状为一个光带而非圆光斑。

2. 通过不同的角度观察发现光带的方位在60°方向，此过程应尽量准确测定好光带的方位。

3. 沿光带方向观察来判断此方向的影动情况　要求通过距离变化来观察是否符合近顺远逆，如果不能明显的判断可采用加正球镜观察影动为逆动来判断，或加负球镜观察影动为顺动来判断，通过这两个环节应准确判断此例中60°方向影动处于中和状态。

4. 沿150°方向观察影动来判断此方向的影动情况　要求通过距离变化来观察是否符合近顺远也顺，如果不能明显的判断可采用加正球镜观察影动为顺动来判断，通过这个环节应准确判断此例中150°方向影动处于顺动状态。

5. 加适当的正柱镜直至光带消失，各个方向都处于中和状态。注意此例中所加柱镜的轴位应放在60°方向，如果所加柱镜屈光力偏低（低于+2.00DC），则150°方向仍为顺动；如果所加柱镜屈光力偏高（高于+2.00DC），则150°方向由顺动变为逆动；当所加柱镜为+2.00DC×60才能完全消解此顺动光带，此时各个方向都在0.5m处中和。

6. 根据中和点为0.5m和所加的柱镜，得出客观验光结果：

$$应戴眼镜度数 = +2.00DC×60/-\frac{1}{0.5}DS = -2.00DS+/2.00DC×60 = -2.00DC×150$$ 此为单纯近视散光。

实训2-4-3　学会正确使用带状检影镜，对此例中高度散光的模拟眼进行检影验光。

（一）操作前准备

1. 准备好带状检影镜，检测检影镜投射光带是否均匀和规则，是否忽明忽暗，如方向异常，应及时检修并做好记录。

2. 对于初学者先用模拟眼进行练习，我们把模拟眼调至-2.00DS，在眼前加-3.50DC×10。

3. 准备好镜片箱，检查镜片箱中的镜片是否清洁，是否排列整齐，有无残缺片，并记录。

4. 检查环境为暗室或半暗室。

（二）用带状检影镜进行检影

1. 打开带状检影镜，使入射光线投入到模拟眼内，用检影镜观察此被检模拟眼映光的光斑形状为一个光带而非圆光斑。

2. 通过不同的角度观察发现光带的方位在10°方向，此过程应尽量准确测定好光带的方位。

3. 沿光带方向观察来判断此方向的影动情况　要求通过距离变化来观察是否符合近顺远逆，如果不能明显的判断可采用加正球镜观察影动为逆动来判断，或加负球镜观察影动为顺动来判断，通过这两个环节应准确判断此例中10°方向影动处于中和状态。

4. 沿100°方向观察影动来判断此方向的影动情况　要求通过距离变化来观察是否符合近顺远也顺，如果不能明显的判断可采用加正球镜观察影动为顺动来判断，通过这个环节应准确判断此例中100°方向影动处于顺动状态。

5. 加适当的正柱镜直至光带消失，各个方向都处于中和状态。注意此例中所加柱镜的轴位应放在10°方向，如果所加柱镜屈光力偏低（低于+3.50DC），则100°方向仍为顺动；如果所加柱镜屈光力偏高（高于+3.50DC），则100°方向由顺动变为逆动；当所加柱镜为+3.50DC×10才能完全消解此顺动光带，此时各个方向都在0.5m处中和。

6. 根据中和点为0.5m和所加的柱镜，得出客观验光结果：

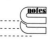

应戴眼镜度数 $=+3.50DC\times10/-\dfrac{1}{0.5}DS=-2.00DS/+3.50DC\times10=+1.50DS/-3.50DC\times100$

此为混合散光。

三、案例教学

案例 2-4-1 用带状检影镜对某一被检眼进行检查（图 2-4-1），用示指调整投射光带使其在 90°方位，观察 180°方向影动情况，此例中发现投射光带与被检眼内的映射光带方向一致，说明被检眼散光的轴位可能在 90°或 180°方向，此时应分别判断其影动特点，发现 180°方向的影动在 0.5m 以内和以外都为顺动；调整投射光带使其在 180°方位，观察 90°方向的影动特点，发现被检眼内的映射光带变宽，与另一方向有宽窄之分，此时发现 90°方向的影动在 0.5m 以内为顺动，在 0.5m 以外为逆动，此为中和状态。

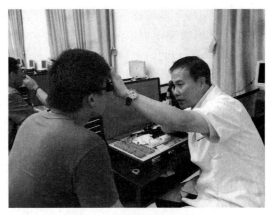

图 2-4-1 顺动光带患者检影

检影方法：加正柱镜，轴位放在 90°方向，当加到 +2.75DC×90 时，水平方向还是顺动，加到 +3.00DC×90 时，顺动光带消失，在 0.5m 处检影各个方向都不动，当加到 +3.25DC×90 时，发现水平方向由顺动变为逆动。由此确定当眼前所加镜片为 +3.00DC×90 时在 0.5m 检影各个方向都被中和。因此得出客观检影验光结果：

通过检影客观判断应戴眼镜度数（以后简称应戴眼镜度数）$=+3.00DC\times90/-\dfrac{1}{0.5}$

$DS=-2.00DS/+3.00DC\times90$ 或转换成：$+1.00DS/-3.00DC\times180$。

案例 2-4-2 用带状检影镜在 0.67m 处检影时，当旋转投射光带并结合距离变化，观察在 90°方向存在一条光带，把投射光带调到 90°方向时观察 180°方向为顺动；把投射光带调到 180°方向时观察 90°方向为中和状态。

检影方法：直接加正柱镜轴位放在 90°方向，加到 +1.75DC×90 时，水平方向仍顺动；加到 +2.00DC×90 时光带消失，各个方向影动一样且在 0.67m 处都不动；当加到 +2.25DC×90 时发现水平方向变成逆动。由此确定当眼前所加镜片为 +2.00DC×90 时在 0.67m 检影各个方向都被中和。因此确定检影度为 +2.00DC×90，根据所加的镜片和中和点的距离得出客观检影验光结果：

应戴矫正眼镜度数 $=+2.00DC\times90/-\dfrac{1}{0.67}DS=-1.50DS/+2.00DC\times90$。

案例 2-4-3 用带状检影镜在 0.5m 处检影时，当旋转投射光带并结合距离变化，观察在 135°方向存在一条光带，把投射光带调到 135°方向时观察 45°方向为顺动；把投射光带调到 45°方向时观察 135°方向为中和状态。

检影方法：加正柱镜，轴位放在 135°方向，如果加 +1.25DC×135，观察 45°方向仍为顺动；如果加 +1.75DC×135，观察 45°方向由顺动变为逆动；当加到 +1.50DC×135，顺动光带消失各个方向都被中和。由此确定当眼前所加镜片为 +1.50DC×135 时，在 0.5m 检影各个方向都被中和。根据所加的镜片和中和点的距离得出客观检影验光结果：

应戴矫正眼镜度数 $=+1.50DC\times135/-\dfrac{1}{0.5}DS=-0.50DS/-1.50DC\times45$。

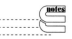

四、学生分组实训

（一）操作步骤

1. 首先把模拟眼调到 –2.00DS，进一步确定中和点的位置。

2. 学生甲在镜片箱中分别取 –0.50DC、–0.75DC、–1.00DC、–1.50DC，把这些镜片放在眼前分别组成不同程度的散光，让学生乙针对不同度数的低度散光进行练习。

3. 学生甲分别把所加柱镜的轴位放置于 10°、30°、60°、150°，让学生乙针对不同轴位的模拟散光眼进行练习。

（二）注意事项

1. 检影的环境应在暗室或半暗室进行。

2. 检影镜所发出的入射光线与被检眼视轴的夹角大约在 15° 左右，这样能准确判断光斑的顺动与逆动。注意所要观察的方向一定与带状检影镜投射出的光带方向相垂直。

3. 检影时应以光斑中心的影动为准，以避免球面像差的因素造成的误差。

4. 检查散光时首先应先确定好光带的方位，同时沿光带方向进行观察，然后再与光带垂直方向进行观察，通过旋转带状检影镜所发出的光带来观察，如果被检眼内映光的光带方向与带状检影镜所发出的光带方向一致，则可确定此时所处的方位就是光带的具体方位。

5. 只有当沿光带方向观察影动处于中和状态时才能加正柱镜。

6. 检影达到中和时，应准确测定好中和点的距离，以便于客观的准确判断被检眼的屈光状态及程度。

7. 正确记录所加柱镜的轴位、符号和屈光力，以便于准确计算。

任务五　使用检影镜对逆动光带进行检影

第一部分　知 识 要 求

在某一位置检影时发现一条光带，沿光带方向观察其影动处于被中和状态（表现为不动），与之垂直方向观察影动为逆动，此为逆动光带（with against streak）。其影动特点是一个方向中和，另一方向逆动，但光带不如顺动光带明显，结合距离变化判断其影动特点，也说明此被检眼存在散光。要使某一方向的逆动被中和而不改变另一方向的影动，应加适当的负柱镜，轴位放在影动被中和的方向。当所加柱镜到达一定程度时光带消失，各个方向都被中和。根据所加的负柱镜和中和点的位置，从而客观上判断散光的轴位和屈光力量，为进一步的主观验光提供重要的技术参数。如果此类型中逆动光带不明显，或检查者难以判断应采取第二种方法，即可先加负球镜，当所加负球镜达到一定程度时，形成顺动光带，然后再加正柱镜进行消解，从而使各个方向都被中和完成检影。

检查方法

1. 打开带状检影镜，使光线投射到被检眼内。

2. 观察水平方向的影动时应把带状检影镜投射出的光带调到垂直方向，反之观察垂直方向时应把带状检影镜投射出的光带调到水平方向，注意所要观察的方向一定与带状检影镜投射出的光带方向相垂直。

3. 通过观察几个方向进行比较，如果被检眼内映光的光带有粗细之分说明有散光，则通过进一步观察，首先应初步确定光带的方位，然后再根据消解光带所需的柱镜来确定散光的屈光力量。

4．确定光带的方位时应通过变化不同的观察方向才能确定 通过旋转带状检影镜所发出的光带来观察，如果被检眼内映光的光带方向与带状检影镜所发出的光带方向一致，则可确定此时所处的方位就是光带的具体方位。确定好光带的方位以后则应沿着光带方向观察，以判断此方向的影动情况是顺动、逆动还是中和状态。通过观察得出结果，此类型中沿光带方向进行观察其影动处于中和状态（在0.5m处观察）。

5．在中和点位置与光带垂直方向观察是否逆动，体会距离近些为逆动，远些观察也应是逆动，根据以上可判断此影动特点是一个方向被中和，另一方向是逆动。

6．根据以上判断，得出具体的检影方法是直接加负柱镜，所加负柱镜的轴位应放在不动方向。

7．观察光带的变化，如果光带没变化，说明刚才判断的光带方位准确，如果有变化，应调整所加柱镜的轴位，使之与中和方向一致，当所加负柱镜到一定程度时，光带消失，变成均匀的圆光斑。

8．记录所加负柱镜的轴位和力量，计算应戴矫正眼镜的度数。

9．如果在检影时上述逆动光带难以判断或此类型中逆动光带不明显，应采取第二种方法，即可先加负球镜，当所加负球镜达到一定程度时，形成顺动光带，然后再加正柱镜进行消解，从而使各个方向都被中和完成检影，具体可按照任务四进行检影。

第二部分 技 能 要 求

一、目的

1．掌握带状检影镜的使用方法和要点；能判断光斑的形状、光带的方位及明暗程度等。

2．能用带状检影镜准确判断映光的动向是顺动、逆动还是中和状态。

3．根据所加的负柱镜同时结合中和点的距离，应客观上判断出被检眼应戴眼镜的屈光度。

4．在规定的较短的时间内完成检影，一般要求4分钟之内完成一只眼的检影。

5．检影验光熟练准确，初学者在检影时，散光的轴位要尽量准确，要求在±20°以内，每只眼的误差尽量精确，控制在±0.50DS以内，才能达到良好的水平，误差逐渐变小或者稳定后，才可进行下一环节的学习。

二、操作步骤

实训2-5-1 学会正确使用带状检影镜，对此例中低度散光的模拟眼进行检影验光。

（一）操作前准备

1．准备好带状检影镜，检测检影镜投射光带是否均匀和规则，是否忽明忽暗，如方向异常，应及时检修并做好记录。

2．对于初学者先用模拟眼进行练习，我们把模拟眼调至-2.00DS，在眼前加+1.50DC×90。

3．准备好镜片箱，检查镜片箱中的镜片是否清洁，是否排列整齐，有无残缺片，并记录。

4．检查环境为暗室或半暗室。

（二）用带状检影镜进行检影

1．打开带状检影镜，使入射光线投入到模拟眼内，用检影镜观察此被检模拟眼映光的光斑形状为一个光带而非圆光斑，注意观察垂直方向的影动时应把带状检影镜投射出的光带调到水平方向，反之观察水平方向时应把带状检影镜投射出的光带调到垂直方向。注意所要观察的方向一定与带状检影镜投射出的光带方向相垂直。

2. 通过不同的角度观察发现光带的方位在 90° 方向时，被检眼内映光所形成的光带方向与带状检影镜投射的光带方向一致，由此判断光带的方位在 90° 方向，此过程应尽量准确测定好光带的方位。

3. 沿光带方向观察来判断 90° 方向的影动情况　要求通过距离变化来观察是否符合近顺远逆，如果不能明显的判断可采用加负球镜观察 90° 方向影动为顺动来判断，或加正球镜观察 90° 方向影动为逆动来判断，通过这两个环节应准确判断此例中 90° 方向影动处于中和状态。

4. 沿水平方向观察影动来判断 180° 方向的影动情况　要求通过距离变化来观察是否符合近逆远也逆，如果不能明显的判断可采用加负球镜（低于 −1.50DS）观察影动仍为逆动来判断，通过这个环节应准确判断此例中 180° 方向影动处于逆动状态。

5. 根据以上判断可得出具体检影方法　加适当的负柱镜，轴位放在 90° 方向，直至光带消失，各个方向都处于中和状态：注意此例中所加柱镜的轴位应放在 90° 方向，如果所加柱镜屈光力偏低（低于 −1.50DC），则 180° 方向仍为逆动；如果所加柱镜屈光力偏高（高于 −1.50DC），则 180° 方向由逆动变为顺动；当所加柱镜为 −1.50DC×90 才能完全消解此逆动光带，此时各个方向都在 0.5m 中和。

6. 根据中和点为 0.5m 和所加的柱镜，得出客观验光结果：

$$应戴眼镜度数 = -1.50DC×90 / -\frac{1}{0.5}DS = -2.00DS / -1.50DC×90，此为复性近视散光。$$

7. 用带状检影镜观察时，应注意所要观察的方向与带状检影镜所要投射光带的方向相互垂直。

实训 2-5-2　学会正确使用带状检影镜，对此例中中度散光的模拟眼进行检影验光。

（一）操作前准备

1. 准备好带状检影，检测检影镜投射光带是否均匀和规则，是否忽明忽暗，如方向异常，应及时检修并做好记录。

2. 对于初学者先用模拟眼进行练习，我们把模拟眼调至 −2.00DS，在眼前加 +2.00DC×60。

3. 准备好镜片箱，检查镜片箱中的镜片是否清洁，是否排列整齐，有无残缺片，并记录。

4. 检查环境为暗室或半暗室。

（二）用带状检影镜进行检影

1. 打开带状检影镜，使入射光线投入到模拟眼内，用检影镜观察此被检模拟眼映光的光斑形状为一个光带而非圆光斑。

2. 通过不同的角度观察发现光带的方位在 60° 方向，此过程应尽量准确测定好光带的方位。

3. 沿光带方向观察来判断此方向的影动情况　要求通过距离变化来观察是否符合近顺远逆，如果不能明显的判断可采用加负球镜观察影动为顺动来判断，或加正球镜观察影动为逆动来判断，通过这两个环节应准确判断此例中 60° 方向影动处于中和状态。

4. 沿 150° 方向观察影来判断此方向的影动情况　要求通过距离变化来观察是否符合近逆远也逆，如果不能明显的判断可采用加负球镜（低于 −2.00DS）观察影动为逆动来判断，通过这个环节应准确判断此例中 150° 方向影动处于逆动状态。

5. 加适当的负柱镜直至光带消失,各个方向都处于中和状态。注意此例中所加柱镜的轴位应放在 60° 方向,如果所加柱镜屈光力偏低(低于 −2.00DC),则 150° 方向仍为逆动;如果所加柱镜屈光力偏高(高于 −2.00DC),则 150° 方向由逆动变为顺动;当所加柱镜为 −2.00DC×60 才能完全消解此逆动光带,此时各个方向都在 0.5m 中和。

6. 根据中和点为 0.5m 和所加的柱镜,得出客观验光结果:

应戴眼镜度数 $= -2.00DC×60/-\dfrac{1}{0.5}DS = -2.00DS/-2.00DC×60$,此为复性近视散光。

如果在检影时上述逆动光带难以判断或此类型中逆动光带不明显,应采取第二种方法,即可先加负球镜,当所加负球镜达到 −2.00DS 时,150° 方向被中和,60° 方向为顺动,然后再加正柱镜轴位放在 150° 进行消解,当加 +2.00DC×150 时,在 0.5m 进行观察各个方向都被中和完成检影,根据所加的镜片为 −2.00DS 和 +2.00DC×150 以及中和点的位置为 0.5m 即可

客观判断应戴眼镜度数 $= -2.00DS/+2.00DC×150/-\dfrac{1}{0.5}DS = -4.00DS/+2.00DC×150$,可进一步转换为:−2.00DS/−2.00DC×60。

实训 2-5-3 学会正确使用带状检影镜,对此例中高度散光的模拟眼进行检影验光。

(一)操作前准备

1. 准备好带状检影镜,检测检影镜投射光带是否均匀和规则,是否忽明忽暗,如方向异常,应及时检修并做好记录。

2. 对于初学者先用模拟眼进行练习,我们把模拟眼调至 −2.00DS,在眼前加 +3.50DC×10。

3. 准备好镜片箱,检查镜片箱中的镜片是否清洁,是否排列整齐,有无残缺片,并记录。

4. 检查环境为暗室或半暗室。

(二)用带状检影镜进行检影

1. 打开带状检影镜,使入射光线投入到模拟眼内,用检影镜观察此被检模拟眼映光的光斑形状为一个光带而非圆光斑。

2. 通过不同的角度观察发现光带的方位在 10° 方向,此过程应尽量准确测定好光带的方位。

3. 沿光带方向观察来判断此方向的影动情况 要求通过距离变化来观察是否符合近顺远逆,如果不能明显的判断可采用加负球镜观察影动为顺动来判断,或加正球镜观察影动为逆动来判断,通过这两个环节应准确判断此例中 10° 方向影动处于中和状态。

4. 沿 100° 方向观察影来判断此方向的影动情况 要求通过距离变化来观察是否符合近逆远也逆,如果不能明显的判断可采用加负球镜(低于 −3.50DS)观察影动仍为逆动来判断,通过这个环节应准确判断此例中 100° 方向影动处于逆动状态。

5. 加适当的负柱镜直至光带消失,各个方向都处于中和状态。注意此例中所加柱镜的轴位应放在 10° 方向,如果所加柱镜屈光力偏低(低于 −3.50DC),则 100° 方向仍为逆动;如果所加柱镜屈光力偏高(高于 −3.50DC),则 100° 方向由逆动变为顺动;当所加柱镜为 −3.50DC×10 才能完全消解此逆动光带,此时各个方向都在 0.5m 中和。

6. 根据中和点为 0.5m 和所加的柱镜,得出客观验光结果:

应戴眼镜度数 $= -3.50DC×10/-\dfrac{1}{0.5}DS = -2.00DS/-3.50DC×10$ 此为复性近视散光。

如果在检影时上述逆动光带难以判断或此类型中逆动光带不明显,应采取第二种方法,即可先加负球镜,当所加负球镜达到 −3.50DS 时,100° 方向被中和,10° 方向为顺动,然后再

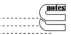

加正柱镜轴位放在100°进行消解,当加 +3.50DC×100 时,在 0.5m 进行观察各个方向都被中和完成检影,根据所加的镜片为 −3.50DS 和 +3.50DC×100 以及中和点的位置为 0.5m 即可客观判断应戴眼镜度数 $=-3.50DS/+3.50DC×100/-\dfrac{1}{0.5}DS=-5.50DS/+3.50DC×100$ 进一步转换为:−2.00DS/−3.50DC×10。

三、案例教学

案例 2-5-1　在 0.5m 对某一被检眼进行检影验光(图 2-5-1),通过距离变化并结合不同方向的影动特点,用带状检影镜观察,观察看到的现象是:垂直方向影动不动,近些顺动,远些逆动,观察水平方向在此范围内都逆动。

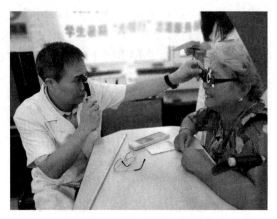

图 2-5-1　逆动光带患者检影

检影方法:加负柱镜,轴位放在 90° 方向,当加到 −2.75DC×90 时,水平方向还是逆动,加到 −3.00DC×90 时,逆动光带消失,在 0.5m 检影各个方向都不动,当加到 −3.25DC×90 时,发现水平方向由逆动变为顺动。由此确定当眼前所加镜片为 −3.00DC×90 时,在 0.5m 检影各个方向都被中和。因此得出客观检影验光结果:应戴矫正眼镜度数 $=-3.00DC×90/-\dfrac{1}{0.5}DS=-2.00DS/-3.00DC×90$。

在检影时上述逆动光带难以判断或此类型中逆动光带不明显,应采取第二种方法,即可先加负球镜,当所加负球镜达到 −3.00DS 时,180° 方向被中和,90° 方向为顺动,然后再加正柱镜轴位放在 180° 进行消解,当加 +3.00DC×180 时,在 0.5m 进行观察各个方向都被中和完成检影,根据所加的镜片为 −3.00DS 和 +3.00DC×180 以及中和点的位置为 0.5m 即可客观判断应戴眼镜度数 $=-3.00DS/+3.00DC×180/-\dfrac{1}{0.5}DS=-5.00DS/+3.00DC×180$,进一步转换为:−2.00DS/−3.00DC×90。

案例 2-5-2　在 0.5m 对某一被检眼进行检影验光,用带状检影镜观察 90° 方向影动时,应把投射光带调整到 180° 方向,通过距离变化观察其影动在 0.5m 以内观察为逆动,在 0.5m 以外观察也为逆动,由此判断 90° 方向影动为逆动;然后把投射光带调整到 90°,观察 180° 方向的影动,在 0.5m 以内观察影动为顺动,在 0.5m 以外观察影动为逆动,由此判断 180° 方向影动为中和状态。

检影方法:直接加负柱镜轴位放在 180° 方向,加到 −1.75DC×180 时,垂直方向仍逆动;加到 −2.00DC×180 时光带消失,各个方向影动一样且在 0.5m 都不动;当加到 −2.25DC×180 时发现垂直方向变成顺动。由此确定当眼前所加镜片为 −2.00DC×180 时在 0.5m 检影各个方向都被中和。因此确定检影度为 −2.00DC×180 根据所加的镜片和中和点的距离得出客观检影验光结果:

应戴矫正眼镜度数 $=-2.00DC×180/-\dfrac{1}{0.5}DS=-2.00DS/-2.00DC×180$。

在检影时上述逆动光带难以判断或此类型中逆动光带不明显,应采取第二种方法,即可先加负球镜,当所加负球镜达到 −2.00DS 时,90° 方向被中和,180° 方向为顺动,然后再

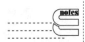

加正柱镜轴位放在 90° 进行消解，当加 +2.00DC×90 时，在 0.5m 进行观察，各个方向都被中和完成检影，根据所加的镜片为 −2.00DS 和 +2.00DC×90 以及中和点的位置为 0.5m 即可客观判断应戴眼镜度数 $=-2.00DS/+2.00DC×90/-\dfrac{1}{0.5}DS=-4.00DS/+2.00DC×90$，进一步转换为：−2.00DS/−2.00DC×180。

案例 2-5-3　在 0.5m 对某一被检眼检影，使用带状检影镜使投射光带在 90° 方向观察 180° 方向影动为逆动，且光带不明显，当距离变近进行检查时，发现被检眼内的映光为 120° 方向有一光带，然后用食指调整投射光带使其在 120° 方向时，观察投射光带与被检眼内的映射光带一致且光带明显，然后用食指调整投射光带使其在 30° 方向时，观察 120° 方向光带不明显，通过距离变化同时 30° 与 120° 方向进行对比观察，观察到 120° 方向影动为逆动，30° 方向影动处于中和状态。

检影方法：加负柱镜，轴位放在 30° 方向，加 −1.25DC×30 观察 120° 方向仍为逆动；当加 −1.75DC×30 观察 120° 方向由逆动变为顺动；当加到 −1.50DC×30 逆动光带消失，各个方向都被中和。由此确定当眼前所加镜片为 −1.50DC×30 时在 0.5m 检影各个方向都被中和。根据所加的镜片和中和点的距离得出客观检影验光结果：

应戴矫正眼镜度数 $=-1.50DC×30/-\dfrac{1}{0.5}DS=-2.00DS/-1.50DC×30$。

在检影实践中，上述逆动光带难以判断或此类型中逆动光带不明显，应采取第二种方法，即可先加负球镜，当所加负球镜达到 −1.50DS 时，120° 方向被中和，30° 方向为顺动，然后再加正柱镜轴位放在 120° 进行消解，当加 +1.50DC×120 时，在 0.5m 进行观察各个方向都被中和完成检影，根据所加的镜片为 −1.50DS 和 +1.50DC×120 以及中和点的位置为 0.5m 即可客观判断应戴眼镜度数 =−1.50DS/+1.50DC×120/−2.00DS =−3.50DS/+1.50DC×120 进一步转换为：−2.00DS/−1.50DC×30。

四、学生分组实训

（一）操作步骤

1. 首先把模拟眼调到 −2.00DS，进一步确定中和点的位置。

2. 学生甲在镜片箱中分别取 +0.50DC、+1.50DC、+2.00DC、+4.50DC，把这些镜片放在眼前分别组成不同程度的散光，让学生乙针对不同度数的散光进行练习。

3. 学生甲分别把所加柱镜的轴位放置于 10°、30°、60°、150°，让学生乙针对不同轴位的模拟散光眼进行练习。

（二）注意事项

1. 检影的环境应在暗室或半暗室进行。

2. 检影镜所发出的入射光线以被检眼视轴的夹角应适中，大约在 15° 左右，这样能准确判断光斑的顺动与逆动。注意所要观察的方向一定与带状检影镜投射出的光带方向相垂直。

3. 检影时应以光斑中心的影动为准，以避免球面像差的因素造成的误差。

4. 检查散光时首先应先确定好光带的方位，同时沿光带方向进行观察，然后再与光带垂直方向进行观察，通过旋转带状检影镜所发出的光带来观察，如果被检眼内映光的光带方向与带状检影镜所发出的光带方向一致则可确定此时所处的方位就是光带的具体方位。

5. 只有当沿光带方向观察影动处于中和状态时才能加负柱镜。

6. 检影达到中和时，应准确测定好中和点的距离，以便于客观的准确判断被检眼的屈光状态及程度。

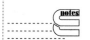

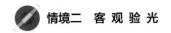

7.如果逆动光带难以判断时,可适当加负球镜使逆动光带转化为顺动光带,这样就能很好地判断散光的轴位和屈光力量。

任务六　使用检影镜对各个方向都顺动的散光进行检影

第一部分　知 识 要 求

检影验光中各个方向都为顺动且含有散光时,光带明显说明存在较大的散光;若光带不明显时可能不存在散光,也可能是高度远视中存在较低度的散光。因此对于这种类型的影动,由于都含有顺动,所以应首先加正球镜进行消解,当所加正球镜达到一定程度时,由于散光中互相垂直的两个方向屈光度不同,必然会出现一个方向先被中和而另一方向顺动,然后应加正柱镜消解此顺动光带,当所加正柱镜达一定程度时光带消失,各个方向都被中和。根据所加的正球镜和正柱镜以及中和点的位置,从而客观上判断散光的轴位和屈光力量,为进一步的主观验光提供重要的技术参数。检查方法如下:

1.打开带状检影镜,使光线投射到被检眼内。

2.观察光带是否明显,如果光带明显,应沿光带方向观察体会是否为顺动,然后观察垂直方向是否也为顺动。

3.判断影动是否为顺动时应结合距离变化来观察。

4.通过观察如果发现影动都为顺动,应先加正球镜进行检影,直到某一个方向先被中和,而另一个方向为顺动。

5.加柱镜且所加正柱镜的轴位应放在不动方向。

6.判断光带方位是否准确时应观察光带的变化,与所加柱镜的轴位应完全一致,这样能进一步确定光带的方位。

7.当所加正柱镜到一定程度时,光带消失,变成均匀的圆光斑。

8.记录所加正球镜屈光度及正柱镜的轴位和屈光力量,计算应戴矫正眼镜的度数。

第二部分　技 能 要 求

一、目的

1.掌握带状检影镜的使用方法和要点;能判断光斑的形状和明暗程度。

2.能用带状检影镜准确判断映光的动向是顺动、逆动还是中和状态。

3.根据映光四要素以及各个方向都顺动的特点,能快速地找到适当的正球镜使某一方向先被中和。

4.能根据所加柱镜的轴位与光带的方位是否一致来分析和判断散光的轴位。

5.能根据所加柱镜的屈光力量与光带的有无来准确判断散光的屈光力量。

6.在规定的较短的时间内完成检影,一般要求4分钟之内完成一只眼的检影。

7.检影验光熟练准确,初学者在检影时,散光的轴位要尽量准确,要求在±20°以内,每只眼球镜和柱镜误差尽量精确,控制在±0.50D以内,才能达到良好的水平,误差逐渐变小或者稳定后,才可进行下一环节的学习。

二、操作步骤

实训2-6-1　学会正确使用带状检影镜,对此例中低度散光的模拟眼进行检影验光。

（一）操作前准备

1. 准备好带状检影镜,检测检影镜投射光带是否均匀和规则,是否忽明忽暗,如方向异常,应及时检修并做好记录。

2. 对于初学者先用模拟眼进行练习,我们把模拟眼调至 −0.50DS,在眼前加 +0.50DC×90。

3. 准备好镜片箱,检查镜片箱中的镜片是否清洁,是否排列整齐,有无残缺片,并记录。

4. 检查环境为暗室或半暗室。

（二）用带状检影镜进行检影

1. 打开带状检影镜,使入射光线投入到模拟眼内,用检影镜观察此被检模拟眼映光的光斑形状,是有光带产生还是光带不明显,如果存在散光,其光斑在不同方向观察,粗细和影动速度会有差异,并非均匀一致。

2. 通过不同的角度观察,发现此例中光带的方位在 90° 方向,此过程应尽量准确测定好光带的方位。

3. 沿光带 90° 方向观察来判断此方向的影动情况　要求通过距离变化来观察是否符合近顺远也顺,然后水平方向观察影动为顺动,要求通过距离变化来观察是否符合近顺远也顺,如果符合,则判断为此影动是顺动。

4. 根据顺动应首先加正球镜进行检影,当所加正球镜达到一定程度时(本例应加 +1.00DS 时),出现水平方向先被中和,垂直方向为顺动。

5. 加正柱镜,所加正柱镜的轴位放在 180° 方向,当加 +0.50DC×180 时,光带消失,各个方向都被中和完成检影(在此实训中应体会柱镜欠矫和过矫时光带的变化和影动情况)。

6. 根据完成检影验光时所加的正球镜与正柱镜,得出检影验光结果为:+1.00DS/+0.50DC×180,应戴矫正眼镜度数为:+1.00DS/+0.50DC×180/−2.00DS＝−1.00DS/+0.50DC×180。转换为:−0.50DS/−0.50DC×90,此例为复性近视散光。

7. 关于中和点和所加柱镜的确定　注意此例中所加正柱镜的轴位应放在影动被中和的方向,如果所加柱镜屈光力偏低(低于 +0.50DC),则 90° 方向仍为顺动;如果所加柱镜屈光力偏高(高于 +0.50DC),则 90° 方向由顺动变为逆动;当所加柱镜为 +0.50DC×180,才能完全消解此顺动光带,此时各个方向都在 0.5m 中和。最后中和点的判断应符合"近顺远逆"的原则。

实训 2-6-2　学会正确使用带状检影镜,对此例中中度散光的模拟眼进行检影验光。

（一）操作前准备

1. 准备好带状检影镜,检测检影镜投射光带是否均匀和规则,是否忽明忽暗,如方向异常,应及时检修并做好记录。

2. 对于初学者先用模拟眼进行练习,我们把模拟眼调至 0,在眼前加 −2.00DC×140。

3. 准备好镜片箱,检查镜片箱中的镜片是否清洁,是否排列整齐,有无残缺片,并记录。

4. 检查环境为暗室或半暗室。

（二）用带状检影镜进行检影

1. 打开带状检影镜,使入射光线投入到模拟眼内,用检影镜观察此被检模拟眼映光的光斑形状为一个光带而非圆光斑。

2. 通过不同的角度观察发现顺动光带的方位在 140° 方向,此过程应尽量准确测定好光带的方位。

3. 沿光带方向观察来判断此方向的影动情况　要求通过距离变化来观察是否符合近顺远也顺,如果不能明显的判断可采用加正球镜观察影动仍为顺动来判断,通过这两个环节应准确判断此例中 140° 方向影动处于顺动状态。

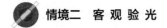

4．沿 50°方向观察来判断此方向的影动情况　要求通过距离变化来观察是否符合近顺远也顺，如果不能明显的判断可采用加正球镜观察影动仍为顺动来判断，通过这个环节应准确判断此例中 50°方向影动处于顺动状态。

5．根据各个方向都顺动，首先应加正球镜，当所加正球镜为 +2.00DS 时，140°方向先被中和，50°仍为顺动，形成顺动光带。

6．加适当的正柱镜直至光带消失，各个方向都处于中和状态。注意此例中所加柱镜的轴位应放在 140°方向，如果所加柱镜屈光力偏低（低于 +2.00DC），则 50°方向仍为顺动；如果所加柱镜屈光力偏高（高于 +2.00DC），则 50°方向由顺动变为逆动；当所加柱镜为 +2.00DC×140 才能完全消解此顺动光带，此时各个方向都在 0.5m 中和。

7．根据中和点为 0.5m 和所加的柱镜，得出检影验光结果为：+2.00DS/+2.00DC×140。

应戴矫正眼镜度数为：$+2.00DS/+2.00DC \times 140 / -\dfrac{1}{0.5}DS = +2.00DC \times 140$ 此例为单纯远视散光。

实训 2-6-3　学会正确使用带状检影镜，对此例中高度散光的模拟眼进行检影验光。

（一）操作前准备

1．准备好带状检影镜，检测检影镜投射光带是否均匀和规则，是否忽明忽暗，如方向异常，应及时检修并做好记录。

2．对于初学者先用模拟眼进行练习，我们把模拟眼调至 +1.50D，在眼前加 −3.00DC×20。

3．准备好镜片箱，检查镜片箱中的镜片是否清洁，是否排列整齐，有无残缺片，并记录。

4．检查环境为暗室或半暗室。

（二）用带状检影镜进行检影

1．打开带状检影镜，使入射光线投入到模拟眼内，用检影镜观察此被检模拟眼映光的光斑形状为一个光带而非圆光斑。

2．通过不同的角度观察发现顺光带的方位在 20°方向，此过程应尽量准确测定好光带的方位。

3．沿光带方向观察来判断此方向的影动情况　要求通过距离变化来观察是否符合近顺远也顺，如果不能明显的判断可采用加正球镜观察影动为逆动来判断，通过这两个环节应准确判断此例中 20°方向影动处于顺动状态。

4．沿 110°方向观察来判断此方向的影动情况　要求通过距离变化来观察是否符合近顺远也顺，如果不能明显的判断可采用加正球镜观察影动仍为顺动来判断，通过这个环节应准确判断此例中 110°方向影动处于顺动状态。

5．根据各个方向都顺动，首先应加正球镜，当所加正球镜为 +3.50DS 时，20°方向先被中和，110°仍未顺动，形成顺动光带。

6．加适当的正柱镜直至光带消失，各个方向都处于中和状态。注意此例中所加柱镜的轴位应放在 20°方向，如果所加柱镜屈光力偏低（低于 +3.00DC），则 110°方向仍为顺动；如果所加柱镜屈光力偏高（高于 +3.00DC），则 110°方向由顺动变为逆动；当所加柱镜为 +3.00DC×20 才能完全消解此顺动光带，此时各个方向都在 0.5m 中和。

7．根据中和点为 0.5m 和所加的柱镜，得出检影验光结果为：

+3.50DS/+3.00DC×20

应戴矫正眼镜度数为：$+3.50DS/+3.00DC \times 20 / -\dfrac{1}{0.5}DS = +1.50DS/+3.00DC \times 20$ 此例为复性远视散光。

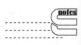

三、案例教学

案例 2-6-1 在 0.5m 处检影,用带状检影镜观察发现 60° 方向有一光带且各方向都顺动且光带较明显(通过检影时距离的变化发现从 0.5m 到 1m 时 60° 方向由顺动变为逆动,150° 方向仍顺动)。

检影方法第一步:用带状检影镜测定球镜。

先加 +0.50DS,60° 方向在 0.5m 处顺动(在此位置观察 150° 方向顺动);加 +0.75DS,60° 方向在 0.5m 处中和(在此位置观察 150° 方向为顺动);再加 +1.00DS,60° 方向在

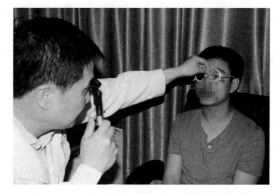

图 2-6-1　各个方向都顺动的散光患者检影

0.5m 处逆动(在此位置观察 150° 方向顺动);由此确定加 +0.75DS 球镜时,某一方向(60° 方向)先被中和。

检影方法第二步:用带状检影镜测定柱镜(结合光带的粗细、检影距离的变化进行检查)。

分析:从 0.5m 到 1m 影动从顺动到逆动,则柱镜力量小于 1.00DC;影动从顺动到中和状态,则柱镜力量等于 1.00DC;影动仍是顺动,则柱镜力量高于 1.00DC。

假设:从 0.5m 到 1m 影动仍是顺动,则柱镜应高于 +1.00DC×60,选用 +1.50DC×60 观察,当加柱镜后检影发现 150° 方向由顺变逆,说明力量加多了,散光力量应低于 +1.50DC,变换成 +1.00DC×60 再观察比较,发现 150° 方向影动是顺动了。

因此判断所加柱镜为 +1.25DC×60,再观察各方向都中和。那么完成检影,验光结果为:+0.75DS/+1.25DC×60。

应戴矫正眼镜的度数为:$+0.75DS/+1.25DC×60/-\dfrac{1}{0.5}DS=-1.25DS/+1.25DC×60=$
$-1.25DC×150$ 此例为单纯近视散光。

案例 2-6-2 在 0.5m 检影,用带状检影镜观察发现 160° 方向有一光带且各个方向都顺动且光斑较亮(通过距离的变化观察从 0.5m 到 1m 时仍为顺动)。

检影方法第一步:用带状检影镜测定球镜。

当加 +1.25DS 时,发现各个方向都是顺动;当加到 +2.00DS 时,发现 160° 方向在 0.5m 中和,70° 方向是顺动;进一步判断加 +2.25DS 发现 160° 方向由顺动变逆动,由此确定当加到 +2.00DS 时,160° 方向影动是中和状态。

检影方法第二步:用带状检影镜测定柱镜。

若此时光带较明显,从 0.5m 到 100 观察 70° 方向基本上中和。则柱镜力量应初选为:+1.00DC×160,当加 +1.00DC×160 时,光带基本消失,与 +1.25DC×160 所观察影动难以区别(验证方法有两种)。

1. 对比观察 160° 和 70° 方向影动是否一致?

若 70° 方向影动仍为顺动,则柱镜应改为 +1.25DC×160。

2. 可以适当增减 +1.00DC×160 进行检验。

若增加到 +1.50DC×160 后,70° 方向变逆动,则说明 +1.25DC×160 接近中和。

则检影验光结果为:+2.00DS/+1.25DC×160。

应戴矫正眼镜度数为:$+2.00DS/+1.25DC×160/-\dfrac{1}{0.5}DS=+1.25DC×160$ 此例为单纯远视

散光。

案例2-6-3 在0.5m检影,用带状检影镜观察发现各个方向都顺动,通过比较发现90°方向与180°方向顺动速度和影动特点不同,但是光带不明显(通过距离的变化观察从0.5m到1m时仍为顺动)。

检影方法:加正球镜,当加到+2.75DS时发现90°方向为顺动;当加到+3.00DS时发现90°方向不动,此时180°方向顺动;当加到+3.25DS时发现90°方向是逆动,此时180°方向为顺动,由此判断当加+3.00DS时,垂直方向影动被中和,180°方向为顺动,形成顺动光带。然后加正柱镜轴位放在90°方向,当加到+0.50DC×90时光带消失,各方向都被中和,完成检影。

应戴矫正眼镜度数为:$+3.00DS/+0.50DC×90/-\dfrac{1}{0.5}DS = +1.00DS/+0.50DC×90$,此例为复性远视散光。

案例2-6-4 在0.5m检影,各个方向都顺动(通过距离的变化观察从0.5m到1m时仍为顺动),通过观察光斑较暗影动较慢,调整投射光带在各个方向观察光带不明显,说明远视程度较高。

检影方法第一步:用带状检影镜测定球镜。

加正球镜,由于光斑较暗影动较慢,应选较高正球镜,当加+4.00DS时,发现90°方向有一光带产生,沿光带方向观察影动为顺动,与光带垂直方向观察也为顺动,继续加正球镜,当所加正球镜为+6.00DS时,90°处于中和状态,180°为顺动,此时应结合检影距离的变化来判断90°方向是否中和。若难以判断,应再加正球镜观察,如果90°方向为逆动,说明原来+6.00DS使90°方向中和。如果改用低于+6.00DS的球镜观察,其90°方向显示出顺动,由此判断当加+6.00DS时90°方向影动确实中和,而180°方向一直为顺动。

检影方法第二步:用带状检影镜测定柱镜(结合光带的粗细、检影距离的变化)。

在眼前加正柱镜,轴位放在被中和的90°方向,当加+1.00DC×90用带状检影镜观察各个方向的光斑形状一样,光带消失。用+1.25DC×90进行验证,180°方向由顺动变成逆动,再用+0.75DC×90进行验证,180°方向影动为顺动,由此得出正确判断,即当加+6.00DS/+1.00DC×90时,在0.5m观察此被检眼,各个方向影动都处于中和状态,完成检影。

则检影验光结果为:+6.00DS/+1.00DC×90。

应戴矫正眼镜度数为:$+6.00DS/+1.00DC×90/-\dfrac{1}{0.5}DS = +4.00DS/+1.00DC×90$ 此例为复性远视散光。

案例2-6-5 在0.5m检影,用带状检影镜观察发现180°方向有一光带且各个方向都顺动,光带较明显。

检影方法:由于在0.5m检影时观察各方向都为顺动较暗且光带明显,说明散光较大,所以首先应先加适当的正球镜,使某一方向先被中和。当加+1.00DS时180°方向光带较明显,通过距离变化观察,从0.5m到0.67m时发现180°方向由顺动到不动,而90°方向顺动明显,所以更换+1.50DS,此时180°方向被中和,90°方向明显顺动。然后加正柱镜轴位放在180°方向,当加到+3.00DC×180时光带消失,各方向影动都被中和。

则检影验光结果为:+1.50DS/+3.00DC×180。

应戴矫正眼镜度数为:$+1.50DS/+3.00DC×180/-\dfrac{1}{0.5}DS = -0.50DS+3.00DC×180$,此例为混合性散光。

四、学生分组实训

（一）操作步骤

1. 首先把模拟眼调到 −2.00DS，进一步确定中和点的位置。

2. 分别把模拟眼调到 −1.00DS、0DS、+1.00DS、+2.00DS、+3.00DS。

3. 分别在眼前加 −0.50DC、−2.75DC、−3.00DC、−3.50DC，针对不同度数的低度散光进行练习。

4. 分别把所加柱镜的轴位放置于 180°、45°、90°、135° 等，针对不同轴位的模拟散光眼进行练习。

（二）注意事项

1. 检影的环境应在暗室或半暗室进行。

2. 检影镜所发出的入射光线与被检眼视轴的夹角应适中，大约在 15° 左右，这样能准确判断光斑的顺动与逆动。

3. 注意用带状检影镜检查散光时，所要观察的方向一定与带状检影镜投射出的光带方向相垂直。

4. 检影时应以光斑中心的影动为准，以避免球面像差的因素造成的误差。

5. 检查散光时首先应先确定好光带的方位，同时沿光带方向进行观察，然后再与光带垂直方向进行观察。

6. 只有当沿光带方向观察影动处于中和状态时才能加正柱镜。

7. 检影达到中和时，应准确测定好中和点的距离，以便于客观的准确判断被检眼的屈光状态及程度。

任务七　使用检影镜对各个方向都逆动的散光进行检影

第一部分　知 识 要 求

检影验光中各个方向都为逆动且含有散光时，光带明显说明存在较大的散光；若光带不明显时可能不存在散光，也可能是高度近视中存在较低度的散光。因此对于这种类型的影动由于都含有逆动所以应首先加负球镜进行消解，当所加负球镜达到一定程度时，由于散光中互相垂直的两个方向屈光度不同，必然会出现一个方向先被中和而另一方向逆动，然后应加负柱镜消解此逆动光带，当所加负柱镜达一定程度时光带消失，各个方向都被中和。根据所加的负球镜和负柱镜以及中和点的位置，从而客观上判断散光的轴位和屈光力量，为进一步的主观验光提供重要的技术参数。

一、影动的特点

为各个方向影动都为逆动。由于互相垂直的两个方向的屈光力不同，所以表现为一个方向逆动明显，另一方向可能逆动不明显。所以既包含近视，又包含近视散光，比前几种影动更难观察。

二、检影方法

检影方法一：是先加负球镜，使某一方向先被中和，另一方向逆动，然后利用负柱镜消解逆动光带，使各个方向都被中和，最终完成检影。

检影方法二：如果上述逆动光带难以判断可否继续加负球镜，则被中和一方影动变为顺动，另一方向仍为逆动。此时，光带方位比较明确，再继续加负球镜，直到逆动一方被中和，另一方向仍为顺动，此时形成顺动光带。最后加正柱镜，轴位处于被中和方向，最终使各方向被中和。

三、检查方法

1. 在暗室环境下进行，把检影镜打开。使入射光线照射到被检眼内，注意入射光线与视轴夹角在 10° 至 15° 左右最好，观察有无光带。

（1）若有光带，则分别观察两个方向的影动，即沿着光带方向观察来判断顺动还是逆动；然后再与光带垂直方向观察来判断顺动还是逆动。

（2）若无光带或光带不明显，则应该至少观察四个方向来进一步判断有无光带。通过几个方向观察，如果找出光带则应初步确定光带的方位，然后按上法检查。

2. 入射光线在各方向移动，观察各方向是否逆动，观察此种逆动与单纯近视的逆动有何不同。加负球镜消解逆动，直到某一方向被中和，与其垂直的径向仍为逆动，近些观察体会某一方向是否为顺动，远些观察体会某一方向是否为逆动，来判断某一方向影动是否是中和状态，而另一方向是否是逆动，由此确定逆动光带的方位。

3. 加负柱镜轴位放在被中和的方向，直到逆动一方被中和为止。

4. 记录所加负球镜和负柱镜的度数，在此位置以内观察各方向影动是否顺动，远些观察是否逆动。

5. 计算应戴矫正眼镜度数 = 检影达到中和状态时所加镜片的屈光度 $/- \dfrac{1}{\text{工作距离}}$。

第二部分 技 能 要 求

一、目的

1. 掌握带状检影镜的使用方法和要点；能判断光斑的形状和明暗程度。

2. 能用带状检影镜准确判断映光的动向是顺动、逆动还是中和状态。

3. 根据映光四要素以及各个方向都逆动的特点，能快速地找到适当的负球镜，使某一方向先被中和。

4. 能根据所加负柱镜的轴位与光带的方位是否一致来进一步准确判断散光的轴位。

5. 能根据所加负柱镜的屈光力量与光带的有无来准确判断散光的屈光力量。

6. 在规定的较短的时间内完成检影，一般要求 4 分钟之内完成一只眼的检影。

7. 检影验光熟练准确，初学者在检影时，散光的轴位要尽量准确，要求在 ±20° 以内，每只眼球镜和柱镜误差尽量精确，控制在 ±0.50D 以内，才能达到良好的水平，误差逐渐变小或者稳定后，才可进行下一环节的学习。

二、操作步骤

实训 2-7-1 学会正确使用带状检影镜，对此例中低度散光的模拟眼进行检影验光。

（一）操作前准备

1. 准备好带状检影镜，检测检影镜投射光带是否均匀和规则，是否忽明忽暗，如方向异常，应及时检修并做好记录。

2. 对于初学者先用模拟眼进行练习，我们把模拟眼调至 −3.00DS，在眼前加 +1.00DC×90。

3. 准备好镜片箱，检查镜片箱中的镜片是否清洁，是否排列整齐，有无残缺片，并记录。

4. 检查环境为暗室或半暗室。

（二）用带状检影镜进行检影

1. 打开带状检影镜，使入射光线投入到模拟眼内，用检影镜观察此被检模拟眼映光的光斑形状为一个光带而非圆光斑。

2. 通过不同的角度观察发现光带的方位在 90° 方向，此过程应尽量准确测定好光带的方位。

3. 沿光带 90° 方向观察来判断此方向的影动情况　要求通过距离变化来观察是否符合近逆远也逆，然后水平方向观察影动为逆动，要求通过距离变化来观察是否符合近逆远也逆。

4. 根据逆动应首先加负球镜进行检影，当所加负球镜达到一定程度时（-1.00DS 时），出现 90° 方向先被中和，水平方向为逆动。

5. 加负柱镜，所加负柱镜的轴位放在 90° 方向，当加 -1.00DC×90 时，光带消失，各个方向都被中和完成检影（在此实训中应体会柱镜欠矫和过矫时光带的变化和影动情况）。

6. 根据完成检影时所加的负球镜与负柱镜，即可得出应戴眼镜度数 $=-1.00\text{DS}/$ $-1.00\text{DC}×90/-\dfrac{1}{0.5}\text{DS}=-3.00\text{DS}/-1.00\text{DC}×90$，此为复性近视散光。

7. 如果在上述检查中未发现垂直方向中和或误认为是逆动，可用方法二进行检影：继续加负球镜，随着负球镜的增加，水平方向的逆动逐渐中和，而垂直方向变为顺动，当所加负球镜达到一定程度时形成顺动光带，然后再加正柱镜消解顺动光带，最终完成检影。在用方法二检影时，当所加负球镜为 -2.00DS 时，水平方向处于中和状态，垂直方向为顺动（此时形成顺动光带），然后加正柱镜，所加正柱镜的轴位放在 180° 方向，当所加正柱镜为 +1.00DC×180 时，此顺动光带被中和完成检影。根据中和点为 0.5m 和所加的柱镜，得出检影验光结果为：-2.00DS+1.00DC×180。

应戴矫正眼镜度数为：$-2.00\text{DS}/+1.00\text{DC}×180/-\dfrac{1}{0.5}\text{DS}=-4.00\text{DS}/+1.00\text{DC}×180$，转换为：-3.00DS/-1.00DC×90，此例为复性近视散光。

8. 关于中和点和所加柱镜的确定　注意此例中所加正负柱镜的轴位应放在影动被中和的方向，如果方法一中所加柱镜屈光力偏低（低于 -1.00DC），则水平方向仍为逆动；如果所加柱镜屈光力偏高（高于 -1.00DC），则水平方向由逆动变为顺动；当所加柱镜为 -1.00DC×90，才能完全消解此逆动光带，此时各个方向都在 0.5m 中和。最后中和点的判断应符合近顺远逆的原则。

实训 2-7-2　学会正确使用带状检影镜，对此例的中度散光的模拟眼进行检影验光。

（一）操作前准备

1. 准备好带状检影镜，检测检影镜投射光带是否均匀和规则，是否忽明忽暗，如方向异常，应及时检修并做好记录。

2. 对于初学者先用模拟眼进行练习，我们把模拟眼调至 -4.00DS，在眼前加 +2.00DC×135。

3. 准备好镜片箱，检查镜片箱中的镜片是否清洁，是否排列整齐，有无残缺片，并记录。

4. 检查环境为暗室或半暗室。

（二）用带状检影镜进行检影

1. 打开带状检影镜，使入射光线投入到模拟眼内，用检影镜观察此被检模拟眼映光的光斑形状为一个光带而非圆光斑。

 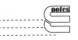

2．通过不同的角度观察发现逆动光带的方位在135°方向，此过程应尽量准确测定好光带的方位。

3．沿光带方向观察来判断此方向的影动情况　要求通过距离变化来观察是否符合近逆远也逆，如果不能明显的判断可采用加负球镜观察影动为逆动来判断，通过这个环节应准确判断此例中135°方向影动处于逆动状态。

4．沿45°方向观察来判断此方向的影动情况　要求通过距离变化来观察是否符合近逆远也逆，如果不能明显的判断可采用加负球镜观察影动为逆动来判断，通过这个环节应准确判断此例中45°方向影动处于逆动状态。

5．通过观察各个方向都为逆动，可先加负球镜，当加到 −2.00DS 时，135°方向逆动先被中和，此时45°方向影动仍为逆动，然后加负柱镜。

6．当所加适当的负柱镜达到一定程度时光带消失，各个方向都处于中和状态。注意此例中所加柱镜的轴位应放在135°方向，如果所加柱镜屈光力偏低（低于 −2.00DC），则45°方向仍为逆动；如果所加柱镜屈光力偏高（高于 −2.00DC），则45°方向由逆动变为顺动；当所加柱镜为 −2.00DC×135 才能完全消解此逆动光带，此时各个方向都在 0.5m 中和。根据中和点为 0.5m 和所加的柱镜，得出检影验光结果为：−2.00DS/−2.00DC×135。

应戴矫正眼镜度数为：$-2.00DS/-2.00DC\times135/-\frac{1}{0.5}DS = -4.00DS/-2.00DC\times135$，此例为复性近视散光。

7．如果此时逆动光带不明显，或误认为是逆动可用方法二进行检影，即当加到 −2.00DS 时，仍继续加负球镜，随着负球镜的增加，45°的逆动逐渐中和，而135°方向变为顺动，当所加负球镜达到一定程度时形成顺动光带，然后再加正柱镜消解顺动光带，最终完成检影。在用方法二检影时，当所加负球镜为 −4.00DS 时，45°方向处于中和状态，135°方向为顺动（此时形成顺动光带），然后加正柱镜，所加正柱镜的轴位放在45°方向，通常当所加正柱镜为 +2.00DC×45 时，此顺动光带被中和完成检影。根据中和点为 0.5m 和所加的柱镜，得出检影验光结果为：−4.00DS/+2.00DC×45。

应戴矫正眼镜度数为：$-4.00DS/+2.00DC\times45/-\frac{1}{0.5}DS = -6.00DS/+2.00DC\times45$ 转换为：−4.00DS/−2.00DC×135，此例为复性近视散光。

实训 2-7-3　学会正确使用带状检影镜，对此例的高度散光的模拟眼进行检影验光。

（一）操作前准备

1．准备好带状检影镜，检测检影镜投射光带是否均匀和规则，是否忽明忽暗，如方向异常，应及时检修并做好记录。

2．对于初学者先用模拟眼进行练习，我们把模拟眼调至 −3.00DS，在眼前加 +3.00DC×60。

3．准备好镜片箱，检查镜片箱中的镜片是否清洁，是否排列整齐，有无残缺片，并记录。

4．检查环境为暗室或半暗室。

（二）用带状检影镜进行检影

1．打开带状检影镜，使入射光线投入到模拟眼内，用检影镜观察此被检模拟眼映光的光斑形状为一个光带而非圆光斑。

2．通过不同的角度观察发现逆光带的方位在 60°方向，此过程应尽量准确测定好光带的方位。

3．沿光带方向观察来判断此方向的影动情况　要求通过距离变化来观察是否符合近

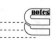

逆远也逆，如果不能明显判断可采用加负球镜观察影动仍为逆动来判断，通过这个环节应准确判断此例中60°方向影动处于逆动状态。

4．沿150°方向观察来判断此方向的影动情况　要求通过距离变化来观察是否符合近逆远也逆，如果不能明显判断可采用加负球镜观察影动为逆动来判断，通过这个环节应准确判断此例中150°方向影动处于逆动状态。

5．通过观察各个方向都为逆动，可先加负球镜，当加到 −1.00DS 时，60°方向逆动先被中和，此时150°方向影动仍为逆动，然后加负柱镜。

6．加适当的负柱镜直至光带消失，各个方向都处于中和状态。注意此例中所加柱镜的轴位应放在60°方向，如果所加柱镜屈光力偏低（低于 −3.00DC），则150°方向仍为逆动；如果所加柱镜屈光力偏高（高于 −3.00DC），则150°方向由逆动变为顺动；当所加柱镜为 −3.00DC×60 才能完全消解此逆动光带，此时各个方向都在0.5m中和。

7．根据中和点为0.5m和所加的柱镜，得出检影验光结果为：

−1.00DS/−3.00DC×60。

应戴矫正眼镜度数为：$-1.00DS/-3.00DC×60/-\dfrac{1}{0.5}DS = -3.00DS/-3.00DC×60$，此例为复性近视散光。

8．如果此时逆动光带不明显，或误认为是逆动可用方法二进行检影，即当加到 −1.00DS 时，仍继续加负球镜，随着负球镜的增加，150°的逆动逐渐中和，而60°方向变为顺动，当所加负球镜达到一定程度时形成顺动光带，然后再加正柱镜消解顺动光带，最终完成检影。在用方法二检影时，当所加负球镜为 −4.00DS 时，150°方向处于中和状态，60°方向为顺动（此时形成顺动光带），然后加正柱镜，所加正柱镜的轴位放在150°方向，通当所加正柱镜为 +3.00DC×150 时此顺动光带被中和完成检影。根据中和点为0.5m和所加的柱镜，得出检影验光结果为：−4.00DS+3.00DC×150。

应戴矫正眼镜度数为：$-4.00DS/+3.00DC×150/-\dfrac{1}{0.5}DS = -6.00DS/+3.00DC×150$ 转换为：−3.00DS/−3.00DC×60 此例为复性近视散光。

三、案例教学

案例 2-7-1　在0.5m处用带状检影镜进行检影时（图2-7-1），各个方向都为逆动，且光带不明显，影动较慢光斑较暗。

检影方法：根据案例描述发现各个方向都逆动且光斑较暗的特点，首先应加 −1.50DS 放在眼前进一步观察，通过调整投射光带的方向使其投射光带在160°时结合检影距离的变化，同时与70°方向进行对比观察，发现70°方向接近中和状态而160°方向仍为逆动。当加到 −2.00DS 时发现70°方向被中和，160°方向仍逆动，形成逆动光带。由此确定负球镜为 −2.00DS。

加负柱镜，轴位放在70°方向，当加到 −2.00DC×70 观察160°方向仍逆动，加到 −2.25DC×70 时，观察160°方向与70°方向相同的影动，加到 −2.50DC×70 时，发现160°方向变为顺动。由此确定柱镜为

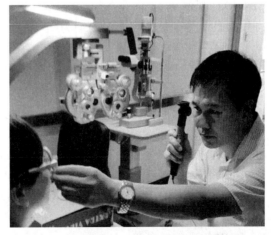

图 2-7-1　各个方向都逆动的散光患者检影

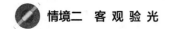

−2.25DC×70。

则检影验光结果为：−2.00DS/−2.25DC×70。

应戴矫正眼镜度数为：$-2.00DS/-2.25DC\times70/-\dfrac{1}{0.5}DS = -4.00DS/-2.25DC\times70$，此例为复性近视散光。

案例 2-7-2　在 0.5m 处用带状检影镜检影发现各个方向都逆动，通过检影时距离的变化同时使投射光带在 90° 观察 180° 方向，从 0.5m 到 33cm 时由逆动变为顺动，90° 方向仍逆动。

检影方法一：

消解方法第一步：根据以上案例的描述，用带状检影镜检影时，应先加低度的负球镜，然后观察水平方向和垂直方向。

加 −0.25DS 时，观察 180° 方向在 0.5m 处逆动（在此位置观察 90° 方向逆动）；

加 −0.75DS 时，观察 180° 方向在 0.5m 处由逆动变为顺动（在此位置观察 90° 方向逆动）；由此确定加 −0.50DS 球镜时，180° 方向先被中和。

消解方法第二步：用带状检影镜测定柱镜（光带的粗细、结合距离的变化）。

由于此时光带较明显，使投射光带在 180° 观察 90° 方向的影动，从 0.5m 到 33cm 观察 90° 方向基本上中和。则柱镜力量应初选为：−1.00DC×180。当加 −1.00DC×180 时，光带基本消失。为了确定影动是否被中和可采用以下两种方法验证：

1. 对比观察 180° 和 90° 方向影动是否一致？

通过观察发现 90° 方向影动仍为逆动，则柱镜应改 −1.25DC×180。

2. 可以适当增减 −1.00DC×180 进行检验。

若降到 −0.75DC×180 后，观察 90° 方向为逆动且明显；增加到 −1.50DC×180 后，观察 90° 方向由逆动变为顺动且明显，则说明 −1.25DC×180 接近中和。

按照验证方法一可知检影验光结果为：−0.50DS/−1.25DC×180。

应戴矫正眼镜度数为：$-0.50DS/-1.25DC\times180/-\dfrac{1}{0.5}DS = -2.50DS/-1.25DC\times180$，此例为复性近视散光。

检影方法二：

消解方法第一步：用带状检影镜检影时，如果没有找好光带的方向，则看到的现象为逆动，可以先加 −1.50DS，然后观察 90° 方向在 0.5m 处逆动，在此位置观察 180° 方向为顺动。加 −1.75DS，观察 90° 方向在 0.5m 处中和，在此位置观察 180° 方向仍为顺动。再加 −2.00DS，观察 90° 方向在 0.5m 处顺动，在此位置观察 180° 方向顺动。由此确定加 −1.75DS 球镜时，90° 方向被中和 180° 方向为顺动，形成顺动光带。

消解方法第二步：用带状检影镜测定柱镜（光带的粗细、结合距离的变化）。

通过距离变化即从 0.5m 到 1m 观察 180° 方向基本上顺动。则柱镜力量应初选为：+1.00DC×90。当加 +1.00DC×90 时，180° 方向基本还是有点顺动。

当加 +1.25DC×90 时，90° 方向基本影动为不动。为了确定影动是否被中和可采用以下方法验证。

验证方法：

对比观察 180° 和 90° 方向影动是否一致？

若 180° 方向影动仍为顺动，则柱镜应改为 +1.50DC×90，若 180° 方向影动变为逆动，则柱镜应改为 +1.00DC×90，根据观察确认，当加 +1.25DC×90 时各个方向都被中和。

则检影验光结果为：−1.75DS/+1.25DC×90。

应戴矫正眼镜度数为：$-1.75DS/+1.25DC\times90/-\dfrac{1}{0.5}DS = -3.75DS/+1.25DC\times90$ 转换为：$-2.50DS/-1.25DC\times180$ 此例为复性近视散光。

四、学生分组实训

（一）操作步骤

1. 首先把模拟眼调到 $-2.00DS$，进一步确定中和点的位置。

2. 分别把模拟眼后调到 $-2.50DS$、$-3.00DS$、$-4.00DS$、$-4.50DS$ 近视状态，可在眼前加 $+0.50DC$、$+1.75DC$、$+2.00DC$、$+3.50DC$，针对不同度数的低度和高度复性近视散光进行练习。

3. 分别把所加柱镜的轴位放置于 180°、45°、90°、135°，针对不同轴位的模拟散光眼进行练习。

（二）注意事项

1. 检影的环境应在暗室或半暗室进行。

2. 检影镜所发出的入射光线以被检眼视轴的夹角应适中，大约在 15° 左右，这样能准确判断光斑的顺动与逆动。

3. 注意用带状检影镜检查散光时，所要观察的方向一定与带状检影镜投射出的光带方向相垂直。

4. 用检影时应以光斑中心的影动为准，以避免球面像差的因素造成的误差。

5. 检查散光时首先应先确定好光带的方位，同时沿光带方向进行观察，然后再与光带垂直方向进行观察。

6. 只有当沿光带方向观察影动处于中和状态时才能加负柱镜，如果此时逆动光带不明显，或误认为是逆动可用方法二进行检影，就是继续加负球镜，随着负球镜的增加，一个方向的逆动逐渐中和，而与之垂直方向变为顺动，当所加负球镜达到一定程度时形成顺动光带，然后再加正柱镜消解顺动光带，最终完成检影。

7. 检影达到中和时，应准确测定好中和点的距离，以便于客观的准确判断被检眼的屈光状态及程度。

任务八　使用检影镜对一个方向顺动另一方向逆动的散光进行检影

第一部分　知识要求

检影验光中一个方向顺动另一方向逆动时，光带明显说明存在较大的散光。因此对于这种类型的影动由于既有顺动又有逆动所以应首先加负球镜进行消解使之形成顺动光带，然后加正柱镜消解顺动光带，完成检影。此方法中由于顺动光带较明显，所以检查散光的轴位和屈光力量较准确。如对青少年进行检影时，为了防止调节的产生，可先加正球镜消解顺动，当所加正球镜达到一定程度时，必然会出现一个方向先被中和而另一方向逆动，然后应加负柱镜消解此逆动光带，当所加负柱镜达一定程度时光带消失，各个方向都被中和。根据所加的正球镜和负柱镜以及中和点的位置，从而客观上判断散光的轴位和屈光力量，为进一步的主观验光提供重要的技术参数。

一、影动的特点

此类影动为一个方向顺动，与之垂直方向逆动，用带状检影镜观察时通过变化几个方

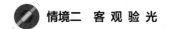

向可见光带明显有粗细之分。

二、消解方法

方法一：是先加负球镜，使某一方向逆动先被中和，另一方向顺动，然后利用正柱镜消解顺动光带，使各个方向都被中和，最终完成检影。

方法二：先加正球镜，则某一方向顺动逐渐被中和，另一方向为逆动。此时，光带方位比较明确。再继续加正球镜，直到顺动一方被中和，另一方向仍为逆动，此时形成逆动光带。然后加负柱镜，轴位处于被中和方向，最终使各方向被中和。在对模拟眼练习时，变成顺动光带好观察，在对人眼检影时要考虑调节的产生等情况。

三、检查方法

1. 在暗室环境下进行，把检影镜打开。使入射光线照射到被检眼内，注意入射光线与视轴夹角在10°至15°左右最好，观察有无光带。

2. 若有光带，则通过旋转投射光带并与被检眼内的映射光带一致时，可确定光带的方位，然后分别观察两个方向的影动，即沿着光带方向观察来判断顺动还是逆动；然后再与光带垂直方向观察来判断顺动还是逆动。

3. 如果光带不明显，应使入射光线在各方向移动，同时距离改变一下观察影动则可判断出光带的方位，然后沿光带方向观察，在与之垂直方向观察来确定哪一方向为顺动，哪一方向为逆动。

4. 方法一 加负球镜消解逆动，直到某一方向被中和与其垂直的方向仍为顺动，近些观察影动情况，远些观察影动情况，并比较有何变化，当确认一个方向被中和另一个方向为顺动时，才能加正柱镜，轴位放在被中和的方向，直到顺动一方被中和为止。记录所加负球镜和正柱镜的度数，在此位置以内观察各方向影动是否顺动，远些观察是否逆动。

5. 方法二 先加正球镜，则某一方向的顺动随着正球镜的增加将逐渐被中和，另一方向为逆动，形成逆动光带。此时，由于光带方位不太明显，在观察方向有偏差时，容易误认为是逆动，只有在检影中注意距离变化同时对比观察，才能确定好一个方向被中和另一个方向为逆动。然后加负柱镜，轴位处于被中和方向，最终使各方向被中和。记录所加正球镜和负柱镜的度数，在此位置以内观察各方向影动是否顺动，远些观察是否逆动。

6. 计算应戴眼镜度数 = 检影达到中和时所加镜片的屈光度 $/-\dfrac{1}{\text{工作距离}}$。

第二部分 技 能 要 求

一、目的

1. 掌握带状检影镜的使用方法和要点；能判断光斑的形状和明暗程度。

2. 能用带状检影镜准确判断映光的动向是顺动、逆动还是中和状态。

3. 根据映光四要素以及各个方向都逆动的特点，能快速地找到适当的负球镜，使某一方向先被中和。

4. 能根据所加负柱镜的轴位与光带的方位是否一致来进一步准确判断散光的轴位。

5. 能根据所加负柱镜的屈光力量与光带的有无来准确判断散光的屈光力量。

二、操作步骤

实训 2-8-1　学会正确使用带状检影镜，对此例中低度散光的模拟眼进行检影验光。

（一）操作前准备

1．准备好带状检影镜，检测检影镜投射光带是否均匀和规则，是否忽明忽暗，如方向异常，应及时检修并做好记录。

2．对于初学者先用模拟眼进行练习，我们把模拟眼调至 −1.25DS，在眼前加 +2.00DC×120。

3．准备好镜片箱，检查镜片箱中的镜片是否清洁，是否排列整齐，有无残缺片，并记录。

4．检查环境为暗室或半暗室。

5．确定习惯的检影距离 0.5m 位置。

（二）用带状检影镜进行检影

1．打开带状检影镜，使入射光线投入到模拟眼内，用检影镜观察此被检模拟眼映光的光斑形状为一个光带而非圆光斑。

2．通过不同的角度观察发现 30° 方向光带明显，此过程应尽量准确测定好光带的方位。沿光带 30° 方向观察来判断此方向的影动情况：要求通过距离变化来观察是否符合近逆远也逆，通过观察发现 30° 方向影动为逆动，120° 发现影动为顺动。

3．根据逆动应首先加负球镜进行检影，当所加负球镜达到一定程度时（此例应加 −1.25DS 时），出现 30° 方向先被中和，120° 方向为顺动。

4．加正柱镜，所加正柱镜的轴位放在 30° 方向，当加 +2.00DC×30 时，光带消失，各个方向都被中和完成检影（在此实训中应体会柱镜欠矫和过矫时光带的变化和影动情况）。

5．根据完成检影时所加的负球镜与负柱镜，即可得出检影验光结果为：−1.25DS/+2.00DC×30。

应戴矫正眼镜度数为：$-1.25DS/+2.00DC\times30/-\dfrac{1}{0.5}DS=-3.25DS/+2.00DC\times30$，转换为：−1.25DS/−2.00DC×120 此例为复性近视散光。

6．如果在实际工作中为了让被检眼放松调节，也可用方法二进行检影，先加正球镜，随着正球镜的增加，120° 方向的顺动逐渐中和，而 30° 方向仍为逆动，当所加正球镜达到一定程度时形成逆动光带，然后再加负柱镜消解逆动光带，最终完成检影。在用方法二检影时，当所加正球镜为 +0.75DS 时，120° 方向处于中和状态，30° 方向为逆动（此时形成逆动光带），然后加负柱镜，所加负柱镜的轴位放在 120° 方向，通常当所加负柱镜为 −2.00DC×120 时，此逆动光带被中和完成检影。根据中和点为 0.5m 和所加的柱镜，得出检影验光结果为：+0.75DS/−2.00DC×120。

应戴矫正眼镜度数为：$+0.75DS/-2.00DC\times120/-\dfrac{1}{0.5}DS=-1.25DS/-2.00DC\times120$，此例为复性近视散光。

实训 2-8-2　学会正确使用带状检影镜，对此例中、高度散光的模拟眼进行检影验光。

（一）操作前准备

1．准备好带状检影镜，检测检影镜投射光带是否均匀和规则，是否忽明忽暗，如方向异常，应及时检修并做好记录。

2．对于初学者先用模拟眼进行练习，我们把模拟眼调至 0 在眼前加 +3.00DC×60。

3．准备好镜片箱，检查镜片箱中的镜片是否清洁，是否排列整齐，有无残缺片，并记录。

4．检查环境为暗室或半暗室。

（二）用带状检影镜进行检影

1．打开带状检影镜，使入射光线投入到模拟眼内，用检影镜观察此被检模拟眼映光的光斑形状为一个光带而非圆光斑。

2．通过不同的角度观察发现150°方向光带明显，此过程应尽量准确测定好光带的方位。沿光带150°方向观察来判断此方向的影动情况：要求通过距离变化来观察是否符合近逆远也逆，通过观察发现150°方向影动为逆动，60°发现影动为顺动。

3．根据逆动应首先加负球镜进行检影，当所加负球镜达到一定程度时（−1.00DS时），出现150°方向先被中和，60°方向为顺动。

4．加正柱镜，所加正柱镜的轴位放在150°方向，当加 +3.00DC×150 时，光带消失，各个方向都被中和完成检影（在此实训中应体会柱镜欠矫和过矫时光带的变化和影动情况）。

5．根据完成检影时所加的负球镜与正柱镜，即可得出检影验光结果为：−1.00DS/+3.00DC×150。

应戴矫正眼镜度数为：$-1.00DS/+3.00DC×150/-\dfrac{1}{0.5}DS = -3.00DS/+3.00DC×150$ 转换为：$-3.00DC×60$，此例为单纯近视散光。

6．如果在实际工作中为了让被检眼放松调节，也可用方法二进行检影，先加正球镜，随着正球镜的增加，60°方向的顺动逐渐中和，而150°方向仍为逆动，当所加正球镜达到一定程度时形成逆动光带，然后再加负柱镜消解逆动光带，最终完成检影。在用方法二检影时，当所加正球镜为 +2.00DS 时，60°方向处于中和状态，150°方向为逆动（此时形成逆动光带），然后加负柱镜，所加负柱镜的轴位放在60°方向，通常当所加负柱镜为 −3.00DC×60 时，此逆动光带被中和完成检影。根据中和点为 0.5m 和所加的柱镜，得出检影验光结果为：+2.00DS/−3.00DC×60。

应戴矫正眼镜度数为：$+2.00DS/-3.00DC×60/-\dfrac{1}{0.5}DS = -3.00DC×60$ 此例为单纯近视散光。

实训 2-8-3 学会正确使用带状检影镜，对此例的高度散光的模拟眼进行检影验光。

（一）操作前准备

1．准备好带状检影镜，检测检影镜投射光带是否均匀和规则，是否忽明忽暗，如方向异常，应及时检修并做好记录。

2．对于初学者先用模拟眼进行练习，我们把模拟眼调至 +0.50DS，在眼前加 +3.50DC×180。

3．准备好镜片箱，检查镜片箱中的镜片是否清洁，是否排列整齐，有无残缺片，并记录。

4．检查环境为暗室或半暗室。

（二）用带状检影镜进行检影

1．打开带状检影镜，使入射光线投入到模拟眼内，用检影镜观察此被检模拟眼映光的光斑形状为一个光带而非圆光斑。

2．通过不同的角度观察发现90°方向光带明显，此过程应尽量准确测定好光带的方位。沿光带90°方向观察来判断此方向的影动情况：要求通过距离变化来观察是否符合近逆远也逆，通过观察发现90°方向影动为逆动，180°发现影动为顺动。

3．根据逆动应首先加负球镜进行检影，当所加负球镜达到一定程度时（−1.00DS时），出现90°方向先被中和，180°方向为顺动。

4．加正柱镜，所加正柱镜的轴位放在90°方向，当加 +3.50DC×90 时，光带消失，各个方向都被中和完成检影(在此实训中应体会柱镜欠矫和过矫时光带的变化及影动情况)。

5．根据完成检影时所加的负球镜与正柱镜,即可得出检影验光结果为:−1.00DS/+3.50DC×90。

应戴矫正眼镜度数为:−1.00DS/+3.50DC×90/−$\dfrac{1}{0.5}$DS＝−3.00DS/+3.50DC×90 转换为:+0.50DS/−3.50DC×180 此例为混合性散光。

6．如果在实际工作中为了让被检眼放松调节,也可用方法二进行检影,先加正球镜,随着正球镜的增加,180°方向的顺动逐渐中和,而 90°方向仍为逆动,当所加正球镜达到一定程度时形成逆动光带,然后再加负柱镜消解逆动光带,最终完成检影。在用方法二检影时,当所加正球镜为 +2.50DS 时,180°方向处于中和状态,90°方向为逆动(此时形成逆动光带),然后加负柱镜,所加负柱镜的轴位放在 180°方向,通常当所加负柱镜为 −3.50DC×180 时此逆动光带被中和完成检影。根据中和点为 0.5m 和所加的柱镜,得出检影验光结果为:+2.50DS/−3.50DC×180。

应戴矫正眼镜度数为:+2.50DS/−3.50DC×180/−$\dfrac{1}{0.5}$DS ＝ +0.50DS/−3.50DC×180,此例为混合性散光。

三、案例教学

案例 2-8-1 把模拟眼调到 −1.25DS,眼前加 +2.25DC×60。

检影方法一:

在 0.5m 处检影发现 60°方向影动为顺动,150°方向逆动(图 2-8-1)。可以先加负球镜,加到 −1.50DS 时,150°方向逆动被中和;当加到 −1.75DS 时,150°方向由逆动变成顺动,此时 60°仍为顺动。加正柱镜,轴位放在 150°方向,消解 60°方向顺动,当加到 +2.00DC×150 时,60°方向仍顺动,当加到 +2.25DC×150 时,在 0.5m 检影各个方向都被中和。

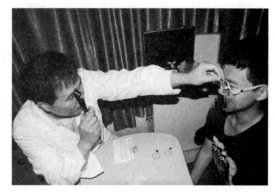

图 2-8-1 一个方向顺动另一个方向逆动的散光患者检影

则检影验光结果为:−1.50DS/+2.25DC×150

应戴矫正眼镜度数为:−1.50DS/−2.25DC×150/−$\dfrac{1}{0.5}$DS＝−3.50DS/+2.25DC×150 简化:−1.25DS/−2.25DC×60,此例为复性近视散光。

检影方法二:

先加正球镜,消解 60°方向顺动,当加到 +0.75DS 时,60°方向被中和,150°方向为逆动。加负柱镜,轴位放在 60°方向,加到 −2.25DC×60 时,150°方向逆动在 0.5m 处也被中和。

则检影结果为:+0.75DS/−2.25DC×60

应戴矫正眼镜度数为:+0.75DS/−2.25DC×60/−$\dfrac{1}{0.5}$DS＝−1.25DS/−2.25DC×60,此例为复性近视散光。

案例 2-8-2 在 0.5m 处检影,发现 45°方向是逆动,135°是顺动。用模拟眼练习,可把模拟眼调到"0"刻度,在眼前加上"+2.75DC×135"。

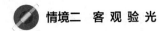
消解方法一：

可先加负球镜，若加 −0.75DS 时 45° 方向被中和，此时 135° 方向为顺动；然后加正柱镜，轴位放在被中和的 45° 方向，若加 +2.75DC×45 时，各个方向都被中和，由此确定达到中和时眼前所加镜片为：−0.75DS/+2.75DC×45。

则检影验光结果为：−0.75DS/+2.75DC×45

应戴矫正眼镜度数为：$-0.75DS/+2.75DC×45/-\dfrac{1}{0.5}DS = -2.75DS/+2.75DC×45$ 转换为：−2.75DC×135，此例为单纯近视散光。

消解方法二：

可先加正球镜，当加 +2.00DS 时，135° 方向被中和，45° 方向是逆动，然后加负柱镜，轴位放在被中和的 135° 方向，当所加柱镜为 −2.75DC×135 时，光带消失，此时各个方向都被中和。由此确定达到中和时眼前所加镜片为：+2.00DS/−2.75DC×135。

则检影验光结果为：+2.00DS/−2.75DC×135

应戴矫正眼镜度数为：$+2.00DS/-2.75DC×135/-\dfrac{1}{0.5}DS = -2.75DC×135$，此例为单纯近视散光。

案例 2-8-3　在 0.5m 处检影，发现 30° 方向为顺动，120° 方向为逆动。用模拟眼练习，可把模拟眼调到 +1.00DS，在眼前加上"+3.50DC×30"。

消解方法一：

可先加负球镜，消解 120° 方向的逆动，当加 −0.50DS 时，120° 方向被中和，30° 方向顺动，形成顺动光带。然后加正柱镜，轴位放在 120° 方向，当加 +3.50DC×120 时，光带消失，各个方向都被中和。

确定完成检影在眼前所加镜片为：−0.50DS/+3.50DC×120

则检影验光结果为：−0.50DS/+3.50DC×120

应戴矫正眼镜度数为：$-0.50DS/+3.50DC×120/-\dfrac{1}{0.5}DS = -2.50DS/+3.50DC×120$ 或转化为：+1.00DS/−3.50DC×30，此例为混合性散光。

消解方法二：

可先加正球镜，消解垂直方向的顺动，当加 +3.00DS 时，垂直方向被中和，水平方向为逆动，此为逆动光带。然后加负柱镜，轴位放在垂直方向，当所加柱镜为 −3.50DC×30 时，光带消失，各个方向都被中和。

确定完成检影在眼前所加镜片为：+3.00DS/−3.50DC×30

则检影验光结果为：+3.00DS/−3.50DC×30

应戴矫正眼镜度数为：$+3.00DS/-3.50DC×30/-\dfrac{1}{0.5}DS = +1.00DS/-3.50DC×30$，此例为混合散光。

四、学生分组实训

（一）操作步骤

1. 首先把模拟眼调到 −2.00DS，进一步确定中和点的位置是否在 0.5m 位置，排除仪器的误差。

2. 分别把模拟眼后调到 −1.00DS、+1.00DS、0DS 状态，可对应在眼前加 +2.25DC、+3.50DC、+4.00DC，针对不同性质的高度散光进行练习。

3．分别把所加柱镜的轴位放置于 30°、45°、60°，针对不同轴位的模拟散光眼进行练习。

（二）注意事项

1．检影的环境应在暗室或半暗室进行。

2．检影镜所发出的入射光线以被检眼视轴的夹角应适中，大约在 15° 左右，这样能准确判断光斑的顺动与逆动。

3．注意用带状检影镜检查散光时，由于一个方向是顺动另一方向为逆动所以应先加负球镜，使某一方向先被中和，这样使光带明显，以便于快速准确地确定散光。

4．如果在实际工作中为了让被检眼放松调节，也可先加正球镜，当所加正球镜达到一定程度时形成逆动光带，然后再加负柱镜消解逆动光带，最终完成检影。

5．检查散光时首先应先确定好光带的方位，尤其对于高度散光时，确定光带的方位尤为重要，同时沿光带方向进行观察，然后再与光带垂直方向进行观察。

6．检影达到中和时，应准确测定好中和点的距离，以便于客观准确地判断被检眼的屈光状态及程度。

本情境知识小结

通过情景二的学习，大家对客观验光有了全面的了解，并通过实训操作对电脑验光和检影验光的技能有了一定的掌握，这只是一个初步的学习过程，在今后的实习和工作中一定要加强练习，才能熟练地进行客观验光。尤其是检影验光在实际工作中，由于被检者有调节因素的参与会产生较大的误差，这就要求检查者熟练准确地判断被检眼内影动的状态，只有经过勤奋的长期努力才能熟练掌握检影验光这门技术，才能在实际工作中有所应用。客观验光是眼屈光检查的一个重要环节，是主觉验光的重要前提，为主觉验光提供重要参数；如果没有客观验光，则主觉验光像大海捞针一样难以进行，尤其对于表达能力差的少年儿童，以及聋哑、弱视和眼球震颤等被检者，有时靠电脑验光不能准确地测定出结果，应结合检影验光进行客观判断，才能进一步得出可靠的数据。因此客观验光在整个验光工作中起到重要的作用，客观验光能够在很短时间内对被检者的屈光状态进行客观判断，为主觉验光创造前提条件，熟练的客观验光能够让检查者在主觉验光当中少走弯路，因而进一步提高验光的工作效率。

（王立书　吴　飞　叶秀春）

参 考 文 献

徐广第．眼科屈光学．第 4 版．北京：军事医学科学出版社，2005．

二维码 2-2
扫一扫、测一测

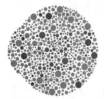

情境三　主 觉 验 光

　　主觉验光是靠被检查者的知觉能力来确定屈光不正的性质和程度，通过让被检查者不断比较不同镜片带来视力（视觉）的改变，据此找到用来达到最佳矫正视力的眼镜度数的方法。主观检查法中，按照所采用的检查工具不同分为雾视法、红绿试验、散光表检查、JCC检查、裂隙片法等。综合验光仪（phoropter）具有灵活、快捷更换镜片的能力，为主觉验光提供了很大的方便。使用综合验光仪进行主觉验光的程序早已被国际眼科视光学界认同，并整理和统一成具有基本次序的步骤法则。除了使用综合验光仪，本章还介绍了一些其他的主觉验光方法。

任务一 综合验光仪验光前的调整

第一部分 知识要求

一、概述

综合验光仪将普通镜片箱内几乎所有的镜片都装入了它的转轮系统中，在临床操作上提供了比使用试镜架验光更有效、更快捷的镜片转换可能，通过简单的旋钮，很快转换需要的镜片，特别适合进行复杂的主观验光，而且由于所有验光仪内的镜片都处于封闭状态，所以检查者不用担心弄脏镜片。综合验光仪不仅可以用于屈光不正检查，还具有检查眼外肌的功能，作为眼科视觉工作者的基本检查工具，其作用无可替代。

综合验光仪存在的缺点：由于其内部转轮系统的机械缺陷，在矫正高度屈光不正时，验光仪上显示的镜片度数可能与真正需要的眼镜矫正度数存在差异，而且使用综合验光仪验光时镜片的"后顶点距离"、"镜片倾斜角"等眼镜镜面因素，也都会不同于最后被检者需要配戴的框架眼镜，从而对高度屈光不正被检者矫正度数产生影响。从调节的角度考虑，由于综合验光仪的体积较大，当放置在被检者面前进行屈光检查时，使被检者容易诱发器械性调节，从而影响最后检查结果的准确性。

二、综合验光仪的结构

综合验光仪主要包括验光盘（又称为视力检查仪）、投影仪和验光组合台三部分，其中最重要的就是验光盘与投影仪。

（一）验光盘

综合验光仪的验光盘俗称"肺头"或"蝴蝶镜"（图 3-1-1）。验光盘是一个立体的、多组合的镜片箱。屈光度主要由三个转轮控制：验光盘最上端的转轮是粗调转轮，验光盘中间的转轮为微调转轮，验光盘下端的转轮为调整负柱镜转轮。

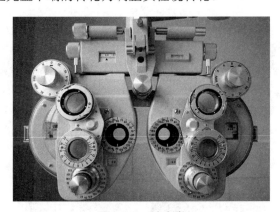

图 3-1-1 验光盘

1. 视孔 位于验光盘的最内侧，左右各一，为被检查眼视线透过的通道，视孔周边附有柱镜轴向刻度和柱镜轴向游标。

2. 镜片调控 分为球镜调控（spherical lens control）部分和负柱镜调控（minus cylinder lens control）部分。

（1）球镜调控

1）屈光度范围：−20.00～+20.00D。

2）调整方法：验光盘最上端的转轮是球镜粗调转轮（图3-1-2A），以±3.00D的间距变化；验光盘两侧的大转轮是球镜微调转轮（图3-1-2B），以±0.25D的间距变化。两组转轮的屈光度叠加在一起，可以提供+20.00D至-20.00D的镜片度数，球镜度数最小变化单位为0.25D。球镜度数可从球镜微调转轮内侧的视窗直接读出。

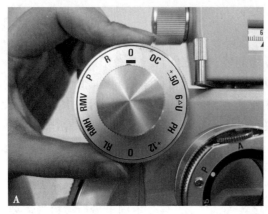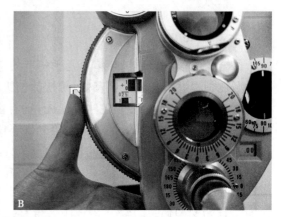

图3-1-2　球镜调控
A.粗调　B.微调

（2）负柱镜调控：包括轴向和度数调控。

1）屈光度范围：0.00～-6.00D。

2）级差：0.25D。

3）轴向：0°～180°。

4）调整方法：柱镜度数调整旋钮位于验光盘最下方，每旋转一挡增减-0.25D的柱镜度数。柱镜度数可从柱镜旋钮内上方的视窗读出。柱镜轴向旋钮位于柱镜度数旋钮外环，柱镜轴向旋钮的底部可见柱镜轴向游标和柱镜轴向的刻度盘，旋转柱镜轴向旋钮，可将游标调整指向预期的轴向刻度。旋转柱镜轴向旋钮时可见视孔外缘的柱镜轴向游标发生联动，两游标指向的轴向刻度一致（图3-1-3）。

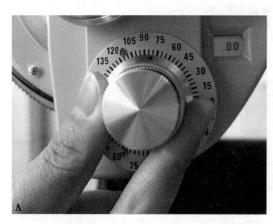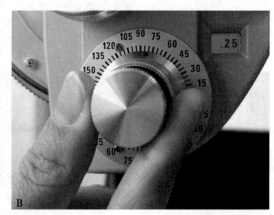

图3-1-3　负柱镜调控
A.柱镜轴向调整　B.柱镜度数调整

3.附属镜片（内置辅助镜片）　附属镜片（auxiliary lens knob/aperture control）位于验光盘外上方，每旋转一挡，视孔更换一种功能镜片（图3-1-4）。内置辅助镜功能盘位于内置辅助镜转轮的底部，是标有各种辅助镜片功能的英文缩写转轮，调整内置辅助镜片转轮，使选中的英文缩写位于垂直方向，则视孔内便置入相应的辅助镜片（图3-1-5）。

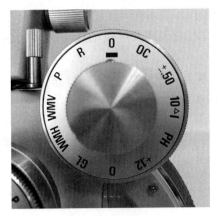

图 3-1-4　附属镜片

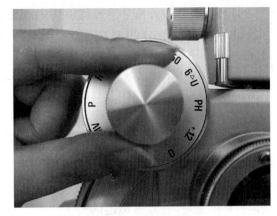

图 3-1-5　附属镜片调整

（1）O（open）：打开，即平光镜片。

（2）OC（occluded）或 BL（blank）：遮盖片，用于遮盖未被检查眼。

（3）±0.50：±0.50D 的融像性交叉柱镜（cross cylinder），用于定量分析调节幅度和老视的试验性近附加度数。

（4）6△U（6△base up prism）：6△底向上的三棱镜，与旋转棱镜配合进行 Von Graefe 检测，定量分析远距离和近距离水平方向隐斜视及 AC/A 比率。

（5）10△I（10△base in prism）：10△底向内的三棱镜，与旋转棱镜配合检测垂直方向隐斜视。

（6）PH（pinhole）：针孔镜，用于排除被检眼非屈光不正性视力不良。

（7）+0.12：屈光度为 +0.125D 的球面透镜（sphere lens），用于 0.25D 球面透镜的半量调整。

（8）RL（red lens）：红色片，用于检测双眼同时视功能、平面融像功能及隐斜视等。

（9）GL（green lens）：绿色片，与红色片配合使用，功能略同。

（10）RMH（red horizontal Maddox rod）：红色水平马氏杆透镜，用于检测远距离和近距离水平方向隐斜视及 AC/A 比率。

（11）RMV（red vertical Maddox rod）：红色垂直马氏杆透镜，用于检测垂直方向隐斜视。

（12）WMH（white horizontal Maddox rod）：白色水平马氏杆透镜，功能同红色水平马氏杆透镜。

（13）WMV（white vertical Maddox rod）：白色垂直马氏杆透镜，功能同红色垂直马氏杆透镜。

（14）P（polarizer）：偏振片，用于检测立体视或双眼平衡。

（15）R（retinoscopy lens aperture）：视网膜检影镜片，通常为 +1.50D 的透镜，适用于工作距离为 67cm 的检影验光，以抵消 67cm 工作距离所产生的相应的屈光度数。

4. 辅助镜片　综合验光仪一般有 2 组外置辅助镜片（ancillary units），可在需要时转至视孔前（图 3-1-6）。

（1）交叉柱镜（Jackson cross cylinders，JCC）：用于精确散光的轴向和量。

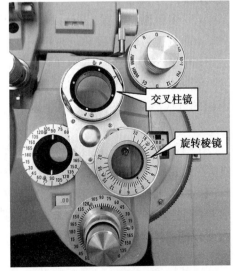

交叉柱镜

旋转棱镜

图 3-1-6　辅助镜片

1）外环标有 P 和 A 两个字母，P 表示柱镜焦力的轴向，A 表示翻转转轮的轴向。

2）内环镶有 ±0.25D 的 JCC，边缘标有红点和白点，红点表示负柱镜轴向，白点表示正柱镜轴向。

3）翻转转轮位于外环 A 字母处，旋动翻转转轮，可见内环围绕转轮所在的轴向翻转。

（2）旋转棱镜（risley prism）：用于检查隐斜、双眼平衡等。

1）内环镶有三棱镜。

2）外环为棱镜底向和棱镜度刻度盘，当刻度盘的"0"位对准垂直向时，箭头所指表示棱镜的底朝内或底朝外；当刻度盘的"0"位对准水平向时，箭头所指表示棱镜的底朝上或底朝下。

3）棱镜度转轮位于外环的边缘，检测时旋动转轮，可见内环发生转动，内环边缘上的游标指向外环的刻度，提示棱镜度的数值。

5. 调整部件　为适应被检者，综合验光仪还配备了一些调整部件（图 3-1-7）：

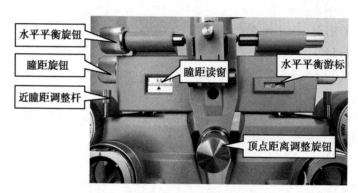

图 3-1-7　调整部件

（1）水平调整旋钮及水平平衡游标：用于保持视孔透镜的光学中心与被测眼瞳孔中心在垂直方向对齐。

（2）瞳距旋钮及瞳距读窗：用于测定当双视孔透镜的光学中心与双被测眼瞳孔中心水平方向对齐时，双侧透镜光学中心的距离，单位为 mm。

（3）顶点（镜眼）距离调整旋钮（又称额托旋钮）及镜眼距读窗：用于调整并测定被测眼的角膜顶点与镜片后顶点的间距。

（4）近瞳距调整杆（又称集合擎）：用于调整双侧验光盘的集合角度及双侧视孔透镜的近用瞳距。

（5）多镜倾斜装置：调整以保证综合验光仪处于垂直。

（6）近视力表杆（又称近视标刻度杆）：近视力表杆竖直固定在验光盘上方，近距离检测时放下，附有公制及英制的长度单位刻度，近视标盘可在刻度杆上移动，从而精确控制检测距离。

近视标盘为一开孔的双层纸板，纸质近视标卡夹于纸板中间，可通过旋转近视标卡使不同的近视标从纸夹板的孔缝中露出，供近距离检测时使用。

（二）视标

1. 视标投影仪　视标投影仪采用白炽光或 LED 光源将检测的视标影像投照在视标板上，主要由投影镜头、遥感屏、调焦手轮等组成投影式视力表是验光常用的视力表。其视标有数字视标系列、文盲视标系列、儿童视标系列、红绿视标和散光视标等。各种视力检查表，由遥控器控制和选择，检查者可根据屈光检查的需要按动相应的功能键，从而控制视标投影仪的各项功能。

2. 主觉验光相关远视标

（1）远视力视标（visual action test-object）：包括 **E** 字视标、环形视标、数字视标及儿童视标等。配合球镜验光试片和柱镜验光试片,单眼测试或双眼测试,测定裸眼视力,定量分析被测眼戴矫正试片后的屈光矫正情况(图3-1-8)。

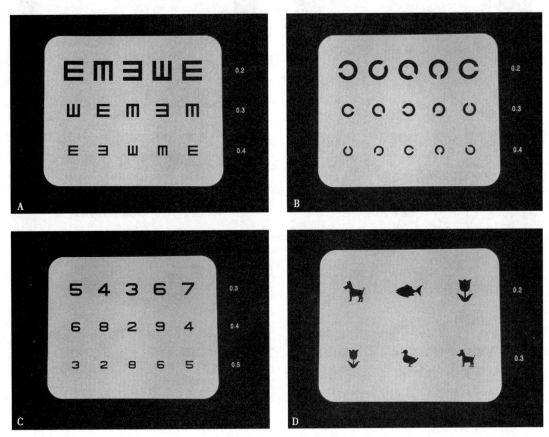

图 3-1-8 远视力视标

A. E字视标　B. 环形视标　C. 数字视标　D. 儿童视标

　　(2)红绿视标(red-green test-object):配合球镜试片,单眼测试,定量分析球镜验光试片的矫正屈光度。

　　(3)散光盘视标(astigmatic dials test-object):配合柱镜验光试片,单眼测试,定量分析被测眼散光所在的轴向和屈光度数(图3-1-9)。

　　(4)斑点状(蜂窝状)视标(dot test-object):配合交叉柱镜和柱镜验光试片。单眼测试,定量分析柱镜验光试片的轴向和屈光度数;双眼测试,定量分析被测双眼戴远距离验光试片后视力是否平衡(图3-1-10)。

　　(5)偏振平衡视标(binocular balance test-object):配合偏振滤镜联合球镜验光试片,双眼测试,定量分析被测双眼戴远距离验光试片后视力是否平衡(图3-1-11)。

　　(6)偏振红绿视标(polarized R and G test-object):配合偏振滤镜联合球镜验光试片,双眼测试,定量分析被测双眼戴远距离验光试片后视力是否平衡。

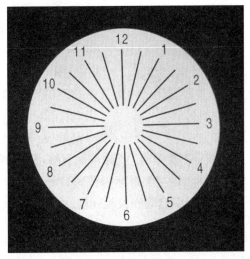

图 3-1-9 散光盘视标

59

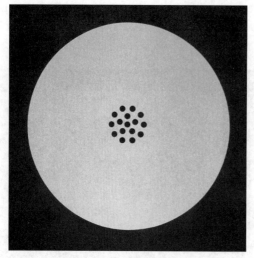

图 3-1-10　蜂窝状视标

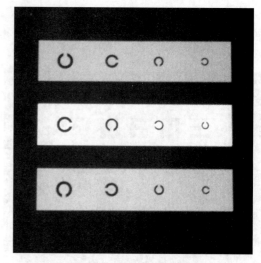

图 3-1-11　偏振平衡视标

第二部分　技　能　要　求

一、目的

1. 能够在综合验光仪上指出各部件并说明各部件的用途。

2. 能够将综合验光仪回归"O"位。

3. 能够运用综合验光仪调整被检者高度、水平平衡、瞳距、集合、镜眼距等。

二、操作步骤

（一）使用设备

综合验光仪。

（二）综合验光仪的结构认知

在综合验光仪上指出各部件所在位置及用途。

1. 验光盘的组成　视孔；镜片调控（球镜调控、柱镜调控）；附属镜片（O、0——空洞、OC——遮盖片、R——视网膜检影镜片、P——偏振片、PH——针孔镜、±.50——±0.50D 的融像性 JCC、+0.12——屈光度为 +0.12 的球面透镜、P135——135° 偏振滤镜、P45——45° 偏振滤镜、RL——红色片、GL——绿色片、RMH——红色水平马氏杆透镜、RMV——红色垂直马氏杆透镜、WMH——白色水平马氏杆透镜、WMV——白色垂直马氏杆透镜、6$^\triangle$U——6$^\triangle$底向上的三棱镜、10$^\triangle$I——10$^\triangle$底向内的三棱镜）；辅助镜片（交叉柱镜、旋转棱镜）；调整部件（瞳距旋钮及瞳距读窗、额托旋钮及镜眼距读窗、水平平衡旋钮及水平平衡游标、近瞳距调整杆）。

2. 视标　视标遥控器（发射极、开关键、视标键、选择键、替换键、检测视标键、红绿键、复原键、进帧键、退帧键）；远视标（E视标、环形视标、数字视标及儿童视标、红绿视标、散光盘视标、远交叉视标、蜂窝状视标、偏振平衡视标、偏振红绿视标）。

（三）综合验光仪验光前调整

1. 准备

（1）准备暗室、综合验光仪、投影仪等。

（2）测定被检者远用瞳距。采用已经掌握的测定远瞳距的方法，如借助瞳距尺、瞳距仪、电脑验光仪进行测量,或利用焦度计测量原戴眼镜的瞳距。

(3)让被检者安坐在检查椅上,如原戴眼镜,则取下眼镜(包括角膜接触镜)。

(4)清洁和消毒综合验光仪与人体皮肤接触部位,如额托和颊托。

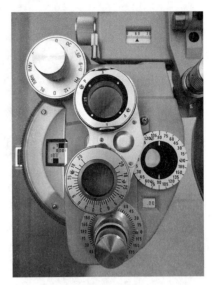

2.操作步骤

(1)打开电源:打开电源总开关,检查投影视力表、照明灯、座椅升降键是否接通电源。

(2)仪器回归"O"位。综合验光仪的回归"O"位包括以下几项:

1)近瞳距调整杆归零:拨动双侧近瞳距调整杆手柄,使近瞳距调整杆置于远用检测状态。

2)附属镜片归零:旋转双侧附属镜片手轮,使"O"或"O"标记对准垂直方向(图3-1-12)。

3)球镜归零:检查球镜视窗,旋转双侧球镜度数手轮,使之归零。

4)柱镜度数归零:检查柱镜度数视窗,旋转双侧柱镜度数旋钮,使之归零。

图3-1-12 综合验光仪回归"O"位

5)柱镜轴位对准垂直方向:旋动双侧柱镜轴位旋钮,使视孔轴位游标对准轴位刻度盘90°位置。

(3)调整被检眼高度:嘱被检者取舒适姿势坐于检测椅上,升降座椅高度,大致使被检者双眼与对侧墙面上悬挂的视标板的坐标中点相对。

(4)调整水平平衡:旋动水平调整旋钮,观察被检者双眼与视孔垂直向相对位置,使视孔透镜的中心与被检眼瞳孔中心在垂直方向对齐(图3-1-13)。调整时使水平平衡游标对准平衡标槽的气泡中央。有的综合验光仪,附属镜片附设十字镜片,有助于调整水平平衡。若遇垂直性眼位偏斜或旋转性眼位偏斜并发生强迫头位时,可以适当调整验光盘的倾斜程度。

(5)调整瞳距:旋动瞳距调整旋钮,将测得的远瞳距数值置入瞳距视窗。调整完毕后,可以从瞳距视窗读取并记录眼镜处方远用瞳距数值,单位为mm(图3-1-14)。

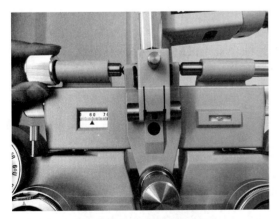

图3-1-13 调整水平平衡

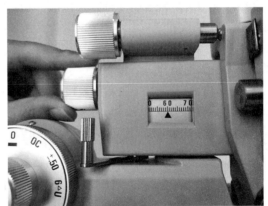

图3-1-14 调整瞳距

(6)调整顶点(镜眼)距:嘱被检者的额部与额托紧密稳定接触,检查者从镜眼距视窗观察被检眼角膜顶点的位置,观察距离约为20cm。旋转顶点距离调整旋钮,以调整被检眼与视孔试片透镜后顶点的间距,尽量使角膜前顶点与视窗中的中央长度刻度相切(图3-1-15)。

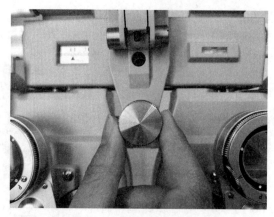

图 3-1-15　调整顶点(镜眼)距

　（7）调整集合：在进行近距离检查时，被检者双眼必须同时内聚才能注视同一近视标，通过调整近瞳距调整杆使视孔试片向内倾转（图 3-1-16）。

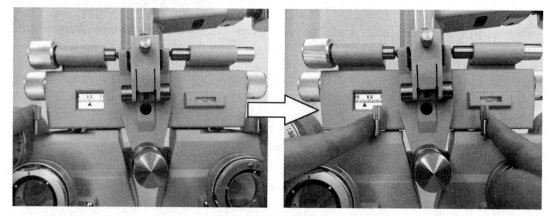

图 3-1-16　调整集合

三、注意事项

　1. 操作环境应在暗室或半暗室进行，检查前要认真检查综合验光仪确认仪器完好，在操作过程中要正确使用综合验光仪，并规范操作。

　2. 让被检者平视看远，以减少调节因素造成的误差。

　3. 在操作过程中仪器要保持干净整齐，用完综合验光仪后要把综合验光仪归零，注意不能用手触摸镜片。

　4. 在操作过程中，注意与被检者进行沟通。

　5. 认真做好操作记录，同时对仪器的使用是否正常进行记录并签字。

　6. 用完综合验光仪后，关闭电源并盖上防尘罩。

任务二　用雾视进行主觉验光

第一部分　知 识 要 求

一、雾视技术的定义

　　雾视技术（fogging technique）是指在客观验光基础上，给被检眼前加一定过量的正镜片，使其焦点移到视网膜前，故意使被检眼调节处于放松状态的技术，称为雾视技术。雾视的目的是为了达到用最高度数的正镜片或最低度数的负镜片使被检眼获得最佳的矫正视力（maximum plus to maximum visual acuity，MPMVA）。

二、雾视技术的原理

（一）眼的调节

1. 远视眼在看远处物体时，物像落在视网膜的后方，视网膜上的模糊像作为视-动刺激因素可诱使睫状肌收缩，导致晶状体变凸产生调节。远视眼在看近处物体时，除须维持看远时所付出的调节外，还因视近反射导致晶状体变凸产生进一步调节。由于远视眼无论在看远还是看近时都需付出一定程度的调节，久之睫状肌则产生一定量的调节张力，即使在导致调节的因素去除后，睫状肌调节张力在短时间内仍不能消失。

2. 近视眼在看远处物体时，物像落在视网膜的前方，因调节可使物像变得更为模糊，故近视眼在看远时不产生调节。近视眼看近处物体时，若不戴矫正眼镜，视标在该眼远点以外时，仍不启动调节，若戴矫正充分的负透镜时，则该眼须付出大致与正视眼看近时相应的调节量。由于近视眼在不戴矫正眼镜时看远看近都不启动调节，久之则睫状肌菲薄无力，当戴矫正眼镜视近时间过长或阅读目标过近时，睫状肌易出现调节痉挛，即使停止近距离作业，调节张力在短时间内仍不能恢复。

（二）雾视法分析

对于屈光不正眼的调节张力，因其难以定量且活跃多变，故对眼的屈光定量分析形成重要的干扰因素，通常调节张力会使近视眼的测定结果偏深，远视眼的测定结果偏浅。

在不采用睫状肌麻痹剂进行屈光测定的情况下，可用雾视法来缓解睫状肌的调节张力。方法是依照"减负加正"的原则调整被检眼前的试镜片度数，使被检眼处于足够的近视状态，嘱被检者辨认远视标，此时被检眼理论上不产生调节，因为调节可使其近视程度进一步加深，导致视标的清晰度下降，为了看清远视标，被检眼被迫放松睫状肌，调节张力减小，从而最大限度地减少调节张力对屈光测定的干扰。

眼球通过使晶状体变凸来改变自身屈光力，所以眼球不存在负性调节。雾视技术的原理就是在眼前加一定量的正镜片，使人眼处于"人工近视"的状态。当眼睛处于近视状态时，该眼的焦点在视网膜前某一点，当眼调节放松时，睫状肌松弛，晶状体由凸变平，此时像方焦点向视网膜方向移动，当调节处于静止状态时，像方焦点离视网膜最近，此时远视力是最好的（图3-2-1）；当眼启动调节时，睫状肌紧张，晶状体由平变凸，此时像方焦点向晶状体方向移动，焦点远离视网膜，视网膜上的弥散斑变大，远视力变差（图3-2-2）；在合理雾视的基础上，我们依次逐步减少正镜片的度数，使焦点逐渐向视网膜移动，当焦点移动到视网膜上，此时视网膜上的弥散斑面积最小，该眼远视力最好，达到最佳矫正视力（图3-2-3），此时如果继续减少正镜片度数，该眼会启动调节，但不会提高远视力。

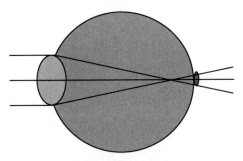

图3-2-1　近视眼调节放松

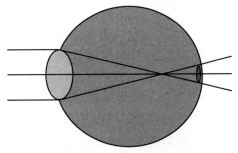

图3-2-2　近视眼调节紧张

正镜片可以把被检者的焦点前移,抑制被检眼的调节,但并不是雾视的水平越高、雾视的时间越长,效果就越好。合理的雾视度数在+0.75~+1.00DS 左右,雾视眼远视力降至 4.5~4.7(0.3~0.5),雾视效果启动也很快,不需要等待。

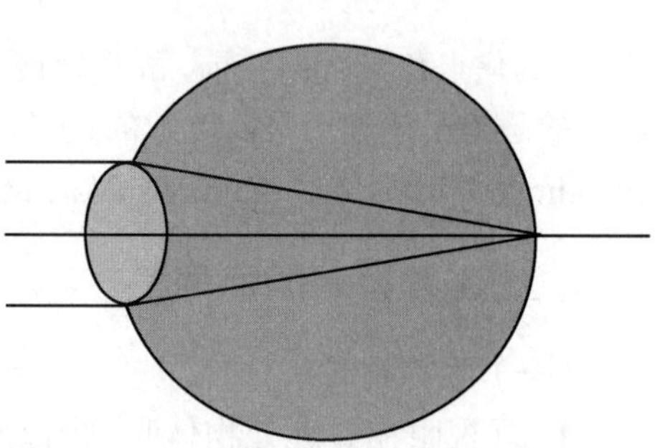

三、去雾视

在被检眼眼前增加正镜,使被检者的视力下降至达到理想的雾视水平 4.5~4.7(0.3~0.5)后,被检眼处于调节放松状态,此时在被检眼前增加负镜片或减少正镜片度数,一般每增加 -0.25DS 或者减少 +0.25DS,可以提高一行视力,每增加 -0.25DS 或者减少 +0.25DS,查一次视力,鼓励被检者尽力读出更小一行的视标,一般每增加 -0.25DS 被检者能够读更小一行的视标。如果仅仅使被检者看得清楚些而没有提高一行视力则不给增加 -0.25DS,可以认为达到了初次的 MPMVA 的终点。在整个去雾视的过程中,被检眼一直处于调节放松的状态。

图 3-2-3　最佳矫正

四、MPMVA 终点判断

MPMVA 终点判断有三种简单的方法:

（一）双色试验

调出红绿背景视标,切换到最好视力上一行视标,嘱咐被检者先看绿色半边视标,然后看红色半边视标,再看绿色半边视标,比较哪半边视标更清楚些,或者两种颜色的视标是不是一样清楚,根据"红清楚加 -0.25DS,绿清楚加 +0.25DS"的原则反复调整,直到红绿视标一样清晰或加一个 -0.25DS 就使被检眼由红清楚变为绿清楚(one into green)时终止。详见本情境任务三用红绿视标进一步确定球镜的矫正。

（二）小而黑的终点

增加 -0.25DS 镜片,问被检者增加 -0.25DS 镜片后视标的变化,视标是变得更清楚了,还是变小变黑了,如果是变清楚了,则接受该镜片,并继续上述步骤,当增加 -0.25DS 镜片,视标没有变得更清楚,而是变小变黑,终止检查。

（三）最好视力的终点

在去雾视过程中,每增加 -0.25DS 镜片,被检者视力将提高一行,如果加 -0.25DS 镜片后视力不能提高,仅仅是看得清楚一点,则不给增加 -0.25DS。若视力到达 5.0 或更好视力,即达到终点。

第二部分　技能要求

一、目的

1. 掌握雾视及去雾视的方法、操作程序。
2. 能准确判断欠矫还是过矫。
3. 能准确判断 MPMVA 的终点。

二、操作步骤

（一）使用设备

综合验光仪。

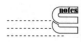

（二）操作前准备

1．让被检者安坐检查椅上，如原戴眼镜，则取下眼镜。

2．调整座椅的高度，使被检者坐姿舒适，眼位高度与投影视力表相当。

3．将综合验光仪与被检者相接触的部位用75%乙醇溶液（酒精）消毒。

4．将综合验光盘放在被检者眼前，其瞳距与被检者的瞳距相一致，调整综合验光盘的高度，使被检者双眼位于视孔中心。

5．调整验光盘水平调节旋钮，使验光盘保持水平。

6．旋转额托旋钮，调整被检者镜眼距离。

7．将被检者起始屈光度数调整到验光盘上，包括球镜和散光度数。

8．先测量右眼，后测量左眼，单眼检测时将非检测眼遮盖。

（三）雾视及去雾视步骤

1．雾视　在被检眼前起始屈光度数上加正镜片或减少负镜片，一般为 +0.75～+1.00DS，通过雾视镜片继续检查被检眼视力。

（1）如果被检眼视力超过 4.7（0.5），说明雾视不足，需要继续增加正镜片的度数或减少负镜片度数。

（2）如果被检眼视力范围在 4.5～4.7（0.3～0.5）之间，则说明雾视已合适。

2．去雾视

（1）在被检眼前逐渐减少正镜片的度数或增加负镜片度数，按照每次减少 +0.25DS 或增加 −0.25DS 的频率进行。

（2）每减少 +0.25DS 或增加 −0.25DS，检查被检者的视力，确保被检者视力会提高一行。

（3）视力逐渐增加，直到被检者获得清晰的视力为止，即减少正镜片度数或增加负镜片度数已不能提高视力。

案例 3-2-1　一被检眼为近视，客观验光结果为 −3.00DS，在被检眼前加 −3.00DS 的球镜，视力为 5.0，该眼是否达到了 MPMVA？

此时我们无法确定该眼是否达到 MPMVA，需通过以下步骤验证：

首先在被检眼前增加 +0.50DS 球镜（−2.50DS），重新检查该眼的视力，发现视力还是 5.0。为什么在眼前加 −3.00DS 和 −2.50DS 时，该眼的视力都是 5.0 呢？其主要原因在于原来的 −3.00DS 镜片过矫了，使得该眼启动了调节，从而获得了较好的视力，那么 −2.50DS 就达到了 MPMVA 了吗？我们还不能确定。继续刚才的步骤，眼前再增加 +0.50DS 球镜（−2.00DS），此时检查视力为 4.7，这时被检者已不能继续有效地使用自身的调节了，依次减少 +0.25DS 球镜，被检眼视力又逐渐提高，到 −2.50DS 时该眼视力又到 5.0，−2.50DS 是该眼以最低度数的负镜片获得的最佳矫正视力，说明 −2.50DS 达到了 MPMVA。

案例 3-2-2　一被检眼客观验光度数为 +1.00DS，在被检眼前加 +1.00D 球镜时，其视力是 5.0。该眼是否达到 MPMVA？

根据雾视技术的原理，在被检眼前增加一个 +1.00DS 的正镜片（即此时眼前为 +2.00DS 的正镜片），检查视力为 4.9，继续加 +0.50DS（+2.50DS）球镜，再次查远视力为 4.7，达到雾视水平，之后逐步减少正镜片的度数，直到 +1.75DS 该眼达到最好远视力 5.0，再继续减少正镜片的度数，视力不变，该眼的最高度数正镜片取得最佳矫正视力（MPMVA）的度数为 +1.75DS。

三、注意事项

1．主觉验光的环境应在半暗室中进行。

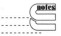

2.让被检者平视看远,以减少调节因素造成的误差。

3.被检者在检查过程中尽量不要眯眼,以免因小孔成像造成误差。

4.雾视技术的原则是使被检眼处于足够的"近视状态",但不是使用任意度数的正透镜,也不能对所有被检眼采用同样度数的雾视透镜。在雾视过度的情况下,由于没有注视目标,被检眼不会努力去将注视目标看清楚,反而会产生刺激性调节。

5.雾视的效果启动很快,不需要让被检者戴正镜片坐上半小时。

6.须根据被检双眼不同的屈光状态选择雾视透镜的度数,因为双眼的调节是同步的,若有一眼仍存在调节,则双眼均不能达到雾视的目的。

7.采用试镜片箱进行雾视时,须遵行"先加后换"的原则操作,即在改变雾视透镜的度数时,应该先加上新雾视透镜,再撤去原雾视透镜,避免在单独撤去原雾视透镜的间隔时失去雾视的效果,此法在雾视时常因雾视透镜的叠加,使雾视透镜的度数大增大减,影响雾视效果,采用综合验光仪控制雾视透镜的递变梯度不仅平缓稳定,且操作大为简便。

8.采用雾视法缓解被检眼的调节,不如睫状肌麻痹剂来得彻底可靠。若遇下列情况,则建议放弃采用雾视法控制被检眼的调节:

(1)矫正视力不良或时好时差。

(2)主觉验光或客观验光的结果不稳定。

(3)小瞳孔,尤其是由于内斜视或内隐斜引起者。

(4)有视疲劳症状者。

9.若在雾视过程中被检眼能清晰分辨雾视视标,则可对双眼同时酌情递增0.25～0.50DS的雾视透镜,须始终维持雾视视标处于模糊状态。

任务三 用红绿视标进一步确定球镜的矫正

第一部分 知 识 要 求

一、红绿视标进一步确定球镜矫正的原理

主觉验光中用红绿视标进一步确定球镜矫正的原理是利用眼的色差,通过被检眼对红、绿背景中黑视标的清晰度比较,来判断该眼成像焦点或最小弥散圆与视网膜的相对位置关系,进而指导试片调整获得最佳屈光矫正度,因此该法常用于确定屈光状态的性质,精确调整球镜度数。

可见光由不同色光叠加组成,主要有红、橙、黄、绿、青、蓝、紫。各色光的波长、频率不同(波长:红>橙>黄>绿>青>蓝>紫)。不同波长的光线在同一屈光介质中的折射率是不相等的,波长越长的光线,折射率越低,波长越短的光线,折射率越高。眼作为一个屈光系统,天然存在色像差这一光学缺陷,即折射率不一样的光波最终在眼底成像的位置不一样。

正视眼中,红、绿光的像与视网膜之间具有对称的屈光差及相近的亮度。对于正视眼而言:波长为 570nm 的黄光恰好聚焦在视网膜上,波长 620nm 的红光,折射率小,聚焦在视网膜后,相当于远视 +0.24DS;波长 535nm 的绿光,折射率较大,聚焦在视网膜前,相当于近视 −0.20DS。二者在正视眼视网膜上形成的光斑大小相等,因此观看红绿视标时红绿的视觉感受相当。对于远视眼而言,则绿光成像更靠近视网膜;而对于近视眼则红光成像更靠近视网膜。

由于红绿试验依靠的是不同色光的折射率不同从而成像焦点位置不同这一原理设计的,所以理论上也适用于色盲的被检者。

二维码3-3
图 红、黄、绿视标在视网膜上成像

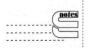

二维码3-4
图　红绿视标

二维码3-5
图　红色视标清晰

二维码3-6
图　绿色视标清晰

二、红绿视标进一步确定球镜矫正的方法

当完成球镜矫正后,呈现给被检者红绿双色视标,让被检者分别比较红、绿两背景中的视标,看哪边的视标更清晰。为了不刺激调节,提醒被检者先看绿色的视标,再看红色的视标,再看绿色视标,交替往复。原因是如果被检者先看绿色视标,被检眼不启动调节。如果先看红色视标,被检眼将自发启动调节,将红色视标的像移到视网膜上。通过比较,如果被检者觉得红色半边视标更清楚些,说明红色边视标的焦点离视网膜较近,则说明近视欠矫或远视过矫,则增加负镜或减少正镜,给予增加 -0.25DS 或者减少 +0.25DS。如果绿色半边更清晰,提示绿色边视标焦点离视网膜较近,则说明近视过矫或远视欠矫,则减少负镜或增加正镜,给予减少 -0.25DS 或者增加 +0.25DS,直到两边同样清晰。如果两边不能同样清晰,则采用红色半视标较清楚时,减一个 +0.25DS(加一个 -0.25DS)变为绿色半视标清楚作为终点。但需注意的是,红绿试验的终点仅提供配镜处方的参考,实际工作中应根据被检者的眼位、调节情况以及试戴感受,进行综合考虑后给出处方。

案例 3-3-1　一被检者去雾视后眼前的矫正度数为 -2.75DS,在被检者眼前投放红绿视标,诉"红色"半边视标更清晰,该如何进行调整?

分析:被检者觉得"红色"半边视标更清楚些,说明"红色"半边视标的焦点离视网膜较近,被检者为近视状态。提示被检眼可能欠矫 -0.25DS,给予增加 -0.25DS,调整眼前矫正度数为 -3.00DS。被检者诉红绿视标一样清晰,终止调整。

案例 3-3-2　一被检者去雾视后眼前的矫正度数为 +1.50DS,在被检者眼前投放红绿视标,诉绿色边视标更清晰,该如何进行调整?

分析:被检者觉得绿色半边视标更清楚些,说明绿色边视标的焦点离视网膜较近,被检者为远视状态,提示被检眼可能欠矫 +0.25DS,给予增加 +0.25DS,调整眼前矫正度数为 +1.75DS。被检者诉红绿视标一样清晰,终止调整。

三、球镜验证相关知识

除了红绿视标验证球镜矫正的方法外,下面介绍一些其他常用的方法:

(一)红绿镜片法

如果没有投影视标或红绿灯箱,也可以用镜片箱中的红绿镜片做红绿对比试验。

具体操作步骤为:分别遮盖左、右眼,用被检测眼注视 5m 处的视力表,分别将绿色镜片和红色镜片放在被检测眼前,并询问被检者是通过绿色镜片看到的视力表清晰还是通过红色镜片看到的视力表清晰,根据被检者回答加减镜片。

如果被检者用红绿对比试验始终看一种颜色清晰或没有什么反应,我们要终止检查,换用别的方法。

(二)针孔镜法

利用针孔镜(图 3-3-1)能提高视力,是由于通过针孔镜看物体时,消除了部分球面像差,增加了景深的原理。

步骤:

1. 分别遮盖左右眼,让被检测眼注视 5m 处的视力表,把针孔镜片放置在被测眼前。

2. 让被检者比较是用针孔镜看视标清晰还是不用针孔镜清晰,如果加上针孔镜不清晰或者加上和不加一样,那说明矫正度数

二维码3-7
图　绿色镜片

二维码3-8
图　红色镜片

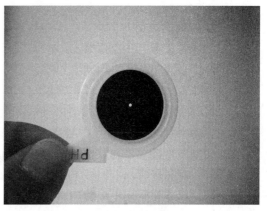

图 3-3-1　针孔镜片

是准确的。

3. 如果加上针孔镜比不加更清晰，则说明矫正度数不准确。则需要重新检查球镜、柱镜和轴位。直到不加针孔镜清晰或同样清晰。

（三）交叉格子试验

将 ±0.50DC 的 JCC 放置在眼前，使负轴在 90°，正轴在 180° 方向，遮盖一眼，观察 5m 处的交叉视标（图 3-3-2）。如果该眼矫正度数准确，这时垂直的焦线将成像在视网膜之后，水平的焦线将成像在视网膜之前，最小弥散圆落在视网膜上，水平和垂直两条线分别在视网膜两侧，与视网膜距离相等，清晰程度相同；如果该眼矫正度数不准确，则最小弥散圆没有落在视网膜上，水平和垂直两条线与视网膜距离不相等，清晰程度不相同。

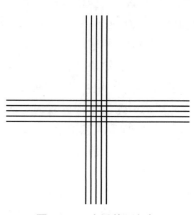

图 3-3-2 交叉格子视标

步骤：

1. 分别遮盖左右眼，让被检测眼注视 5m 处的交叉格子视标，将 ±0.50DC 的 JCC 放置在眼前，使负轴在 90° 方向，正轴在 180° 方向。

2. 比较交叉格子垂线和水平线清晰程度如何，若清晰程度相同，则矫正度数准确。

3. 若垂直线清晰，水平线模糊，说明后焦线更接近视网膜，呈近视状态，要增加负球镜或减少正球镜；若垂直线模糊，水平线清晰，说明前焦线接近视网膜，呈远视状态，需增加正球镜或减少负球镜，反复检查直至清晰程度相同。

第二部分 技 能 要 求

一、目的

1. 掌握用红绿视标进一步确定球镜矫正的方法。
2. 能用红绿视标准确判断球镜矫正是否准确。
3. 能通过红绿视标的方法调整球镜的度数。

二、操作步骤

（一）使用设备

综合验光仪。

（二）操作前准备

1. 让被检者安坐在检查椅上，如原戴眼镜，则取下眼镜。

2. 调整座椅的高度，使被检者坐姿舒适，眼位高度与投影视力表相当。

3. 将综合验光仪与被检者相接触的部位用酒精消毒。

4. 将综合验光盘放在被检者眼前，其瞳距与被检者的瞳距相一致，调整综合验光盘的高度，使被检者双眼位于视孔中心。

5. 调整验光盘水平调节旋钮，使验光盘保持水平。

6. 旋转额托旋钮，调整被检者镜眼距离。

7. 将被检者起始屈光度数调整到验光盘上，包括球镜和散光度数。

8. 先测量右眼，后测量左眼，进行雾视、去雾视操作，达到 MPMVA。

（三）用红绿视标进一步确定球镜的矫正

1. 分别遮盖左、右眼，让被检者注视 5m 处的红绿视标，为了避免产生调节，检查的顺序为先看绿色再看红色再看绿色。

2. 让被检者比较红、绿两半边的视标的清晰程度，如果清晰程度相同，说明矫正度数准确。

3. 如果红、绿两半边视标清晰程度不相同，说明矫正不充分或过矫。询问是红色半边的视标清晰还是绿色半边的视标清晰，如果红色清晰，绿色模糊，则在该眼前增加 −0.25DS 球镜或减少 +0.25DS 球镜，反复操作直至两边清晰度相同。如果红色模糊，绿色清晰，则在该眼前减少 −0.25DS 球镜或增加 +0.25DS 球镜，反复试验直至两边清晰度相同。

三、注意事项

1. 红绿视标确定球镜矫正应在半暗室中进行。

2. 在红、绿两边不能同样清晰的情况下，则采用红色半边视标较清楚时，减一个 +0.25DS（加一个 −0.25D）变为绿色半边视标清楚作为终点。

3. 为避免调节的影响，检查时嘱咐被检者先看绿色半边再看红色半边再看绿色半边。

4. 对于度数较高的屈光不正，红绿视标检测效果不一定理想。

5. 对于老年人，由于晶状体老化，可吸收光谱中部分蓝光～绿光，被检眼偏向于红光优势，易致矫正度偏负。

6. 在对色盲患者做红绿检查时，虽然用左、右区可以对红、绿部分进行区别，但红色盲对于光谱的红端敏感度低，感觉红色背景要比绿色背景暗。

任务四　用散光表进行主觉验光

第一部分　知识要求

一、散光表验证散光的原理

柱镜轴位与其焦线所在方向平行，与其屈光力所在的方向互相垂直，如：焦线在水平方向，轴位也在水平方向，屈光力在垂直方向。

当平行光线射入曲率不尽相同的曲面时，则平行光线经折射后形成互相垂直的前后两焦线，这个由光线的汇聚和发散所形成的锥体称为 Sturm 光锥（图 3-4-1）。

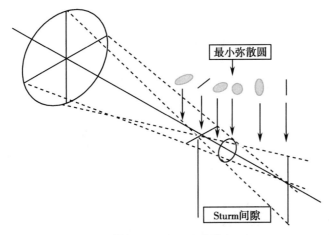

图 3-4-1　Sturm 光锥

由图 3-4-1 可看出，垂直子午线屈光力强于水平子午线屈光力，当平行光从透镜的左方入射时，通过透镜的水平和垂直方向屈光力的屈折后在透镜的右方会形成一系列的像，包括前后两条互相垂直的焦线，还有一系列长半径在垂直方向和水平方向上的椭圆，和一个处于中间位置的最小弥散圆。

散光表（astigmatic dials，图 3-4-2），又称钟式表或钟表盘，是看起来有些像时钟的视标。是初步判断有无散光、散光轴向和散光度数的一种常用的主觉验光工具。

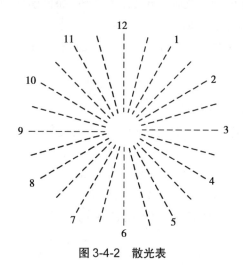

图 3-4-2 散光表

二、散光表验证散光的方法

在第一次 MPMVA 之后进行雾视操作，可直接在眼前加 +0.75～+1.00DS，雾视到视力 4.8（0.6）左右，此时被检眼两条主子午线的焦线都在视网膜之前，处于复性近视散光状态，让被检者看散光表，并询问被检者各个方向的线条深浅、浓淡是否一致。

如果被检者回答各线条均匀，无深浅、浓淡之分，则可判断被检眼无散光，如回答线条不均匀，有深有浅，则判断被检眼有散光。

对有散光的被检者，让其指出散光表中哪一条或哪几条放射线最深、最浓，用清晰的线条对应的较小钟点数乘以 30 的原则，可得到被检眼的散光轴位方向。

在上述确定的轴向上加负柱镜矫正散光度数，从 -0.25DC 开始加，每加一次柱镜，让被检者确认散光表各个方向的线条深浅、浓淡是否有变化，如此反复，直到被检者看到散光表上各线条变一致，散光测试程序结束。

案例 3-4-1 一被检者在进行散光表检查，觉得 3、9 点钟的线条最深、最浓，确定散光轴向为 3×30°＝90°，将综合验光仪上散光轴位调整 90°，增加 -0.25DC 柱镜，让被检者看散光表，询问各线条是否均匀、无深浅、浓淡之分，被检者诉仍不一样清晰，继续增加 -0.25DC 柱镜，再次让被检者看散光表，诉一样清晰，确定被检者的散光量为 -0.50DC×90。

第二部分 技能要求

一、目的

1. 掌握用散光表测定散光轴位和度数的方法。

2. 能用散光表判断出散光的轴向并能矫正散光度。

二、操作步骤

（一）使用设备

综合验光仪、散光表。

（二）操作前准备

1. 让被检者安坐检查椅上，如原戴眼镜，则取下眼镜。

2. 调整座椅的高度，使被检者坐姿舒适，眼位高度与投影视力表相当。

3. 将综合验光仪与被检者相接触的部位用酒精消毒。

4. 将综合验光盘放在被检者眼前，其瞳距与被检者的瞳距相一致，调整综合验光盘的高度，使被检者双眼位于视孔中心。

5. 调整验光盘水平调节旋钮，使验光盘保持水平。

6. 旋转额托旋钮，调整被检者镜眼距离。

7. 将被检者起始屈光度数调整到验光盘上，包括球镜和散光度数。

8. 先测量右眼，后测量左眼，第一次 MPMVA 后雾视到 4.8（0.6）左右。

（三）用散光表测定散光的轴位和度数

1. 散光表验证散光轴向

（1）让被检者注视远处散光表，并询问被检者散光表中的各条辐射线的深浅、浓淡是否均匀一致，如回答：均匀，无深浅、浓淡之分，则可判断被检眼无散光；如回答不均匀，有深有浅，则可判断被检眼有散光存在。

（2）对无散光的被检眼可继续进行球面镜的插片验光工作，对有散光的被检眼，应该让被检者说出散光表中哪一条或哪几条放射线最深、最浓。

（3）用清晰的线条对应的较小钟点数乘以 30°，可得到被检眼的散光轴位方向。

2. 散光表验证散光度数

（1）在被检眼前加散光试镜片 −0.25DC，再次询问被检者散光表上的放射线是否还有深浅、浓淡之分。

1）若被检者回答没有深浅之分，则可判断被检眼的散光屈光不正已被矫正。

2）若被检者回答仍有深浅之分，则可判断此时被检眼还存在未被中和的散光，应继续增加矫正镜片度数。

（2）继续增加矫正镜片度数，直到被检者看到散光表上各线条均匀无浓淡之分，散光测试程序结束。完成散光轴位和度数精确试验后，可以对屈光不正中的球镜部分进行再次的精确和确认。

三、注意事项

1. 散光表验证散光的轴向和度数应在半暗室中进行。

2. 一般在去雾视达到小数视力 4.8（0.6）左右时，即可使用散光表的操作，进行有无散光，散光轴位及度数的测定。

3. 用散光表所能测定的散光仅指规则散光。

4. 散光表所能确定的轴位方向是概略的，不甚精确，这是由散光表本身的结构不够精确造成的。

5. 散光表的 30° 法则　散光表测定的轴向为清晰或者最深的线条对应的最小钟点数字乘以 30°，例如 1 和 7 这条线清晰，就是 1 乘以 30° 等于 30，30° 方向就是预测的轴位。

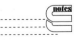

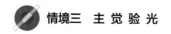
任务五　交叉柱镜测定散光的轴位和度数

第一部分　知 识 要 求

一、交叉柱镜验证散光的原理

目前主要在临床上使用于散光轴向和度数精确的方法是"交叉柱镜法"。本检查法要求在检查开始前，被检者屈光不正的最小弥散圆已经被放置在视网膜上（非雾视状态）。

交叉柱镜（Jackson cross cylinders，JCC）的概念最早在1849年被Stokes提出，后在1887年Jackson把测量散光轴向和度数的方法进行了改进和推广，进而在1943年正式被命名为Jackson cross cylinder，简写为JCC。

常规的JCC实质上是一个球柱镜，柱镜的度数是球镜度的一倍并且正负号相反（例如+0.25DS/-0.50DC），这样在光学上就形成了在两个主子午线上出现了度数一样但正负相反的柱镜，可以将JCC认为是由一对屈光度数相等、符号相反、轴向互相垂直（正交）的两个平柱镜磨合在一起组成的，而交叉柱镜上白色的小点代表的是正柱镜的轴向，红色小点代表的是负柱镜的轴向，两个点（轴向）互相垂直，而JCC的旋钮（手柄）的位置正好处于两个轴向的平分线上（即于两个点各成45°交角），这种设计可保证在每次翻转时，白点和红点的位置（正负柱镜的轴向）可以准确互换（即翻转后白点会出现在未翻转前红点的位置，红点会出现在未翻转前白点的位置），旋转轴离正、负轴都是45°。

JCC的度数有±0.25D、±0.50D、±0.75D、±1.00D。目前主要有手持式JCC（图3-5-1）和综合验光仪上的JCC（图3-5-2），手持式常用的有±0.25D和±0.50D，综合验光仪上的有±0.25D和±0.50D两种，前者用于精确验证散光轴向及度数，后者用于测量调节功能。

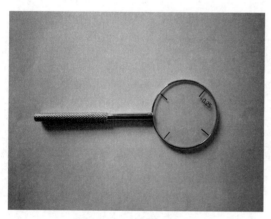

图3-5-1　手持式JCC

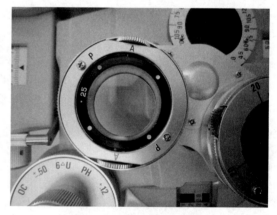

图3-5-2　综合验光仪JCC

JCC利用散光眼在眼内形成前后两条焦线的原理，通过改变两条焦线的相对位置带来的清晰度的变化情况，对被检者散光的轴和度数进行精确和修正。

二、交叉柱镜验证散光的方法

JCC验证散光是在球镜的MPMVA和红绿双色试验完成后进行的。验证散光分验证轴向和验证度数两个步骤，先验证散光轴向，然后再验证散光度数，验证时视标可选择最好视力上一行视标或蜂窝视标。

1. JCC验证散光轴向　调出最好视力上一行视标，转入JCC并使转轮轴与试验柱镜轴

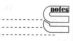

重合,此时红点和白点正好与试验柱镜轴成45°,此时翻转镜面,让被检者比较翻转前和翻转后的视标,看视标是变清楚了还是变模糊了,还是同样清楚,如果是同样清楚,说明试验柱镜的轴位刚好在正确的方向上;如果翻转前后两面不一样清楚,说明试验柱镜轴位不在正确的方向上,此时试验柱镜的轴向向着视标较清晰的那面的红点方向转动一个角度,重复上述步骤直到两面同样清楚终止。

2. JCC 验证散光度数 散光度数的验证是在轴向验证完成后进行的,旋转 JCC 使负轴或正轴与试验柱镜轴重合,翻转 JCC,让被检者比较翻转前和翻转后哪一面视标更清晰,如果两面视标一样清晰,说明试验柱镜的度数是正确的;如果两面不一样清晰,说明试验柱镜的度数不正确,此时要判断是欠矫还是过矫,若红点与试验柱镜重合时清晰,则说明负柱镜度数不够即欠矫,可增加 −0.25DC,若白点与试验柱镜重合时清晰,则说明负柱镜度数过矫,可减少 −0.25DC。为保证最小弥散圆始终落在视网膜上,每增加或减少 −0.50DC,球镜相应增加或减少 +0.25DS。重复以上步骤,直到两面同样清楚终止。

案例 3-5-1 被检者散光轴向确认后眼前矫正度数为 −4.00DS/−1.00DC×90,在进行散光度数确认时,翻转两面,被检者诉红点对轴时清晰,柱镜需增加 −0.25DC;再次翻转两面,被检者仍诉红点对轴时清晰,柱镜需再增加 −0.25DC。此时球镜应如何调整?

分析:两次红点对轴时清晰,柱镜增加 −0.50DC,球镜应减少 −0.25DS,被检者眼前矫正度数调整为为 −3.75DS/−1.50DC×90。

案例 3-5-2 被检者散光轴向确认后眼前矫正度数为 +2.00DS/−1.50DC×180,在进行散光度数确认时,翻转两面,被检者诉白点对轴时清晰,柱镜需减少 −0.25D;再次翻转两面,被检者仍诉白点对轴时清晰,柱镜需再减少 −0.25DC。此时球镜应如何调整?

分析:两次白点对轴时清晰,柱镜减少 −0.50DC,球镜应增加 −0.25DS,被检者眼前矫正度数调整为 +1.75DS/−1.00DC×180。

第二部分 技 能 要 求

一、目的

1. 掌握用 JCC 测定散光轴位和度数的方法。
2. 能用 JCC 准确判断散光的轴向。
3. 能用 JCC 准确判断散光度数欠矫还是过矫。

二、操作步骤

(一)使用设备
综合验光仪、交叉柱镜。

(二)操作前准备
1. 让被检者安坐在检查椅上,如原戴眼镜,则取下眼镜。
2. 调整座椅的高度,使被检者坐姿舒适,眼位高度与投影视力表相当。
3. 将综合验光仪与被检者相接触的部位用酒精消毒。
4. 将综合验光盘放在被检者眼前,其瞳距与被检者的瞳距相一致,调整综合验光盘的高度,使被检者双眼位于视孔中心。
5. 调整验光盘水平调节旋钮,使验光盘保持水平。
6. 旋转额托旋钮,调整被检者镜眼距离。
7. 将被检者起始屈光度数调整到验光盘上,包括球镜和散光度数。

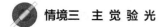

8．先测量右眼，后测量左眼，进行雾视、去雾视、红绿测试。

（三）用JCC测定散光的轴位和度数

1．JCC验证散光轴向

（1）调出最好视力上一行视标，转入JCC并使其转轮轴与试验柱镜轴重合（图3-5-3），此时正柱镜和负柱镜的轴正好与试验柱镜轴成45°角。

（2）检查者告诉被检者，"在这个检查中，我同样会给两面镜片让你进行比较，这是'1'，这是'2'，希望你告诉我相对来说哪一面看起来更清晰"。

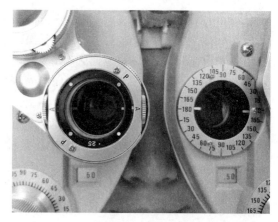

图3-5-3　交叉柱镜转轮轴与试验柱镜轴重合

（3）接下来检查者翻转镜面（图3-5-4），翻转前是第一面，翻转后是第二面，被检者比较后觉得第一面更清晰，则试验柱镜的轴向着清晰那面（第一面）红点方向（逆时针）转动10°，再次翻转比较第三面和第四面，会出现三种情况：①被检者觉得两面一样清晰，此时验证散光轴位到达终点，试验柱镜所在轴向即散光正确轴向；②被检者觉得第四面更清晰，则试验柱镜的轴向着清晰那面（第四面）红点方向（顺时针）回转5°再次进行比较，直到两面一样清

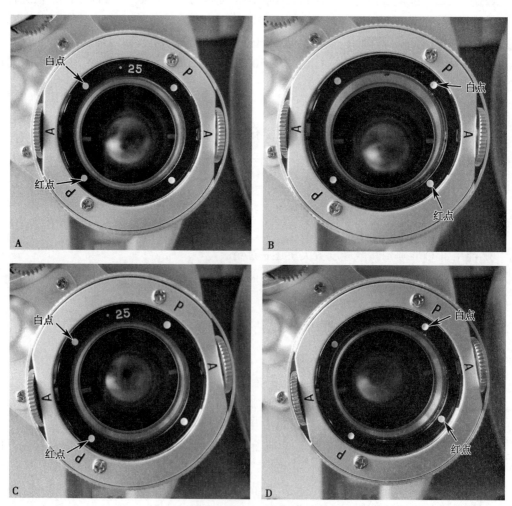

图3-5-4　交叉柱镜验证散光轴向

A．第一面　B．第二面　C．第三面　D．第四面

晰,散光轴位验证到达终点;③被检者觉得第三面更清晰,则试验柱镜的轴需向着清晰那面(第三面)红点方向(逆时针)旋转,因旋转方向与第一次相同,故继续逆时针旋转10°,以此类推,直到需要顺时针旋转为止。

2. JCC 验证散光度数

(1)重新调整 JCC 的位置,使其中的一条主子午线位置(即红点/白点所在的位置)与综合验光仪内试验柱镜的轴位相一致,这样另一条子午线就自然与综合验光仪上柱镜的轴位形成垂直。

(2)检查者告诉被检者,"在这个检查中,我同样会给两面镜片让你进行比较,这是'1',这是'2',希望你告诉我相对来说哪一面看起来更清晰"。

(3)接下来检查者翻转镜面,让被检者做出选择,如图 3-5-5,翻转前是第一面,翻转后是第二面,如果被检者觉得第二面更清晰,此时,红点与实验柱镜轴一致,说明被检眼负柱镜度数不够,需增加 -0.25DC;如果被检者觉得第一面更清晰,此时,白点与实验柱镜轴一致,说明被检眼负柱镜度数过矫,需减少 -0.25DC,再次翻转重复上述步骤,直到被检者觉得两面一样清晰,则验证散光度数到达终点。

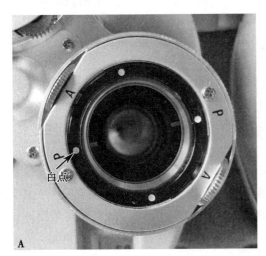 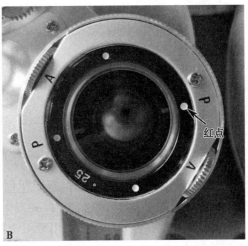

图 3-5-5　交叉柱镜验证散光度数
A. 第一面,白点对轴　B. 第二面,红点对轴

(4)在进行散光度数确认时,要始终保持 MPMVA 起始点的等效球镜度不变。因此,每增加负柱镜度数 -0.50DC,综合验光仪内的球镜就需添加 +0.25DS(同样每减少负柱镜度数 -0.50DC,球镜需增加 -0.25DS)。

(5)当出现下列情况中的一种时,可以认为是达到了散光度数确认检查的终点:翻转镜面后两个选择对于被检者来说看起来一样,被检者的回答总是在很窄的度数范围内调整,这时应选择更接近他原来旧处方的度数。

在完成了散光轴位和度数精确试验后,需对屈光不正中的球镜部分进行再次的精确和确认。

三、注意事项

1. JCC 验证散光的轴向和度数应在半暗室中进行。

2. JCC 验证散光轴向和度数要在第一次红绿测试之后进行,否则结果不准确。

3. 被检者在检查过程中尽量不要眯眼,以免因小孔成像造成误差。

4. JCC 验证散光轴向时,如果被检者总在一个很小的度数范围内摇摆不定,则可直接取中间值作为终点或选择更接近他原来旧处方的轴向。

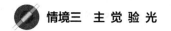
5. 镜片翻转后，需给被检者一定的时间辨认视标，一般停留 2～3 秒。

6. 在进行散光度数确认时，要保证最小弥散圆始终落在视网膜上，每增加负柱镜度数 -0.50DC，综合验光仪内的球镜就需添加 +0.25DS（同样每减少负柱镜度数 -0.50DC，球镜需增加 -0.25DS）。

任务六　用综合验光仪进行双眼平衡

第一部分　知 识 要 求

视觉功能在于识别外界物体、确定外物的方位和确定自身在外界的方位。通过视觉，人和动物感知外界物体的大小、明暗、颜色、动静，获得对机体生存具有重要意义的各种信息，至少有 80% 以上的外界信息经视觉获得，视觉是人和动物最重要的感觉功能。人类拥有的双眼一起并协调地进行视觉活动，为我们的视觉功能带来无限的益处。当双眼中的一眼出现问题、双眼的协同障碍、双眼不平衡等情况发生时，则会出现一系列的症状。

一、双眼平衡

人是使用双眼观察世界的，而且在观察世界的时候双眼是始终处于运动状态的。所以，在进行视觉检查中，我们不应该仅仅考虑静止状态下的屈光状态，完整的运动状态下的双眼视觉检查才是我们工作的真正重点。双眼平衡的目的是将"双眼调节刺激等同起来，保持双眼均衡的调节功能"。

双眼平衡，很多人会将其简单地认为是双眼视力相同。而一般的平衡测试也仅仅是在进行双眼的视力平衡测试。然而，双眼平衡实际上远远没有那么简单。在双眼视觉中，平衡实际上有很多种，大致为光学平衡、视力平衡、影像平衡、调节平衡、运动平衡等等。在双眼视觉检查中，只有合理科学的使用双眼平衡，才能有效地解决各种双眼视觉问题，达到最佳的配镜效果。

（一）概述

双眼视觉是建立在感觉、运动和整合三大机能之上的，而感觉机能和运动机能是服务于整合机能的。简单地说人的双眼视觉必须是建立在每个单眼的感觉能力正常，双眼的各项运动功能正常，协同工作能力正常的情况之下，通过大脑对每个眼睛图像进行处理整合后，最终形成立体图像。那么在这个过程中，只有感觉机能和运动机能平衡才能最终保证立体视觉（双眼视功能）的建立。如果双眼感觉机能平衡（光学平衡、视力平衡、影像平衡）被打破会造成单眼抑制，而形成单眼视，或由于影像差异，引起复视。而运动机能平衡（调节平衡、运动平衡）被打破，会造成双眼目标方位不一致，同样也会形成单眼抑制或复视的问题。

1. 感觉机能平衡　感觉机能实际上是指看的能力，包括形觉、色觉和方位。与之相关的平衡包括光学平衡、视力平衡和影像平衡。

光学平衡是指平行光线经过放松状态的屈光系统或是经过矫正后，调节状态处于完全放松状态的屈光系统，成像于各个单眼的黄斑中心凹处，此时单眼视觉应该为该眼的最佳视觉。也就是说，双眼均无屈光缺陷，或是屈光缺陷得到完全矫正的临界状态，在这种临界状态下无论增加或减少最低的一个最小光度级，视力都会随之下降。

视力平衡是指每个单眼都具有相同的视觉敏感度，或者说，此时的视力相同。

影像平衡是指单眼所接收到的图像信息(大小、形状、位置、色度和光度等)相同。

2．运动机能平衡 眼球运动机能最主要的功能为通过各种运动，使双眼具备协同跟踪目标的能力，它跟调节作用、瞳孔反应之间有密切关系。与之相关的平衡包括调节平衡和眼外肌运动平衡。

调节平衡是指双眼在观察相同距离时产生相同的调节力。眼外肌运动平衡是指，双眼在各自眼外肌的共同运动作用之下，具有协同跟踪目标的能力。因为在眼外肌的作用下，眼睛的运动可以分为同向运动和异向运动两种运动方式，所以运动平衡又可分为同向运动平衡和异向运动平衡。例如，在同向运动时，双眼注视左侧30°水平位置物体时，左眼和右眼的各条肌肉的运动状态与双眼注视右侧30°水平位置物体时相对应的右眼和左眼各条肌肉的运动状态平衡。而在同向运动中，双眼在注视同角度物体时，左右眼所对应的各条肌肉运动状态应该保持平衡。

3．理想的平衡状态 当双眼的图像通过屈光系统或是经过矫正的屈光系统后，成像于黄斑中心凹处，此时双眼具有相同的视力。同一物体在左右眼视网膜上成像的影像大小、形状、清晰度、对比度和各自反映出来的方位都相同，在观察相同距离物体时产生相同的调节，并且双眼的运动跟随目标的能力相同。这时的平衡才是理想中的双眼平衡，然而，这毕竟是理想的状态，在现实中是很难实现上述条件同时满足的情况，上述平衡也是很难达到全部平衡的。但是，只要各种平衡保持在一定的范围之内，我们就能建立良好的双眼视觉。

值得注意的是，当上述各项平衡中，有一项被打破时，就有可能会影响正常的双眼视觉，而且差距越大，影响越大，直至完全失去双眼视觉功能。

双眼之间的各项平衡从表面上看，是各自独立的，实际上他们之间是相互关联的。屈光平衡、视觉平衡和影像平衡分别是指，成像位置、视力和影像质量。调节平衡是指双眼在观察不同距离目标时的各自的调节状态应该平衡，而运动平衡则是指双眼协同工作跟随目标的能力。从这些方面看，它们之间好像毫无关联，但是实际上要想具备完整的双眼视功能，就必须依靠各种平衡之间的相互联系。

事实上，这几种平衡之间存在着微妙的联系。如果双眼同时成像在黄斑区最敏感区域，双眼调节状况又是正常时，那么双眼在看相同距离目标时，产生的调节一定是相同的，调节平衡一定能够建立起来，但是，在通常情况下，由于双眼的发育以及各种状态可能存在一定的差异，因此在光学平衡的状态下，一般难以达到双眼的视觉平衡，只有通过降低视觉较好眼睛的视力来达到平衡，通常方法是降低视力较好眼的近视度数或提高远视度数的方法，这样原有的光学平衡会被打破，与此同时调节平衡也会被打破。

在双眼视觉中，各项平衡越好，双眼视觉也就越好。正常的双眼视觉必须同时考虑双眼的屈光状态、视觉状态、调节状态以及运动状态，缺一不可。如果仅仅考虑视觉平衡，那么调节状态可能不一致。双眼存在屈光参差时，会有影像不平衡的问题存在。如果运动存在问题，双眼没有共同的视轴交点，往往出现重影、复视及单眼抑制等问题的发生，因此，在双眼视觉中平衡一定是由多种平衡组成，不能简单地看待这一问题。

（二）注视优势眼

人类在视物时，双眼所起的作用常不相同，其中一眼往往在一定程度上占优势，成为定位、引起融合的主要负担者，此眼称为主导眼，又称为主视眼。注视优势眼就是人们在被迫用一眼注视时所使用的那只眼，是通过长期用眼习惯积累形成的，与视力无关，并非一定是视力好的那只眼，也不一定是视力差的眼。注视优势眼常用的检查方法是被检者用自己的手做一个边长约5cm的三角形，其双臂向前完全平伸，双眼同时睁开，通过这个三角形看一个视标（图3-6-1）。检查者用遮盖片遮盖被检者左眼，被检者手臂不动，说明右眼为优势眼；若手臂移动，则左眼为优势眼。或用优势眼板（图3-6-2）来进行检查。

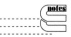

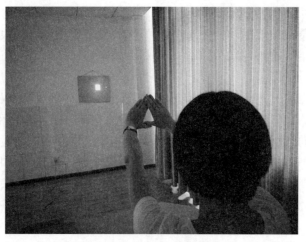 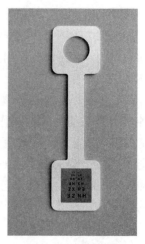

图 3-6-1 优势眼检测示意图　　　　图 3-6-2 优势眼板

如果双眼验光试片的屈光力不平衡，导致双眼在视远时或视近时优势眼的清晰度弱于非优势眼，则可能发生视觉习惯的颠倒性干扰，从而引起视觉疲劳。

二、双眼视力平衡检测的原理

双眼视力平衡指在单眼分别得到屈光矫正后，通过屈光度的调整，使双眼在放松调节的情况下，获得理想的视觉矫正效果，从而达到清晰、舒适用眼，避免长时间视物后的视疲劳现象。

双眼视力平衡检测并非双眼视功能检测。双眼视力平衡检测是假定被检者双眼的黄斑中心凹具备正常的视觉敏感度，双眼的运动系统具备正常的聚散功能，双眼的视觉通路具备正常的传导功能和视中枢具备正常的感知功能，此时验光试片度数的低度误差是干扰双眼视觉平衡的唯一因素或主要因素，从而对双眼验光试片的度数进行精细调整，是为了避免由于屈光检查失误导致人为的双眼平衡失调。

双眼矫正试片平衡适当时，被检者视远视近双眼目标像的清晰度相同，视远时双眼无需调节，视近时双眼调节和集合同步等量，被测眼能够持久舒适地用眼。

三、双眼视力平衡检测的方法

在验光中，视力检查是重要和不可或缺的检查程序，但并不意味着仅作视力检查就可确定其屈光度。双眼视力平衡指在双眼分别得到屈光矫正后，通过屈光度的调整，使双眼在放松调节的情况下，获得理想的视觉矫正效果，从而达到清晰、舒适用眼，避免长时间视物后的眼疲劳现象。

临床上采用双眼分视的方法，同步测试双眼视力的清晰程度，比较双眼远用的视力平衡状态。常用的双眼视力平衡检测的方法有棱镜分视检测、偏振分视检测、遮盖分视法等。

（一）棱镜分视检测原理

三棱镜是由两个互不平行的平面所构成的光学元件，两平面所相交的直线为折射缘，通过棱镜并垂直于折射缘的截面称为主截面，主截面的厚缘称为底，薄缘称为顶。光线通过棱镜后向底的方向偏离，注视眼透过棱镜观察视标，所看到的视标像向顶的方向移位。双眼视力平衡检测时，右眼前置底朝上的棱镜，其目标像向下方移位，左眼前置底朝下的棱镜，其目标像向上方移位。双眼同时注视同一目标时，可以看到上下两个视标，下方为右眼所见，上方为左眼所见。此时即可在同一视野中比较双眼试片屈光度矫正后的像清晰度。

在双眼分视的情况下,比较双眼所见到的视标像的清晰度,如果双眼视标像清晰度不相同,将清晰眼前的屈光度减少 −0.25DS 或增加 +0.25DS,直至上下两行视标的清晰度相同。

（二）偏振分视检测原理

1. 偏振分视的原理　投影视标照射反光板后形成反射光线,当反射光线透过一定厚度的二向色性双折射晶状体时,可成为沿某一特定径向振动的线偏振光。采用上述二向色性双折射晶状体制作的镜片称为偏振滤镜。将两片入射方向互相垂直的偏振滤镜分别放置于左右眼前,偏振滤镜的作用使视标反光部分射入右眼,部分射入左眼,形成双眼分视,可在同一视野中比较双眼试片屈光度矫正后的像清晰度。

2. 偏振平衡视标　偏振平衡视标由三行 4.8（0.6）行视标大小的字母视标组成。偏振分视后,右眼可见上排和中排视标,左眼可见下排和中排视标,双眼同时看时可见上中下三行视标。

双眼分视后,可在同一视野中比较双眼试片屈光度矫正后的视像质量。双眼同时看到中排视标无辨认价值,仅使双眼在注视同一注视视标后发生融合。在维持零调节的状态上,进行双眼视力平衡的检测方法同棱镜分视检测。

偏振平衡视标的检测结果共有三种可能:

（1）如果被检者诉上排视标与下排视标一样清楚,则无需调整。

（2）如果被检者诉上排视标较下排视标清楚,则调整右眼球镜,在右眼前增加 +0.25DS（或减少 −0.25DS）。

（3）如果被检者诉下排视标较上排视标清楚,则调整左眼球镜,在左眼前增加 +0.25DS（或减少 −0.25DS）。

3. 偏振红绿视标　偏振红绿视标由四组有红绿底色的黑色 4.8（0.6）行视标大小的数字视标组成。偏振分视后右眼可见绿底 9 字视标和红底 6 字视标,左眼可见绿底 3 字视标和红底 5 字视标,双眼看时可同时看到四组视标。视标配有红绿底色,在双眼同时视觉的条件下,可根据不同底色的亮度和对比度判断单眼的屈光矫正状态。偏振红绿视标的检测结果共有四种可能:

（1）四视标清晰度一致。可能为双眼正矫平衡或双眼近视过矫平衡,此时无需进行双眼平衡调整,可进行双眼雾视和双眼红绿试验。

（2）红 6 和红 5 视标清晰。可能为双眼近视欠矫、远视过矫,此时应将双眼增加 −0.25DS 或减少 +0.25DS,直至四视标清晰度一致,再进行双眼雾视和双眼红绿试验。

（3）绿 9 和红 5 视标清晰。可能为右眼近视过矫、远视欠矫或左眼近视欠矫、远视过矫。此时应将右眼减少 −0.25DS 或增加 +0.25DS,直至四视标清晰度一致,再进行双眼雾视和双眼红绿试验。

（4）绿 3 和红 6 视标清晰。可能为左眼近视过矫、远视欠矫或右眼近视欠矫、远视过矫,此时应将左眼减少 −0.25DS 或增加 +0.25DS,直至四视标清晰度一致,再进行双眼雾视和双眼红绿试验。

第二部分　技 能 要 求

一、目的

1. 能够使用综合验光仪完成棱镜视力平衡检测达到双眼平衡。
2. 能够使用综合验光仪完成偏振平衡视标检测达到双眼平衡。
3. 能够使用综合验光仪完成偏振红绿视标检测达到双眼平衡。

二、操作步骤

（一）目的

双眼平衡的目的是将"双眼调节刺激等同起来，保持双眼均衡的调节功能"。双眼平衡只能用于双眼视力均在单眼验光中达到同样清晰的情况下。

（二）使用设备

综合验光仪、投影视力表、优势眼板等。

（三）操作前准备

在右眼、左眼分别完成初次的 MPMVA+ 红绿试验、JCC 验证散光轴向及度数、第二次 MPMVA+ 红绿试验后进行，即屈光矫正至最好矫正视力的基础上完成。

（四）检查步骤

方法一：棱镜视力平衡检测

1. 双眼同时去遮盖。

2. 在单眼验光终点的基础上，每一眼加 +0.75DS，测量双眼视力，逐步增加 +0.25DS，直到双眼视力≤4.9（0.8）。

3. 选择单行视标，刚刚高于上述步骤一行，如雾视视力为 4.9（0.8），选择 4.8（0.6）行视标。

4. 用垂直棱镜将双眼所见视标进行分离。右眼前加 3△BU，左眼前加 3△BD（图 3-6-3）。

5. 首先要求被检者确认是否有两行视标，如果被检者现在将看见两行视标，要求被检者比较两行视标中，哪一行比较清楚？上面一行还是下面一行？加 +0.25DS 到看清楚的那个眼。

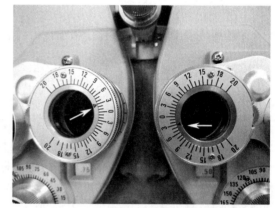

图 3-6-3　棱镜视力平衡检测时棱镜的放置

6. 重复第 5 步，直到被检者感觉两行视标同样清楚或者同样模糊为止。如果不能平衡两眼，确定哪一眼是优势眼，让优势眼保持较好的视力。

7. 一旦达到双眼视力平衡或者优势眼保持了较好的视力，去掉棱镜，使两眼融合。

8. 双眼 MPMVA：通过上述步骤以后，两眼仍是雾视状态，通过该状态，测量其视力。两眼前依次减少 +0.25DS，测量被检者的双眼视力，鼓励患者尽力读更小的视标。

案例 3-6-1　一被检者在单眼完成主觉验光后屈光状态为 OD：−2.00DS/−0.50DC×90＝5.0，OS：−2.75DS＝5.0，进行双眼平衡，雾视 +0.75DS 后视力为 4.9（0.8），此时 OD：−1.25DS/−0.50DC×90，OS：−2.00DS。选择 4.8（0.6）视标让其注视，在被检者眼前加旋转棱镜，右眼前加 3△BU，左眼前加 3△BD，如被检者诉上行视标更清晰如何调整？如被检者诉下行视标更清晰又如何调整？

分析：右眼前加 3△BU，看到的是下行视标；左眼前加 3△BD，看到的是上行视标；被检者诉上行视标更清晰，则说明是左眼更清晰，应该在左眼前 +0.25DS，左眼前矫正度数调整为 −1.00DS，如被检者诉双眼一样清晰，则去掉棱镜双眼同时去雾视。

被检者诉下行视标更清晰，则说明是右眼更清晰，应该在右眼前 +0.25DS，右眼前矫正度数调整为 −1.00DS/−0.50DC×90，如被检者诉双眼一样清晰，则去掉棱镜双眼同时去雾视。

方法二：偏振平衡视标检测

所用视标：偏振平衡视标

用法如下：

1. 基础试片组合分别单独矫正了右眼、左眼的屈光不正。

2. 投放偏振平衡视标。

3. 旋转辅助镜手轮，使右眼视孔前放置 P135，左眼视孔前放置 P45（部分综合验光仪内置辅镜只有"P"，右眼视孔前"P"即为"P135"，左眼视孔前"P""P45"，检查时双眼视孔前内置辅镜均放置"P"，图 3-6-4）。

4. 嘱咐被检者双眼同时注视视标，双眼看到上中下三行视标，右眼看到上中两行视标，左眼看到中下两行视标。

5. 比较上行跟下行视标的清楚程度（由于中间看起来差别不大，故不作比较）。

（1）如果被检者诉上排视标与下排视标一样清楚，则无需调整。

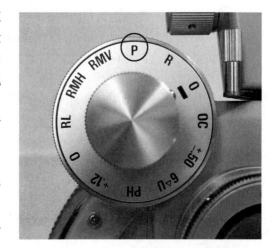

图 3-6-4　偏振平衡检测时内置辅镜的放置

（2）如果被检者诉上排视标较下排视标清楚，则调整右眼球镜，在右眼前增加 +0.25DS（或减少 -0.25DS）。

（3）如果被检者诉下排视标较上排视标清楚，则调整左眼球镜，在左眼前增加 +0.25DS（或减少 -0.25DS）。

6. 重复上一步骤，直到两眼同样清楚，若不能同样清楚，则保持优势眼清楚。

7. 一旦达到双眼视力平衡或者优势眼保持较好的视力，去掉双侧偏振滤片，使两眼融合。

8. 双眼 MPMVA　双眼分别加 +0.75DS，测量双眼视力，逐步增加 +0.25DS，直到双眼视力≤4.9（0.8），然后去雾视，两眼前依次减少 +0.25DS，测量被检者的双眼视力，鼓励患者尽力读更小的视标。

方法三：偏振红绿视标检测

1. 基础试片组合分别单独矫正了右眼、左眼的屈光不正。

2. 投放偏振红绿视标。

3. 旋转辅助镜手轮，使右眼视孔前放置 P135，左眼视孔前放置 P45（同偏振平衡视标检测，见图 3-6-4）。

4. 嘱被检者双眼同时注视视标，被检者右眼所见为绿底 9 字视标和红底 6 字视标，左眼所见为绿 3 字视标和红底 5 字（或 8 字）视标。

5. 比较四视标的清晰度。

（1）如果被检者诉四视标一样清楚，则无需调整。

（2）如果被检者诉绿底 9 字视标和红底 6 字视标清楚，则调整右侧球镜，将右侧球镜减少 -0.25DS。

（3）如果被检者诉绿 3 字视标和红底 5 字（或 8 字）视标清楚，则调整左侧球镜，将左侧球镜减少 -0.25DS。

6. 重复上一步骤，直到两眼同样清楚。若不能同样清楚，则保持优势眼清楚。

7. 一旦达到双眼视力平衡或者优势眼保持较好的视力，去掉双侧偏振滤片，使两眼融合。

8. 双眼 MPMVA　双眼分别加 +0.75DS，测量双眼视力，逐步增加 +0.25DS，直到双眼视力≤4.9（0.8），然后去雾视，两眼前依次减少 +0.25DS，测量被检者的双眼视力，鼓励患者

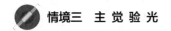

尽力读更小的视标。

三、注意事项

1. 只有在双眼都可达到相同的最好矫正视力时，才进行双眼雾视时的平衡。
2. 棱镜视力平衡检测注意保持双眼同时注视视标，且双眼始终处于雾视状态。
3. 如果无法达到双眼清晰度相同时，需要判断哪一只眼为主导眼，使主导眼感到略为清晰一些。
4. 用棱镜进行视力平衡检测时，如果所加入的棱镜不能将视标分为两行，需要加大所加入的棱镜度数，此时注意被检者存在垂直方向隐斜视的可能。

任务七　用综合验光仪进行全面屈光检查

第一部分　知 识 要 求

一、相关知识

规范的验光程序分为三个阶段：初始阶段、精确阶段、终结阶段。初始阶段最关键的步骤是客观验光，精确阶段需要进行主觉验光，终结阶段包括试镜架试戴和开具处方。其中客观验光得到屈光不正的初始数据，主觉验光是精确初始数据的过程、镜架试戴确定最终处方。

主觉验光是指在被检者主观视力应答的条件下，检查者根据被检者的视力情况和视力变化规律，精细验证被检眼屈光状态的方法。主觉验光的过程主要包括雾视技术、红绿测试技术、JCC技术、双眼平衡技术和试镜技术等步骤，根据主觉验光时所使用的设备，可以将其分为插片验光法和综合验光法。综合验光法主要使用的仪器是综合验光仪。

在客观验光中我们不依赖被检者的主观感受和判断，利用检影镜、电脑验光仪、角膜曲率计等一些科学的手段进行检查，从而判断被检者的屈光状态。但是验光的对象是被检者本身而不仅仅是被检者的眼睛，在检查过程中矫正视力的实质是被检者的一种心理物理反应的过程。所以为了使被检者获得既清晰又舒适的矫正眼镜度数，又能让被检者长时间用眼而眼睛无不适感，在检查中采用主觉验光体现了其科学性和重要性。相对于单纯插片法，综合验光仪能使被检者对验光的微小变化做出反应，因此综合验光仪是主觉验光阶段最适宜的检查仪器。

二、综合验光仪验光

（一）目的
在客观验光的基础上，根据被检者的主观反应或判断，进一步确定被检者的眼屈光状态。

（二）综合验光仪验光所需设备
综合验光仪、投影视力表、优势眼板等。

（三）综合验光仪验光程序

1. 打开电源，检查综合验光仪完整性，登记使用记录。
2. 清洁和消毒综合验光仪与人体皮肤接触部位，如额托和颊托。防止交叉感染。
3. 让被检者安坐在检查椅上，如原戴眼镜，则取下眼镜（包括角膜接触镜）。
4. 调整座高，让患者接受检查时很舒服。
5. 调整水平。

6. 调整瞳距。

7. 后顶点距离的调整。

8. 输入客观验光数据。

9. 先右后左,右眼辅助镜片在"O"位时,左眼在"OC"位,检查左眼时与之同理。

10. 首次 MPMVA,包括雾视和去雾视。

11. 首次红绿测试,选择正确的视标,顺序为绿—红—绿,注意问话技巧,比较的是数字或字母的清晰度,而不是背景光的亮度。

12. JCC 确定散光轴向。

13. JCC 确定散光度数。

14. 再次 MPMVA,同样雾视去雾视。

15. 再次红绿测试。

16. 右眼结束,按上述相同的步骤检查左眼。

17. 双眼平衡。

18. 双眼 MPMVA 达到最好矫正视力。

19. 双眼同时红绿测试。

20. 记录试戴验光处方的度数。

21. 关闭电源,所有转轮归零。

22. 试镜架试戴和调整。

23. 开具处方。

第二部分 技 能 要 求

一、目的

1. 掌握运用综合验光仪进行主觉验光的方法和步骤。

2. 能运用综合验光仪为单纯近视、远视者进行全面屈光检查。

3. 能运用综合验光仪为近视合并散光者进行全面屈光检查。

4. 能运用综合验光仪为远视合并散光者进行全面屈光检查。

5. 验光结束能开具主觉验光处方。

二、操作步骤

(一)使用设备

综合验光仪、投影视力表、优势眼板等。

(二)操作前准备

1. 打开电源,综合验光仪完整性的检查,登记使用记录。

2. 消毒,与人体接触的部分均消毒,防止交叉感染。

3. 让被检者坐在检查椅上,如原戴眼镜,则取下眼镜(包括角膜接触镜)。

4. 调整座高,让患者接受检查时很舒服。

5. 调整水平　调整综合验光仪验光盘水平调整旋钮,使验光盘保持水平(气泡居中)。

6. 调整瞳距　将综合验光仪验光盘放在被检者眼前,调整瞳距与被检者的瞳距一致;调整综合验光仪验光盘的高度,使被检者双眼位于视孔中心。

7. 后顶点距离的调整　旋转额托旋钮,调整患者镜眼距。

8. 输入客观验光数据　将被检者的起始度数输入综合验光仪,置入顺序依次为球镜、

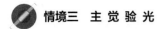

柱镜轴向及柱镜度数。

获取客观验光数据的方法有以下几种，可根据条件选用：

（1）检影镜检影验光：适用于所有人群，对于临床上沟通有困难的儿童、智力低下及听力障碍等人群更为重要，详见本书情境二。

（2）电脑验光仪检测：主要适用于调节较易控制的成年人。

（3）焦度计测定：用焦度计测定原戴眼镜处方数据作为进一步主觉验光的依据。

（4）综合验光仪检影验光：双侧视孔投放 R 内置辅助镜片，在距离视孔 67cm 处进行视网膜检影，记录视网膜检影检查的屈光处方。

（5）角膜曲率计测量等。

由于综合验光仪没有正柱镜，所以在置入处方数据时需进行转换。

案例 3-7-1　客观验光处方：+2.50DS/+0.75DC×180，置入综合验光仪数据：+3.25DS/−0.75DC×90

案例 3-7-2　客观验光处方：−3.50DS/+0.75DC×90，置入综合验光仪数据：−2.75DS/−0.75DC×180

9. 先右后左，右眼辅助镜片在"O"位时，左眼在"OC"位，检查左眼时与之同理。

（三）综合验光的检查步骤

1. 单眼初次 MPMVA

（1）雾视：把被检眼（先右后左）起点数据（电脑验光、检影验光或者原来习惯处方等）放在综合验光仪上。然后在此基础上，在被检眼前加上正镜片，一般加 +0.75～+1.00D，检查被检眼的视力。如果该眼视力超过 4.7（0.5），说明雾视不足，需要继续增加正镜片的度数，直到视力达到 4.5～4.7（0.3～0.5）。此时我们认为雾视比较合适（放松调节）。

（2）去雾视：在被检眼前逐渐减少正镜片的度数（每次减少 +0.25D），理论上每减少 +0.25D，视力应该提高一行，直到获得清晰的视力为止。此后继续减少正镜片，直至被检眼的视力不再进一步提高，而且开始刺激调节，会使被检眼看见的视标变小变黑。

案例 3-7-3　一被检眼雾视后的度数是 +2.75DS，视力为 4.6。当我们每次减少雾视的 +0.25D 时，被检者通常可以读下面一行的视标，直至最佳视力。假定这时在 +1.75D 留在试镜架。此后继续减少正镜片，就会刺激调节，视力将继续清楚。在主觉验光中的终点标准是最高度数的正镜片的最好视力（MPMVA），一旦达到最好视力，继续减少正镜片将刺激调节，则会使患者感觉视标变小变黑，这时应该退回到前面的矫正状态（MPMVA）。

2. 第一次红绿试验（又称为双色试验）　用红绿视标结束单眼 MPMVA。被检者看红绿双色视力表，让被检者先看绿色半边的视标，然后看红色半边的视标，再看绿色半边的视标，比较哪个颜色背景下的视标比较清楚。

（1）如果同样清楚（或模糊），证明 MPMVA 正确，终止检查。

（2）如果红色清楚，说明还有部分雾视，减去 +0.25DS，直到两者同样清楚为止。

（3）如果绿色清楚，说明正镜片矫正不足，应该增加 +0.25DS，直到同样清楚为止。

如果在客观验光中没有发现被检者有散光，但是在主觉验光中其视力未达到正常视力标准，可以用散光表检查被检者是否存在残余散光。方法如下：在给被检眼充分雾视以后，让被检眼看散光表，检查者的第一个任务就是确定散光轴在哪里。询问患者是否所有线都可以看见，如果回答是肯定的，接着问患者，哪一条是最清楚的，用清楚线的小钟点数乘以 30 即为被检者的柱镜轴位。轴位确定后，以 0.25D 为梯度递增柱镜度数，直至散光表各方位的线条同样清晰为止。

3. JCC 验证散光

（1）选择其最好矫正视力上面一行视标，比如视力 5.0（1.0），则选择 4.9（0.8）视标。

(2)先用 JCC 进行散光轴向的验证。把 JCC 转入，并使转轮位置同柱镜轴向一致，即试验柱镜的轴正好骑跨在 JCC 的正负轴之间（45°），试验柱镜的轴正好与转轮中点一致。指导被检者分别看到两个面的视标，试比较哪一面视标比较清楚。

(3)嘱被检者注视视标，告诉他们开始的是第一面，3～5 秒钟后，翻转 JCC，告诉被检者这次是第二面，问：哪一面视标比较清楚？

1)如果两面同样清楚，提示柱镜的轴是在正确的位置上，进一步做 JCC 散光度数的验证。

2)如果两面不一样清楚，试验柱镜的负轴应该向着看得清楚的那一面的 JCC 负轴（红点）转动 10°。

(4)再次翻转 JCC，重复第(3)步骤，试验柱镜的负轴总是向看得清楚的 JCC 的负轴（红点）方向转动一个角度，直到翻转后两面清晰度一样为止。

(5)终止 JCC 轴向验证指标为：两个面同样清楚或者模糊。被检者的反应在很小的轴向范围内翻转。

(6)其次用 JCC 进行散光度数的验证：把 JCC 转入，先把试验柱镜的轴与负轴（红点）重合，这时试验柱镜的轴正好与正轴（白点）垂直。告诉被检者将继续看到两个面，注意比较两面的视标清晰度。

1)如果两面一样清楚，说明柱镜度数正确。

2)如果两面不一样清楚，则当试验柱镜的负轴（红点）与转轴重合时，患者感觉清楚，增加 -0.25D。

3)如果两面不一样清楚，矫正柱镜的正轴（白点）与转轴重合时，患者感觉清楚，减少 -0.25DC，试验柱镜的轴向始终不变。

在整个 JCC 验证散光度数的过程中，应注意球柱平衡。凡增加 -0.50DC，应该同时增加 +0.25DS；凡增加 +0.50DC，同时增加 -0.25DS，以保证最小弥散圆始终落在视网膜上。

(7)终止 JCC 散光度数验证指标：两个面看起来一样清楚，被检者的反应的变化在非常小的度数范围内。

4. 球镜的再次确认（第二次的 MPMVA） 步骤同初次 MPMVA。

5. 再次红绿试验 步骤同初次红绿试验。右眼完成验光后，左眼去遮盖。左眼的验光步骤同右眼。

6. 双眼平衡检查（以下三种方法任选其一）

方法一：棱镜视力平衡检测

(1)双眼同时去遮盖。

(2)在单眼验光终点的基础上，每一眼加 +0.75DS，测量双眼视力，逐步增加 +0.25DS，直到双眼视力≤4.9(0.8)。

(3)选择单行视标，刚刚高于上述步骤一行，如雾视视力为 4.9(0.8)，选择 4.8(0.6)行视标。

(4)用垂直棱镜将双眼所见视标进行分离，右眼前加 3△BU，左眼前加 3△BD。

(5)首先要求被检者确认是否有两行视标，如果被检者现在看见两行视标，要求被检者比较两行视标中，哪一行比较清楚，上面一行还是下面一行，加 +0.25DS 到看清楚的那个眼。

(6)重复第(5)步，直到被检者感觉两行视标同样清楚或者同样模糊为止。如果不能平衡两眼，确定哪一眼是优势眼，让优势眼保持较好的视力。

(7)一旦达到双眼视力平衡或者优势眼保持较好的视力，去掉棱镜，使两眼融合。

(8)双眼 MPMVA：通过上述步骤以后，两眼仍是雾视状态，通过该状态，测量其视力。

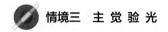

两眼前依次减少 +0.25DS,测量被检者的双眼视力,鼓励患者尽力读更小的视标。

方法二:偏振平衡视标检测

（1）双眼同时去遮盖。

（2）投放偏振平衡视标。

（3）旋转辅助镜手轮,使右眼视孔前放置 P135,左眼视孔前放置 P45。

（4）嘱咐被检者双眼同时注视视标,双眼看到上中下三行视标,右眼看到上中两行视标,左眼看到中下两行视标。

（5）比较上行跟下行视标的清楚程度（由于中间看起来差别不大,故不作比较）。

1）如果被检者诉上排视标与下排视标一样清楚,则无需调整。

2）如果被检者诉上排视标较下排视标清楚,则调整右侧球镜,将右侧球镜减少 −0.25DS。

3）如果被检者诉下排视标较上排视标清楚,则调整左侧球镜,将左侧球镜减少 −0.25DS。

（6）重复上一步骤,直到两眼同样清楚,若不能同样清楚,则保持优势眼清楚。

（7）一旦达到双眼视力平衡或者优势眼保持较好的视力,去掉双侧偏振滤片,使两眼融合。

（8）双眼 MPMVA:双眼分别加 +0.75DS,测量双眼视力,逐步增加 +0.25DS,直到双眼视力≤4.9（0.8）,然后去雾视,两眼前依次减少 +0.25DS,测量被检者的双眼视力,鼓励患者尽力读更小的视标。

方法三:偏振红绿视标检测

（1）双眼同时去遮盖。

（2）投放偏振红绿视标。

（3）旋转辅助镜手轮,使右眼视孔前放置 P135,左眼视孔前放置 P45。

（4）嘱被检者双眼同时注视视标,被检者右眼所见为绿底 9 字视标和红底 6 字视标,左眼所见为绿底 3 字视标和红底 5 字（或 8 字）视标。

（5）比较四视标的清晰度。

1）如果被检者诉四视标一样清楚,则无需调整。

2）如果被检者诉绿底 9 字视标和红底 6 字视标清楚,则调整右侧球镜,将右侧球镜减少 −0.25DS。

3）如果被检者诉绿底 3 字视标和红底 5 字（或 8 字）视标清楚,则调整左侧球镜,将左侧球镜减少 −0.25DS。

（6）重复上一步骤,直到两眼同样清楚。若不能同样清楚,则保持优势眼清楚。

（7）一旦达到双眼视力平衡或者优势眼保持了较好的视力,去掉双侧偏振滤片,使两眼融合。

（8）双眼 MPMVA:双眼分别加 +0.75DS,测量双眼视力,逐步增加 +0.25DS,直到双眼视力≤0.8。然后去雾视,两眼前依次减少 +0.25DS,测量被检者的双眼视力,鼓励患者尽力读更小的视标。

7. 双眼红绿双色测试　用红绿视标结束双眼 MPMVA。被检者看红绿双色视力表,让被检者先看绿色半边的视标,然后看红色半边的视标,再看绿色半边的视标,比较哪个颜色背景下的视标比较清楚。

（1）如果同样清楚（或模糊）证明 MPMVA 正确,终止检查。

（2）如果红色清楚,说明还有部分雾视,减去 +0.25DS,直到两者同样清楚为止。

（3）如果绿色清楚,说明正镜片矫正不足,应该增加 +0.25DS,直到同样清楚为止。

8．测定视力　让被检者注视远视力视标，分别测定右眼、左眼单眼视力和双眼视力。

9．记录　球镜／柱镜×轴向＝矫正视力。

案例 3-7-4　王某，女，22 岁，诉视力下降 1 年余。从未戴过镜，眼部健康检查未发现异常。电脑验光结果为 OD：-2.50DS，OS：-2.00DS，瞳距 61mm。请对该被检者进行主觉验光。

操作步骤：

1．准备工作

（1）打开电源，综合验光仪完整性的检查，登记使用记录。

（2）与人体接触的部分均消毒。

（3）让被检者坐在检查椅上，调整座高，让患者接受检查时很舒服。

（4）调整水平：调整综合验光仪验光盘水平调整旋钮，使验光盘保持水平（气泡居中）。

（5）调整瞳距为 61mm。

（6）后顶点距离的调整：旋转额托旋钮，调整患者镜眼距。

（7）输入电脑验光数据：OD：-2.50DS，OS：-2.00DS。

2．遮盖左眼，先进行右眼主觉验光。

3．右眼雾视：右眼前以 +0.25DS 级差增加正球镜，本例增加 +1.00DS 后被检者诉 4.5 行视标略感模糊，说明雾视合适，此时右眼前度数为 -1.50DS。

4．右眼去雾视，右眼每增加 -0.25DS 查一次视力，本例增加 -0.75DS 后被检者视力增至 5.0。此时被检者右眼前所加镜片度数为 -2.25DS。

5．右眼红绿双色实验　选择投影视力表上红绿视标，嘱被检者先看绿色半视标，然后看红色半边视标，再看绿色半边视标，比较哪一种颜色背景上的视标更清晰。本例诉红绿视标一样清晰，则不需要调整球镜度数。因本例客观验光未提示有散光并用球镜能矫至 5.0 视力，故单眼验光结束，此时被检者右眼前所加镜片度数为 -2.25DS＝5.0。

6．打开左眼，遮盖右眼，进行左眼主觉验光。

7．左眼雾视：左眼前以 +0.25DS 级差增加正球镜，本例增加 +1.25DS 后被检者诉 4.5 行视标略感模糊，说明雾视合适，此时左眼前度数为 -0.75DS。

8．左眼去雾视：左眼每增加 -0.25DS 查一次视力，本例增加 -0.75DS 后被检者视力增至 5.0。此时被检者左眼前所加镜片度数为 -1.50DS。

9．左眼红绿双色实验　选择投影视力表上红绿视标，嘱被检者先看绿色半视标，然后看红色半边视标，再看绿色半边视标，比较哪一种颜色背景上的视标更清晰。本例诉红色半边视标更清晰，说明近视欠矫，在左眼前增加 -0.25DS 后被检者诉一样清晰。因本例客观验光未提示有散光并用球镜能矫至 5.0 视力，故单眼验光结束，此时被检者眼前所加镜片度数为 -1.75DS＝5.0。

10．双眼平衡　打开右眼，双眼同时雾视增加 +0.75DS 后视力为 4.9，此时被检者眼前所加镜片度数为 OD：-1.50DS，OS：-1.00DS；选择 4.8 单行视标。

11．棱镜分视　右眼前加 3△BU，左眼前加 3△BD。被检者诉看到两行视标要求被检者比较两行视标中，哪一行比较清楚，上面一行还是下面一行，被检者诉下面一行视标（右眼看到）清晰，加 +0.25DS 到右眼前，被检者诉一样清晰，移去棱镜。此时被检者眼前所加镜片度数为 OD -1.25DS，OS -1.00DS。

12．双眼去雾视　双眼同时增加负镜，每增加 -0.25DS，查一次视力，双眼增加 -0.75DS 后视力为 5.1。再增加 -0.25DS 视力不再提高，此时的 -0.25DS 不再增加，之前的度数即为双眼去雾视度数。此时被检者眼前所加镜片度数为 OD：-2.00DS，OS：-1.75DS。

13．双眼红绿双色试验　选择投影视力表上红绿视标，嘱被检者先看绿色半边视标，然后看红色半边视标，再看绿色半边视标，比较哪一种颜色背景上的视标更清晰。本例诉绿色半边视标和红色半边视标一样清晰，达到终点，主觉验光结束，本例被检者主觉验光度数为OD：－2.00DS＝5.0，OS：－1.75DS＝5.0。

案例3-7-5 李某，男，30岁，诉视物有重影2年余，近半年视疲劳严重。从未戴过镜，眼部健康检查未发现异常，眼位正。客观验光结果为OD：+0.50DS/+1.50DC×90，OS：+0.75DS/+1.50DC×90，瞳距66mm。请对该被检者进行主觉验光。

操作步骤：

1. 准备工作

（1）打开电源，综合验光仪完整性的检查，登记使用记录。

（2）与人体接触的部分均消毒。

（3）让被检者坐在检查椅上，调整座高，让患者接受检查时很舒服。

（4）调整水平：调整综合验光仪验光盘水平调整旋钮，使验光盘保持水平（气泡居中）。

（5）调整瞳距为66mm。

（6）后顶点距离的调整：旋转额托旋钮，调整患者镜眼距。

（7）输入客观验光数据：处方转换为OD：+2.00DS/-1.50DC×180，OS：+2.25DS/-1.50DC×180。

2. 遮盖左眼，先进行右眼主觉验光。

3. 右眼雾视　右眼前以+0.25DS级差增加正球镜，本例增加+0.75DS后被检者诉4.5行视标略感模糊，说明雾视合适，此时右眼前度数为+2.75DS/-1.50DC×180。

4. 右眼去雾视　右眼每减少+0.25DS查一次视力，本例减少+0.75DS后被检者视力增至5.0。此时被检者右眼前所加镜片度数为+2.00DS/-1.50DC×180。

5. 右眼初次红绿双色实验　选择投影视力表上红绿视标，嘱被检者先看绿色半边视标，然后看红色半边视标，再看绿色半边视标，比较哪一种颜色背景上的视标更清晰。本例诉绿色半边视标更清晰，说明远视欠矫，在右眼前增加+0.25DS后被检者诉一样清晰。此时被检者右眼前所加镜片度数为+2.25DS/-1.50DC×180。

6. JCC验证右眼散光轴向　投放蜂窝视标，JCC转入，A点（转轮）对轴，翻转JCC的两面，指导被检者比较两面的清晰度。本例被检者诉两面一样清晰，说明散光轴位准确，无需调整轴位。

7. JCC验证右眼散光轴向　调整JCC，使P点（红点或白点）对轴，翻转JCC的两面，指导被检者比较两面的清晰度是否一致。本例诉白点对轴时更清晰，则减少-0.25DC柱镜。再次翻转JCC的两面，指导被检者比较两面的清晰度是否一致，此时被检者诉两面清晰度一致，散光度数确定。此时被检者右眼前所加镜片度数为+2.25DS/-1.25DC×180。

8. 右眼再次MPMVA　方法同初次MPMVA，本例最终结果为+2.00DS/-1.25DC×180＝5.0。

9. 右眼再次红绿双色试验　方法同初次红绿双色试验，本例诉两色视标一样清晰，无需调整。此时被检者右眼前所加镜片度数为+2.00DS/-1.25DC×180。

10. 打开左眼，遮盖右眼，进行左眼主觉验光。

11. 左眼雾视　左眼前以+0.25DS级差增加正球镜，本例增加+1.00DS后被检者诉4.5行视标略感模糊，说明雾视合适，此时右眼前度数为+3.25DS/-1.50DC×180。

12. 左眼去雾视　左眼每减少+0.25DS查一次视力，本例减少+0.75DS后被检者视力增至5.0。此时被检者左眼前所加镜片度数为+2.50DS/-1.50DC×180。

13. 左眼初次红绿双色实验　选择投影视力表上红绿视标，嘱被检者先看绿色半边视标，然后看红色半边视标，再看绿色半边视标，比较哪一种颜色背景上的视标更清晰。本例诉红色半边视标更清晰，说明远视过矫，在左眼前减少+0.25DS后被检者诉一样清晰。此时被检者左眼前所加镜片度数为 +2.25DS/−1.50DC×180。

14. JCC 验证左眼散光轴向　投放蜂窝视标，JCC 转入，A 点（转轮）对轴，翻转 JCC 的两面，指导被检者比较两面的清晰度。本例被检者诉两面一样清晰，说明散光轴位准确，无需调整轴位。

15. JCC 验证左眼散光轴向　调整 JCC，使 P 点（红点或白点）对轴，翻转 JCC 的两面，指导被检者比较两面的清晰度是否一致。本例诉红点对轴时更清晰，则增加 −0.25DC 柱镜。再次翻转 JCC 的两面，指导被检者比较两面的清晰度是否一致，诉红点对轴时更清晰，则再增加 −0.25DC 柱镜，同时调整球镜，球镜减少 −0.25DS。再次翻转 JCC 的两面，指导被检者比较两面的清晰度是否一致，此时被检者诉两面清晰度一致，散光度数确定。此时被检者右眼前所加镜片度数为 +2.00DS/−2.00DC×180。

16. 左眼再次 MPMVA　方法同初次 MPMVA，本例最终结果为 +1.75DS/−2.00DC×180。

17. 左眼再次红绿双色试验　方法同初次红绿双色试验，本例诉两色视标一样清晰，无需调整。此时被检者左眼前所加镜片度数为 +1.75DS/−2.00DC×180 = 5.0。

18. 双眼平衡　打开右眼，双眼同时雾视增加 +0.75DS 后视力为 4.9，此时被检者眼前所加镜片度数为 OD：+2.75DS/−1.25DC×180，OS：+2.50DS/−2.00DC×180；选择 4.8 单行视标。

19. 棱镜分视　右眼前加 3△BU，左眼前加 3△BD。被检者诉看到两行视标要求被检者比较两行视标中，哪一行比较清楚，上面一行还是下面一行，被检者诉上面一行视标（左眼看到）清晰，加 +0.25DS 到左眼前，被检者诉一样清晰，移去棱镜。此时被检者眼前所加镜片度数为 OD：+2.75DS/−1.25DC×180，OS：+2.75DS/−2.00DC×180。

20. 双眼去雾视　双眼同时增加负镜，每增加 −0.25DS 查一次视力，双眼增加 −0.75DS 后视力为 5.1。再增加 −0.25DS 视力不再提高，此时的 −0.25DS 不再增加，之前的度数即为双眼去雾视度数。此时被检者眼前所加镜片度数为 OD：+2.00DS/−1.25DC×180，OS：+2.00DS/−2.00DC×180。

21. 双眼红绿双色试验　选择投影视力表上红绿视标，嘱被检者先看绿色半视标，然后看红色半边视标，再看绿色半边视标，比较哪一种颜色背景上的视标更清晰。本例诉红色半边视标更清晰，双眼同时减少 +0.25DS 后被检者诉红绿一样清晰，达到终点，验光结束，本例被检者主觉验光度数为 OD：+1.75DS/−1.25DC×180 = 5.0，OS：+1.75DS/−2.00DC×180 = 5.0。

三、注意事项

1. 运用综合验光仪进行主觉验光前需至少完成一种客观屈光检查，获取初步的参考屈光处方。

2. 若客观屈光检查获取的初步参考屈光处方未提示被测眼有散光，需在 MPMVA 去雾视视力达到 4.8（0.6）后进行散光表检查，再次确认被检眼是否存在散光。若存在散光则需运用 JCC 进一步确认散光轴向和度数。

3. 若客观屈光检查获取的初步参考屈光处方和散光表检查都提示被测眼无散光，则可省略 JCC 进一步确认散光轴向和度数。

4. 对于存在红绿色盲、色弱的患者，虽然辨出红绿视标较为困难，但也可判断不同灰度视标的清晰度，检查者可根据判定结果确定红绿试验验光终点。或采用小而黑的终点或最好视力的终点。

5. 对于存在红绿色盲、色弱的患者，也可考虑采用远交叉视标进行球镜屈光不正的确定。

6. 在单眼验光中，未检查眼必须用遮盖片遮盖。

7. 在操作过程中，注意与被检者进行沟通，提醒被检者在整个验光过程中不能眯眼。

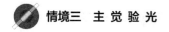

任务八　用裂隙片进行主觉验光

第一部分　知识要求

一、裂隙片主觉验光的原理

主觉验光所用裂隙片主要用于检查被测眼有无散光,并且用于检测散光轴向与度数。

裂隙片是在不透明的金属或塑料圆片的直径上开一条槽,然后安装在试镜片框中。常见裂隙片的裂缝宽度为 0.5～2.0mm(图 3-8-1)。裂缝的作用是用来阻断与裂缝垂直方向的光线。若宽度小于 0.5mm,在转动裂隙片时,非但不易对准被检眼的视轴,而且还会因裂隙太狭窄而降低光通量,使视力表的对比度降低,从而不易辨别不同子午线上清晰度的差异;若裂缝大于 2mm 宽,其宽度又与人眼瞳孔的直径相近,则裂隙片就失去了阻断与裂缝垂直方向光线的能力,裂隙片也失去作用了,所以一般裂隙片的裂隙宽度以 1mm 为宜。

裂隙片由于裂隙片的裂缝宽度仅为 0.5～2.0mm,相当于针孔片上小孔的直径,所以裂隙片兼有针孔片增加焦深的作用,只是还具有方向性。如放置的裂隙片的裂缝

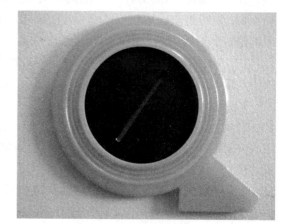

图 3-8-1　裂隙片

位于垂直方向,那么对于水平方向的光线就起着针孔片的作用,即水平子午线所形成的光斑被屏蔽,此时被测眼的视力好坏主要取决于被测眼垂直子午线上屈光力值及其所形成的光斑大小。如放置的裂隙片的裂缝位于水平方向,那么对于垂直方向的光线就起着针孔片的作用,此时被测眼的视力好坏主要取决于被测眼水平午线上屈光力值及其所形成的光斑大小。由此知:裂隙片裂隙的位置代表屈光力的位置。

如果被测眼没有散光,即不同子午线上屈光力相同,那么裂隙片的裂隙放在不同位置被测眼的视力均相同,即没有清晰度的差别。如果被测眼是散光眼,不同子午线上屈光力不同,即不同水平子午线所形成的光斑大小不同(部分混合散光例外,因此裂隙片检查前通常需要雾视,避免混合散光漏诊),那么裂隙片的裂隙放在不同位置被测眼的视力就不同,即有清晰度的差别。最清晰的位置与最模糊的位置分别对应散光眼最低屈光力与最高屈光力位置,即主子午线位置。

以单纯性近视散光眼为例,假使散光度数为 −1.00DC×90,那么该眼在注视远视力表时,将形成两条焦线,水平方向的焦线位于视网膜上,垂直方向的焦线位于视网膜前面,如果是一个 E 字视标,则该视标的横线在视网膜上成像清晰,竖线成像模糊,所以开口朝向左、右方向的视标容易辨认,开口朝向上下方向的视标不容易辨认,此时,如果在被检眼前放置一块裂隙片,且使裂隙位于垂直方向时,则裂隙片对水平方向就有针孔片的作用,从而视网膜上不清晰的垂直焦线光斑将被屏蔽,可以明显提升视力。

因此,通过裂隙片放在被检眼前不同位置上清晰度的变化可判断有无散光,下面讲解裂隙片确定散光轴向与度数:

以一复性近视散光为例,当在其眼前放置一裂隙片并旋转,清晰度有差异,最清晰位

裂隙在 180°方向,最模糊位裂隙在 90°。当裂隙旋转到 180°方向时,远视力约 4.8,在该眼前加 −0.75DS 后,远视力即达 5.0;取下 −0.75DS 试镜片,旋转裂隙片位于 90°时,远视力为 4.6,此时在该眼前加 −1.50DS 镜片后远视力也达 5.0,由此可知该眼的散光度数即:−1.50−(−0.75)=−0.75DC,轴向位于 180°。由此知:最清晰位裂缝所在的方向即为被检眼的负散光轴向。

二、裂隙片主觉验光的方法

裂隙片验光需要试戴镜架和试戴镜片,先右后左,单眼进行,先只用球镜(不预置柱镜)把被测眼矫正视力调整到最好,在此基础上加 +0.75DS 到 +1.00DS 球镜雾视,将 1mm 宽的裂隙片放于雾视镜前。

首先验证被检者有无散光,让被检者注视远距视力表,同时将裂隙片慢慢旋转 180°,看被检者在旋转过程中视力表清晰度有无差别,如果在旋转时被检者视力表清晰度无差别,说明该眼没有散光,如视力表清晰度有差别则说明该眼有散光存在。

如有散光存在,转动裂隙片找到该眼最清晰的位置(视力最佳位置),将裂隙固定在这个位置,查出该位置上的远视力并去雾视以达到 MPMVA,试镜架上所有的镜片总和将是该子午线上的屈光不正度数,也就是最终处方的球镜度数。

然后还原镜片度数到雾视状态,将裂隙转动到最模糊的位置(视力最差位置,一般与视力最佳位置相差 90°),查出该位置上的远视力,再次去雾视达到 MPMVA,此时试镜架上所有镜片度数总和将是该子午线上的屈光不正度数,最模糊位度数减去最清晰位度数即为被测眼负散光度数,负散光轴向是最清晰位置时裂隙所在的位置。

一般视力最佳位置与视力最差的位置相差 90°,即该眼散光为规则散光。如果视力最佳位置与视力最差的位置不是相差 90°,那么该眼散光为不规则散光。

第二部分 技能要求

一、目的

1. 掌握裂隙片主觉验光的方法。
2. 能用裂隙片准确判断散光的轴向和度数。
3. 能根据裂隙片检查结果写出正确的屈光度。

二、操作步骤

(一)使用设备
裂隙片、试镜架、视力表灯箱等。

(二)操作前准备
1. 选择半暗室环境。
2. 准备远视力表、镜片箱、试镜架、裂隙片。
3. 让被检者安坐检查椅上,如原戴眼镜,则取下眼镜。
4. 选择瞳距合适的镜架,调节试镜架使被检者瞳孔中心分别对准试镜架两镜圈的几何中心,试镜架至被检眼角膜顶点距离约 12mm,试镜架镜面与镜腿的夹角,以被检者舒适为宜。

(三)用裂隙片进行主觉验光
1. 先右后左,单眼进行。参考客观验光的结果,首先用球镜(不预置柱镜)把被测眼矫

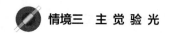

正视力调整到最好,在此基础上,加 +0.75DS 到 +1.00DS 球镜雾视,将 1mm 宽的裂隙片放于雾视镜前。

2. 确定有无散光 指导被检者看远距视力表,把裂隙片在患者眼前缓慢旋转 180°,问:比较各个裂隙方向上清晰度是否相同?哪个位置最清楚?哪个位置最模糊?如果各个裂隙方向上清晰度相同,说明无散光;如果清晰度不同,确定最清晰和最模糊位置,分别查出最清晰位和最模糊位的视力。

3. 确定各方向的屈光度 将裂隙转到最清晰位,去雾视达到 MPMVA,记录此时试镜架上镜片度数之和;还原镜片度数到雾视状态,然后再将镜片旋转到最模糊位,去雾视达到 MPMVA,记录此时试镜架上镜片度数之和;这样便分别得到两条主子午线上的屈光度。

4. 确定最终屈光 用相互垂直子午线上屈光度小(最清晰位)的度数作为球镜,屈光度数大的(最模糊位)减去屈光度数小的(最清晰位)为负散光度数,负散光轴向取度数较小的子午线方向,即最清晰位裂隙所在的方向。

三、注意事项

1. 裂隙片主觉验光应在半暗室中进行。

2. 裂隙片检查前不预置任何散光镜片。

3. 裂隙片检查应在球镜矫正的基础上进行雾视。

4. 最清晰位裂隙的方向与被检眼的负散光轴向相同。

5. 裂隙片不但能对规则散光作测定,还可以检查不规则散光;如果视力最佳位置与视力最差的位置不是相差 90°,那么该眼散光为不规则散光。

任务九 用插片法进行主觉验光

第一部分 知 识 要 求

插片主觉验光是指在患者眼前加减镜片,根据视力进步的情况,决定最适宜的镜片,以矫正屈光不正的检查法。插片验光法作为一种最基本的验光方式,具有设备简单、操作简便等优点,可作为其他验光方法的有效补充,且在特定环境中插片验光甚至具备其他验光法无法比拟的优势。

一、插片主觉验光的设备

插片主觉验光法主要使用的设备有镜片箱、试镜架、视力表等。

(一)镜片箱

镜片箱是验光必不可少的工具,在镜片箱内,装有各种验光方法所需的镜片(图 3-9-1)。

1. 球镜片 球镜片是使近轴的平行光束会聚于一个点的镜片,各子午线的屈光能力相等,光束透过球镜,聚集成一点(或一虚焦点)。分正球面透镜(+)和负球面透镜(−)两种,用于矫正屈光不正、老视等。

(1)正球面透镜,又称凸镜片(+)。

1)范围:+0.12~+20.00DS。

2)数量:各屈光力 2 片,共约 34 对,68 片(可因规格不同而不同)。

3)用途:矫正远视性屈光不正和老视。

(2)负球面透镜,又称凹镜片(−)。

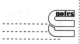

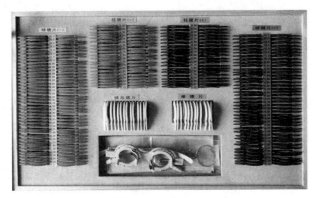

图 3-9-1　镜片箱

1）范围：-0.12～-20.00DS。

2）数量：各屈光力 2 片，共约 34 对，68 片（可因规格不同而不同）。

3）用途：矫正近视性屈光不正。

2．柱镜片　柱镜片使近轴的平行光会聚于两条分离、相互正交的焦线上。分正柱面透镜与负柱面透镜两种，用于矫正散光。

（1）正柱面透镜，又称凸柱镜片（+）。

1）范围：+0.12～+6.00DC。

2）数量：各屈光力 2 片，共约 24 对，48 片（可因规格不同而不同）。

3）用途：矫正远视性散光。

（2）负柱面透镜，又称凹柱镜片（-）。

1）范围：-0.12～-6.00DC。

2）数量：各屈光力 2 片，共约 24 对，48 片（可因规格不同而不同）。

3）用途：矫正近视性散光。

3．三棱镜片　镜片切面呈木楔形，光线透过后向其底面屈折，物像向棱尖移动。可将没有刻线的一面靠近患者眼睛，对隐斜视和斜视矫正及检查，并可训练眼肌力量。

1）范围：$0.50^{\triangle}$～$10^{\triangle}$。

2）数量：14 片。

3）递量：$<1^{\triangle}$ 为 $0.5^{\triangle}$；$1^{\triangle}$～$6^{\triangle}$ 为 $1^{\triangle}$；$>6^{\triangle}$ 为 $2^{\triangle}$。

4）用途：移心、眼肌训练、集合力检测、隐斜视和斜视检测。

4．遮盖片（又称黑片）　为不透光线的盖片，用于遮盖不检查的一眼。

5．磨砂片　为半透光的盖片，多用于幼儿或室外代替黑片，借以取得合作。

6．针孔片　在镜片中央有一个小孔，光束通过造成人工小瞳孔，对屈光不正特别是散光眼，戴用后可使视力改善，用于排除被测眼非屈光性视力不良。

7．裂隙片　镜片上有一条裂缝，宽度一般为 0.5mm 或 1.0mm。可容光线通过，用于筛查有无散光，并用于散光度数与轴位的测定。

8．无色片　为透明的平面镜片，对光线不起屈折作用，可用于检查伪盲等情况。

9．有色片　有红、绿等颜色的镜片。用于色觉检查，对屈光间质混浊者（如白内障）用红、绿镜片检查可帮助了解视功能，作复视测定，以及用于检查色盲等用。

10．十字线片　在平面镜片上有两条相互垂直的直线，用于寻找被检查瞳孔中心位置及测量瞳距。

11．JCC 片　为两个屈光力绝对值相等、符号相反且轴向相互垂直的镜片。其镜柄装在与两轴分别为 45°的方位上。通常用于精确散光的度数和轴向。

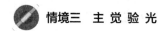

12．马氏杆片（又称柳条片）　镜片表面由一排直径相等的、光滑的透光柱组成。用于检测眼肌力量、隐斜视和斜视。

13．平光片　识别伪盲用。

（二）试镜架

试镜架由两个相连的镜框组成，可根据需要使验光镜片在被检者眼前定位。

1．试镜架结构

（1）镜框：试镜架上能安装若干验光镜片并在被检者眼前定位的部分。每个镜框带有三个或四个验光镜片插槽，每个验光镜片在镜框的几何轴线上具有分隔。框上有刻度指示位置标记，水平线左侧为 0°，右侧为 180°，纵线为 90°。验光镜片装入镜框后，两验光镜片光学轴线的平行性偏差不应大于 2.5°。两镜框的平面等高互差不应大于 0.5mm。

（2）鼻托：试镜架上与被检者鼻梁相接触起支撑作用的部分。鼻托应保证验光镜片与被检眼的顶点距离可调，并使验光镜片的几何中心能根据人眼瞳孔的连线升高或降低。

（3）镜腿：试镜架上钩挂于被检者耳廓以保持试镜架与脸颊相接触的部分。镜腿长度应能调节以保证验光镜片在被检者眼前的正确位置。

（4）轴位刻度：试镜架的镜框上带有的柱镜轴位和棱镜基底的刻度，刻度范围至少为 180°。刻度值沿顺时针方向增大，其最小分度不大于 5°。刻线平直均匀，无断折、无毛边。验光镜片在每个镜框中能围绕光轴平滑旋转 180°。

2．试镜架的类型

（1）瞳距固定试镜架：两个镜框的中心距离为固定偶数，瞳距一般为 56mm、58mm、60mm、62mm、64mm、66mm、68mm、70mm 等。通常成套使用，以满足不同的瞳距需求。镜框边侧旋扭可改变柱镜、棱镜试镜片轴线位置，框上有刻度指示位置标记，水平线左侧为 0°，右侧为 180°，纵线为 90°（图 3-9-2）。

（2）瞳距可调试镜架：在一定的瞳距范围内，两个镜框的中心距连续可调，以保证验光镜片的几何中心距与瞳距一致。镜框边侧旋扭可改变柱镜、棱镜试镜片轴线位置，框上有刻度指示位置标记，水平线左侧为 0°，右侧为 180°，纵线为 90°；镜架两端旋扭为调节瞳孔距离，正中上端旋扭为调节鼻托位置，以保证与被检者瞳距的一致性（图 3-9-3）。

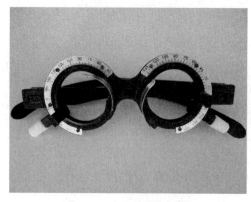
图 3-9-2　瞳距固定试镜架

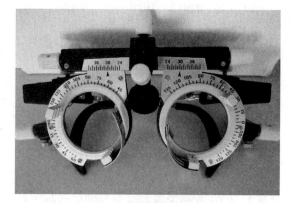
图 3-9-3　瞳距可调试镜架

二、插片主觉验光的方法

单纯插片法是最早的验光法，远远早于检影验光和综合验光法。早期的插片法，没有客观验光的初始数据，唯一的线索就是视力。根据被检眼的初始视力，给被检眼戴上不同符号、度数的镜片，根据其视力变化，分析和测定其屈光状态，选择合适的镜片，矫正其屈光不正，这种方法为单纯插片法。

现在的插片法（简称插片法），是在检影验光或者电脑验光的基础上，然后在试镜架上增、减镜片或使用交叉柱镜等技术，进一步确定被检眼的屈光状态。该方法对于没有综合验光仪的诊室或者不能接受综合验光仪验光的被检者，具有一定的意义。

（一）单纯插片法

视力是插片法的主要指标。远视力正常时，其屈光状态，可以是正视、能代偿的远视或低度散光。如果远视力正常，可先加 +0.25DS 镜片，视力减退则提示为正视，视力无改变或较原来更清楚些则为远视，可递加 +0.25DS，直到视力开始减退终止，视力减退前的镜片度数为其远视度数，即最高度数正镜最好矫正视力。

如果远视力不到 5.0，则近视、远视、散光均有可能，这时先加凸透镜片，如能增加视力则证明为远视，然后递加凸透镜片以达到其最高度数正镜最好矫正视力。反之，加凸透镜片，视力反而减退，则为近视，可递增凹透镜片以达到其最低度数负镜最好矫正视力。如果用凸、凹透镜后视力虽然提高但未达到正常视力水平，加用柱镜。先加 +0.50DC 柱镜，轴向 90°，然后逐渐转动其轴向，让被检者评判，寻找较好视力的轴向。轴位确定后，再加减度数，直到最好视力。用负柱镜时，轴向在 180°，然后逐渐转动其轴向，让被检者评判，寻找较好视力的轴向。轴位确定后，再加减度数，直到最好视力。

（二）插片法

在检影验光、电脑验光、焦度计测量原眼镜度数的基础数据的前提下，在试镜架上，根据被检眼的视力，对被检眼的屈光状态进行进一步精细验证的方法，称为插片法。通常先插上检影验光、电脑验光或原眼镜度数的镜片，在此基础上眼前加上 +0.75～+1.00DS，直至被测者视力水平下降到 4.5～4.7（0.3～0.5）范围内，之后递减 +0.25DS 或者递加 -0.25DS，每递减 +0.25DS 或者递加 -0.25DS 查一次视力，尽量鼓励被检者尽力读出更小一行的视标，如果仅仅是看得清楚而读对的视标数量没有提高，则最后一个 -0.25DS 不给，此时认为达到了单眼初次的 MPMVA 的终点。如果最后一个 -0.25DS 看视标变小变黑不接受给镜片，此时认为达到了单眼的初次 MPMVA 的终点。

指导被检者看双色实验视标（红绿视标），先看绿色半边视标，后看红色半边视标，再看绿色半边视标，比较两种背景下的视标是否同样清晰，如果红色视标更清晰，需要增加 -0.25DS 或减少 +0.25DS；若果绿色视标更清晰，需要减少 -0.25DS 或增加 +0.25DS。反复上述步骤，直到使红绿视标同样清晰；如果单眼无法达到红绿视标同样清晰，直到一个 -0.25DS 使绿色半边视标更清晰终止。

如果基础数据已经有散光，则需要使用交叉柱镜（JCC）进一步验证散光的轴向和度数。插片法使用的 JCC 为手持式交叉柱镜（见图 3-5-1），常用的有 ±0.25D 或 ±0.50D，检查方法同综合验光仪。注意使用 JCC 验证散光的轴向和度数时，手持式交叉柱镜的轴和手柄不容易稳定对准，翻转操作时容易偏离轴向和位置，这样可能显著地降低散光验证的准确度，值得重视。有条件的诊室尽量使用综合验光仪。

对于基础数据没有提示散光的被检眼，可以给被检眼看散光表，以确定有没有散光，检查方法同综合验光仪。如果不同线条的清晰度有差异，则有散光。根据线条清楚的方向，确定散光轴向和散光度数，之后应继续使用 JCC 进一步验证散光的轴向和度数。

单眼再次 MPMVA 和再次双色实验，方法同综合验光仪。

单眼验光结束后进行双眼平衡，在插片主觉验光时双眼平衡的方法为遮盖分视法（交替遮盖）。交替遮盖所用视标为最好视力的那一行，打开双眼进行左右眼交替遮盖，请被检者分辨这一行视标。如果有一只眼看得清楚，调整清楚眼的屈光度数（一般球镜加 +0.25DS），再进行比较直到双眼同样清楚。如果无法达到双眼清晰度相同时，需要判断哪一只眼为优势眼，保留优势眼更清晰。

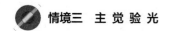

最后进行双眼红绿试验,保证在双眼状态下,两区域视标清晰度一致;如果不能一样清晰,保留红色区域内视标比绿色区域内视标稍清楚。

三、插片主觉验光的优缺点

（一）插片主觉验光的优点

1. 设备简单　包括一个标准验光镜片箱、视力表及试镜架等,此类设备结构简单、经久耐用,价格相比综合验光仪便宜。

2. 操作方法简便　检查者根据被检者的主观反应,适时更换镜片即可,无需复杂的操作流程。

3. 效果接近真实眼镜　被检者可以根据自身的习惯配戴插片验光的试镜架,后顶点距离误差少;近距离检查时,视标或读物可放在接近于自然视觉的角度和位置;试镜架比综合验光仪体积小,近感知性调节刺激少。因此,试镜架插片验光其效果接近真实眼镜。有经验的检查者遵循操作规范及应用一定的操作技巧,可以得到非常精确的检查结果。

4. 适用范围广　没有屈光度范围限制,可通过镜片组合出任意矫正度数。

（二）插片主觉验光的缺点

1. 部分人群不适合　插片验光是主觉验光的一种,需要被检者对不同的试镜片及时做出正确的反应,因智力障碍、低龄儿童等特殊人群无法用插片验光来获取屈光不正矫正处方。

2. 舒适度差　镜片和试镜架的重量负荷,以及频繁更换镜片的步骤均会导致被检者检查过程中舒适度不佳。

3. 操作时间可能较长　对于初学者,因无法恰当估算试镜片更换的幅度,导致镜片更换次数增多,操作时间延长。

4. 检查者学习期限长　虽然插片验光步骤简单,但如何使用最少的镜片更换次数获得检查结果,检查者需要较长一段时间的实践与经验总结。

四、插片主觉验光的用途

插片验光具有设备简单、操作方法简便的优点,但也有一定的局限性,主要应用于以下情况:

1. 学校招生、征兵体检　学校招生、征兵体检一般安排在封闭临时场所中进行,不具备综合验光仪等大型验光设备;而且此类体检一般要求在较短时间完成较大的工作量,对验光的速度要求较高,插片验光能很好的胜任这个"角色"。

2. 诊断验光　验光是眼病诊断前期的必需步骤,是最常见的辅助检查之一。诊断验光的特点是对屈光不正度数的要求并不需要十分精确,更注重检查速度和矫正视力,插片验光可以满足以上要求。

3. 基层医疗机构　随着社会的发展,人们对视觉的要求越来越高。在人员、经费相对不足的基层卫生机构,开展相对简单的插片验光,可以为群众提供基本的屈光检查服务,并对视光相关疾病的筛查提供帮助,减少一些可避免盲。

第二部分　技能要求

一、目的

1. 能够说出验光镜片箱各类镜片的名称与用途。

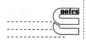

2．能够根据被检者的瞳距选择瞳距固定试镜架、根据被检者的瞳距对瞳距可调试镜架进行调整。

3．掌握插片主觉验光的方法,为被检者确定屈光不正度数。

二、操作步骤

（一）使用设备

验光镜片箱、试镜架、视力表等。

（二）步骤

1．对验光镜片箱内的镜片(正球面透镜、负球面透镜、正柱面透镜、负柱面透镜、棱镜片、遮盖片、磨砂片、针孔片、裂缝片、无色片、有色片、十字线片、JCC 片、马氏杆片、平光片)进行识别,并说出各类镜片的用途。

2．检查试镜架是否完好,根据被检者的瞳距选择瞳距固定试镜架、根据被检者的瞳距对瞳距可调试镜架进行调整。遮盖左眼,先检查右眼。

3．在试镜架上放置检影验光、电脑验光或原眼镜度数(只放置球镜,不放任何柱镜),在其结果上加 +0.75～+1.00DS,使其雾视,远视力控制在 4.5～4.7(0.3～0.5)左右。

4．逐渐减少正镜度数(即增加负镜度数),使远视力提高至最好矫正视力。

5．进行第一次红绿试验 在被检者单眼前相当于 5m 处打出"红绿视标",让被检者注视红绿视标,嘱被检者先看绿色半的视标,然后看红色半的视标,再看绿色半的视标,比较哪个颜色背景下的视标比较清楚。如果同样清楚(或模糊)证明 MPMVA 正确,终止检查;如果红色清楚,说明还有部分雾视,减去 +0.25DS,直到两者同样清楚为止;如果绿色清楚,说明正镜片矫正不足,应该增加 +0.25DS,直到同样清楚为止。在红、绿两边不能同样清晰的情况下,则采用红色半边视标较清楚时,减一个 +0.25DS(加一个 −0.25D)变为绿色半边视标清楚作为终点。

6．逐渐减少正镜度数(即增加负镜度数),使被检眼低度雾视。让被检者注视散光表,检查被检者是否有散光,并找出散光的初始度数和轴向。具体步骤同任务四。

7．如果在第 6 步中提示被检者有散光,则需要使用 JCC,进一步验证散光的轴向和度数。具体步骤同任务五。

8．单眼再次雾视去雾视,再次红绿试验。详细步骤同第 3～5 步。

9．遮盖右眼,按上述 3～8 步对左眼进行操作。

10．在双眼分别完成插片验光的基础上,运用遮盖分视法对双眼进行平衡核查。

11．进行双眼红绿试验,保证在双眼注视的状态下,两区域视标清晰度一致;如果不能一样清晰,保留红色区域内视标比绿色区域内视标稍清楚。

12．测定视力 让被检者注视远视力视标,分别测定右眼、左眼单眼视力和双眼视力。

13．记录 球镜 / 柱镜 × 轴向＝矫正视力。

三、注意事项

1．试镜架使用前应检查镜架表面是否平滑,不得带有任何可能对被检者造成伤害的尖角和锐边。

2．试镜架、镜片箱内镜片使用时应轻拿轻放,储存时应注意通风干燥,防止受潮。

3．在操作过程中,注意与被检者进行沟通。提醒被检者在整个插片验光过程中不能眯眼。

4．根据需要选择换片级距,必要时注意换片级距尽可能小一些,尤其是当矫正远视力已达到 4.8 以上时只能加 0.25DS/ 次。

5．对于远视性屈光不正的被检眼,必须遵循"先加后换"原则,即先放上所需加置的正

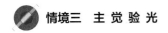
性镜片再取下原有镜片，在整个过程中，被检者眼前一定不能出现"无片状态"。对于近视性屈光不正的被检眼，则遵循"先换后加"原则。

6. 如果无法达到双眼清晰度相同时，需要判断哪一只眼为优势眼，使优势眼感到略为清晰一些。

7. 对于存在红绿色盲、色弱的患者，虽然辨出红绿视标较为困难，但也可判断不同灰度视标的清晰度，检查者可根据判定结果确定红绿视标法验光终点。

8. 对于存在红绿色盲、色弱的患者，也可考虑采用远交叉视标进行球镜屈光不正的确定。

9. 在单眼插片验光中，未检查眼必须用遮盖片遮盖。

任务十　用试镜架进行试戴调整

第一部分　知识要求

一、试戴调整的目的

验光的光学目的是通过矫正镜片使视网膜与无限远处物体产生共轭，然而被检者是人，故其功能性目的是确定让患者能取得清晰、舒适视觉的眼镜。验光的理想目标是：视物清晰、舒适阅读、配戴持久。但是在实际的验光过程中，验光结果只是在特定环境下的测量结果，而实际生活中配戴眼镜有不同的自然环境和空间体验，这就需要在配镜之前必须经过试戴调整阶段。

该阶段必须让被检者通过试镜架直接配戴验光度数，让被检者看远、看近、行走等，亲自主观评价清晰度、舒适度和持久度，让被检者自己找出问题，检查者收集试戴过程中被检者的反馈，根据反馈信息并结合从开始进行的各项检查包括病史、眼外部检查、屈光检查等所获得的所有信息进行全面衡量，并考虑被检者生活方式、视觉需要、对矫正眼镜屈光变化适应能力对验光度数进行适当修正和调整，直到满足被检者的视力需求为止，从而达到清晰、舒适、持久的目的。该过程也称为试镜技术，实际上该过程不仅仅是一次试戴，更是检查者经验和科学判断的有机结合，是将验光结果与被检者屈光问题达到完善解决的重要过渡步骤和综合判断。有时需要在清晰度和舒适度之间寻求一个平衡或者妥协，最后得到一个最适合被检者的个性化配镜处方。

二、试戴调整的方法

根据被检者的瞳距选择合适的试镜架，将屈光检查所得的结果整理后放于试镜架上，试镜架的镜片插槽从里往外一般有四个，为了尽量减少试戴镜片和配镜处方的差异，镜片放置一般遵循以下原则：球镜放里面插槽，柱镜放外面插槽；尽量减少镜片数量（增加镜片透光率）；镜片组合时用最大度数与最小度数组合；组合镜片中较高度数更贴近眼。

调整镜架使镜架距眼远近适当、两边保持平衡、被检者双眼瞳孔位于两镜圈中心（图3-10-1）。指引被检者看远物、走路（当配镜为远用时），看近阅读（当配镜为近用

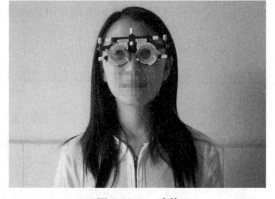

图 3-10-1　试戴

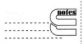

时),时间一般为 15～30min,询问是否满意。

若主诉视物不清晰、不舒适,则以下方法调整直至获得清晰舒适感觉。增减球镜,每次 0.25DS;增减柱镜,每次 0.25DC,但同时要对球镜作相应调整,以维持处方的等效球镜度;移动柱镜轴靠向被检者既往处方上的轴位或靠向 90°或 180°方向。

对散光者通过屈光检查所取得的验光结果,仅是针对眼的光学矫正而言,但是试戴后每每出现视物变形,头晕甚至呕吐等,尤其是散光度数大、轴位不在水平或垂直位置、既往无戴散光镜史的年长患者更多见,所以应试戴较长时间,并考虑被检者年龄、职业、既往戴镜史、戴镜日期长久、散光度数、轴位以及镜片材质、加工方式(内散、外散)等。对不适症状严重者应使新配柱镜轴位尽量靠向原镜,或 90°、180°,并依等效球镜值原则减柱镜、加球镜(制作时也应将基弯做的尽量和原用镜一样,散光部分做在同一面上,以使矫正眼镜放大倍率尽量接近),直至试戴一段时间,被检者自觉满意才可开出处方。

三、配镜处方的书写

试戴调整满意即可开配镜处方。处方的书写规范如下:

1. 处方有远用、近用两种,请注明。

2. 注明眼别、球镜度数、柱镜度数、柱镜轴向、矫正视力、瞳距(远或近)、近附加。

3. 屈光度带上 +、- 符号,小数点后写出两位数字,单位 DS、DC,球柱联合符号为 /。

4. 用来表示度数的(°)容易与 0 相互混淆,如 10°容易写成 100,上标请省略。

5. 柱镜轴向永远不大于 180°,以负柱镜表示常见,如 -1.00DS/-3.00DC×170。

案例 3-10-1 XXX,女,50 岁

远用　　OD:-3.00DS/-1.50DC×170=5.0

　　　　OS:-4.00DS/-1.00DC×10=5.0

近用　　OD:-1.50DS/-1.50DC×170=5.0

　　　　OS:-2.50DS/-1.00DC×10=5.0

PD　　Distance(远)64mm　　Near(近)60mm

第二部分　技能要求

一、目的

1. 掌握试戴的方法,能为不同类型屈光不正的配镜者进行试戴。

2. 能够依据试戴的结果进行适量的调整。

3. 能够根据试戴调整的结果规范书写配镜处方。

二、操作步骤

(一)使用设备

试镜架、试镜片箱、远视力表、近视力表等。

(二)步骤

1. 根据被检者的瞳距选择合适的试镜架。

2. 整理通过屈光检查后所得的验光结果。

3. 将整理后的试镜片放于最接近眼镜形状的试镜架上,尽量减少试戴镜片和配镜处方的差异,球镜应放在试镜架的里面插槽内,柱镜放在前边插槽,并再次调整镜架,使镜架距眼远近适当、两边保持平衡、被检者双眼瞳孔位于两镜圈中心。

4. 指引被检者看远视力表（当配镜为远用时），或看近视力表（当配镜为近用时），询问是否清晰与感觉舒适。

5. 若主诉视物不清晰、不舒适，则按以下方法调整，直至获得清晰舒适感觉：

（1）增加正球面透镜，每次 +0.25DS。

（2）增加负球面透镜，每次 −0.25DS。

（3）移动柱镜轴靠向被检者既往处方上的轴位或靠向 90° 或 180° 方向。

（4）减少柱镜度，每次减少 0.25DC，但同时要对球镜作相应调整，以维持处方的等效球镜度。

6. 让被检者戴试镜片走走路，看看书，上下楼梯，再了解其是否有异样感觉，如反复检查无误，但被检者仍感觉物体总有两个影像、眼睛疲劳等，应进一步进行眼位检查。

7. 被检者如系散瞳验光，记录散瞳前后裸眼视力，并记录散瞳后检影结果。待瞳孔恢复正常后（如系滴用阿托品，为时约 3 周，如滴用后马托品，托吡卡胺，则需 1 周）复验试戴，结合检影结果进行系列屈光检查，直至达到较好视力而又感觉舒适即可处方配镜。

8. 根据试戴调整的结果规范写出配镜处方。

三、注意事项

1. 试镜架、镜片箱内镜片使用时应轻拿轻放，储存时应注意通风干燥，防止受潮。

2. 试镜架使用前应检查镜架表面是否平滑，不得带有任何可能对被检者造成伤害的尖角和锐边。

3. 在试戴过程中，注意与被检者进行良好的沟通，提醒被检者在整个试戴过程中不能眯眼。

4. 试戴时间一般控制在半小时内。被检者有散光时，尤其是年龄大，散光度数重、轴位倾斜而且既往从未戴过散光镜者均应试戴较长时间。

5. 试戴调整是一个结合视觉心理因素与临床解决能力的过程，必须耐心倾听被检者试戴后的主诉，认真细致地反复检查修正，不要怕麻烦，总之要以被检者能适应为前提。

6. 试镜架试戴效果和实际眼镜的配戴效果并不一定相同，可能受到以下因素影响：镜片材质、镜片的后顶点距离、镜片的折射率、镜架前倾角和镜面夹角、镜片设计类型。要耐心为被检者解释，结合眼镜的特性予以详尽圆满地解答和说明，使其能了解有些不适在经过几天适应后便能自行消失，尽可安心戴用。

本情境知识小结

本情境从主觉验光前进行综合验光仪的调整开始，讲述了主觉验光方法的雾视技术、红绿双色试验、JCC 验证散光轴向和度数、双眼平衡、散光表、裂隙片的原理、方法。通过本情境的学习，要求学生掌握主觉验光相关原理和技能，能完成主觉验光。

（尹华玲 严 晶 徐 良）

二维码 3-9
扫一扫，测一测

参 考 文 献

1. 瞿佳. 眼视光学理论和方法. 第 3 版. 北京：人民卫生出版社. 2018.

2. 齐备. 实用验光学. 北京：中国轻工业出版社. 2014.

3. 刘晓玲. 验光技术. 第 2 版. 北京：高等教育出版社. 2015.

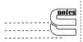

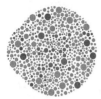

情境四　老　视　验　光

老视（presbyopia），俗称老花。老视是一种自然的生理现象，随着年龄增长，由于晶状体的调节能力和睫状肌的力量下降，不能对眼前特定距离目标进行清晰聚焦，从而出现视近困难、阅读需要更强照明、视近不能持久等现象。以致在近距离工作中，必须根据其远用屈光不正状态，附加相应的正镜片，弥补其调节力不足。老视是一种生理现象，不是病理状态，也不属于屈光不正，老视是人群步入中老年后必然出现的视觉状况，且不可避免。

老视的发生机制目前尚不明确，学术上有各种争论。如：晶状体囊核变硬及折射率的变化、晶状体膨胀、晶状体囊膜弹性减低、睫状肌张力减低、睫状体与晶状体之间的空间减少、悬韧带张力的变化等，但究其根本因素还是调节功能逐渐降低，从而引起老视。

老视的常见症状主要见于以下方面：

1. 视近困难　在早期从看远到变为看近时，会感觉视物模糊，一会儿才开始清晰；继而会不自觉头向后仰。喜欢通过手臂伸直、书报拿远的方法增加阅读距离，从而减少调节需求以满足视近阅读。因此出现实际生活中很多人40~45岁就出现老视症状，但是配戴老视眼镜时间却延迟的现象。视近困难发展到最后，甚至出现完全不能视近阅读的症状。

2. 阅读需要更强的照明　在晚上或者较暗的环境中阅读困难，原因在于照明不足不仅使文字与书本的对比度降低，还使瞳孔散大，而瞳孔散大又使视网膜上形成较大的弥散圈，因而使阅读困难的症状更加明显。所以老视者阅读时喜欢较亮的灯光，而且还习惯将灯光放在书本和眼的中间，这样不但可以增加书本上的照明强度，还可以使瞳孔缩小、加大景深，视网膜弥散圈缩小，从而提高视力。但更高龄人群因老化可使瞳孔变小，故部分更高龄人群虽然失去了调节力，但仍然可以看清一般细小的物体。

3. 视近不能持久，易出现视疲劳　老视者早期的调节虽然不足，但在超负荷的状态下仍然可以近距离阅读，但不能持久，由于调节集合的联动效应，又会引起过度的集合，故阅读数分钟后，某些老视者会出现恶心、头晕等症状，或者流泪、头痛、眼胀和眼部发痒等视疲劳症状。

老视的表现具有个体性差异，与个人的眼屈光状态、阅读要求、视近习惯、职业及爱好等因素都有关。近距离工作者老视的表现一般会比以观看远距车辆和交通灯为主要任务的交通警察强烈得多。又如随着被检者年龄的增大，当使用最大调节也无法满足视近阅读时，老视者就放弃，因而视近不能持久，出现视疲劳相关症状反而减弱或消失。

对老视产生的时间和严重程度产生影响的相关因素主要见于以下方面：原先的屈光不正状况、身高、阅读习惯、照明、全身健康状况以及人种、地域等。与老视发生发展相关的因素具体包括：

1. 各种屈光状态与老视　无论是正视眼、近视眼还是远视眼，任何屈光状态人群均会出现老视现象，但表现和出现时间各不相同，通常远视患者出现老视症状较近视患者更早。

2. 用眼方法及配戴方式　调节需求与阅读距离有关，因此，近距工作需求大者较容易出现老视的症状。老视的出现也与配戴方式有关，例如：配戴框架眼镜比较配戴角膜接触镜的近视者，由于存在镜眼距，减少了同样阅读距离的调节需求，因此，通常比配戴角膜接触镜者出现老视症状要晚。

3. 身高　长手臂者比短手臂者有较远的阅读距离，所以调节需求也相对较小，因此长手臂者较晚出现老视症状。

4. 种族、地理位置及温度　研究表明生活在赤道附近的人们较早出现老视症状，说明老视与种族、地理位置及温度有关。

5. 药物的影响　服用胰岛素、抗焦虑药、抗忧郁药、抗精神病药、组胺药、抗痉挛药和利尿药等的患者，由于睫状肌的松弛，会比较早出现老视。而常年使用缩瞳剂的人，由于睫状肌痉挛，瞳孔缩小，眼屈光力增加，反而较晚出现老视症状。

6. 其他影响因素　例如工作环境照明、日常光线、全身健康状况以及人种地域等。

老视验光根据年龄和屈光状态，结合不同阶段、不同的老视验光方法的合理运用，结合被检查者的知觉能力来确定老视的具体程度，通过让被检查者不断比较不同镜片带来视力（视觉）的改变，据此找到用来达到最佳老视矫正的眼镜度数的方法。老视验光和调节相关测量密切相关，所以很多时候需要确定被检者的调节幅度。

老视验光步骤分为三个阶段：初始阶段、验证阶段和确定阶段。初始阶段的任务是试验性近附加的确定；验证阶段的任务是精确近附加的确定；确定阶段的任务是近附加的试戴与最终调整。

老视验光的目的是解决老视人群近距离的阅读困难和视疲劳。它是通过一系列屈光检测的方法来完成的。老视验配期望达到理想的视觉功能，包括具有足够的调节幅度、看远处于正视状态、看近能够较长时间的阅读不感到疲劳、具有良好的调节范围等。所以本情境中,分以下四部分任务介绍老视的验配。

任务一　老视验光前调节幅度的确定

第一部分　知 识 要 求

一、老视相关调节概念

(一)调节及其相关概念

人眼在视近时,通过改变晶状体曲率以增加眼的屈光力,使近距离物体仍能成像在视网膜上,以达到视物清晰的作用称为眼的调节(accommodation)。

远点:又称调节远点,当人眼在调节静止时,所能看清的最远一点称为调节远点,这时眼的屈光力为最低。正视眼的远点在无限远处,近视眼的远点在眼前有限距离,远视眼的远点成虚点,在眼球后面。

近点:又称调节近点,当眼在动用最大的调节力时,所能看清楚的那一点称为调节近点,此时屈光力达最高限度。正视眼和近视眼的近点均在眼前某一距离,远视眼的近点取决于远视的程度和调节幅度的大小。

调节范围:远点和近点之间的距离,为调节范围,又称为明视范围。

调节力:调节作用时,因晶状体变化而产生的屈光力,以屈光度(D)为单位来表示。

在近距离视物的情况下,所使用的调节力对于判断视疲劳以及确定老视处方具有重要意义。此时的调节力 $A = 1/X +$ 运用屈光不正。其中 A 代表调节力,单位为屈光度(D),其中 X 为工作距离或阅读距离,单位为米(m)。

案例4-1-1　问:正视眼,假设注视40cm,请问调节力为多少?

解析:40cm = 0.40m　调节力 $A = 1/X +$ 运用屈光不正 $= (1/0.40) + (0) = 2.5D$

案例4-1-2　问:近视眼 −3.00D,假设注视33cm,请问调节力为多少?

解析:33cm = 0.33m　调节力 $A = 1/X +$ 运用屈光不正 $= (1/0.33)3 + (-3) = 0D$

案例4-1-3　问:远视眼 +2.00D,假设注视33cm,请问调节力为多少?

解析:33cm = 0.33m　调节力 $A = 1/X +$ 运用屈光不正 $= (1/0.33) + (+2) = 5D$

所以调节力与远用屈光不正和注视目标的距离有关。在相同注视目标的情况下,不同屈光状态所使用的调节量与远用屈光不正相关,近视眼所使用的调节力最小,远视眼所使用的调节力最大。当然,在相同屈光状态下所使用的调节力与注视目标距离有关,即注视目标越近,所使用的调节力越大。

调节幅度(amplitude of accommodation,AMP):近点和远点所使用调节力(单位:屈光度D)之差,称为调节幅度,调节幅度即为眼球所能产生的最大调节力。如果调节远点位于光学无穷远处,那么调节幅度就等于是调节近点即近注视距离的倒数。

(二)调节机制

调节时眼屈光系统的改变,主要表现在晶状体。关于调节机制的细微环节,至今仍存在着争论,但是Helmholtz学说被认为是最经典的调节机制学说。

Helmholtz在1885年通过对晶状体的前表面和后表面成像的研究,得到这样的结论:在调节的过程中,晶状体的前表面向前拉伸,而晶状体的后表面几乎不变。在非调节的状态下,晶状体的前表面几乎是一球形,曲率半径约是11mm至12mm。在调节的状态下,晶状体的中间(约3mm)范围变凸,成一曲率半径为5mm左右的球形,而晶状体的周边区几乎不

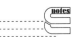

发生甚至有变平坦的趋势。晶状体的前表面曲率随调节刺激的变化而变化。

处于调节状态时,睫状肌收缩,睫状肌顶端向前并向内移动,使得睫状肌环直径减小。睫状肌顶端的向前移动降低了悬韧带纤维的张力,因此对晶状体囊膜向外牵拉力减少,晶状体囊膜利用弹性牵拉晶状体成球形。随着晶状体厚度增加,晶状体前后表面曲率半径变陡,晶状体屈光力因此增大。

当调节停止时,脉络膜后部附着区牵拉睫状肌向后移动恢复非调节状态时较扁平的形状,因此悬韧带纤维张力被拉紧,牵拉晶状体恢复非调节状态时扁平的形状,从而降低晶状体的屈光力(图 4-1-1)。

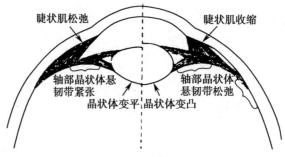

图 4-1-1　晶状体调节时变化

(三)调节与年龄

年龄与调节成反比例,随着年龄的增大调节力逐渐下降,从表 4-1-1 可以清楚地看到,随着年龄增长,调节幅度增加,近点渐进地后退。通常调节力每年大约下降 0.25～0.50D。10 岁时的调节力为 14.00D,其近点在 7cm 处。30 岁时已经退到 14cm,其调节力为 7.00D。到 40 岁时,近点退到 22cm,调节力只有 4.50D,这时眼的调节力就已不足以舒适地完成近距阅读,老视症状便开始出现。到 60 岁时,大约只残余 1.00D 的调节,此时,大部分人都需要视近矫正。

表 4-1-1　年龄与调节幅度

年龄 / 岁	近点 /cm	调节幅度 /D
10	7	14
20	10	10
30	14	7
40	22	4.5
50	40	2.5
60	100	1

二、老视验光的基础知识

老视验光实质上即在普通双眼屈光不正矫正的基础上,进行老视近附加的确定与试戴。客观验光和主觉验光是视远屈光矫正的验光方法,它的目的是为了使视远清晰,也就是使被矫正者在不使用调节的情况下获得最佳远视力,所获得的处方为远用处方;而近距验光是对于近视力所作的屈光矫正,所获得处方为近用处方,两者之差称为近附加(addition,ADD),又称下加光,是老视验光需要检测的项目之一。例如:某被检者:远用 OU:-4.50D;近用 OU:-1.75D;ADD:+2.75D。

从以上处方可以看出:远用矫正处方是双眼均为 -4.50D;近用矫正处方是双眼均为

−1.75D；近附加 ADD 是两者之差，就是 +2.75D。即远用处方 +ADD＝近用处方。

案例 4-1-4 某被检者：远用 OU：+2.00DS；近用 OU：+3.50DS；则 ADD：+1.50D。

案例 4-1-5 某被检者：远用 OU：−3.50DS/−1.00DC×90；ADD：+1.50D。近用 OU：−2.00DS/−1.00DC×90。

解析：远用矫正处方是双眼均为 −3.50DS/−1.00DC×90，近附加 ADD 为 +1.50D。其近用处方为远用处方与 ADD 相加之和，球镜代数和相加，柱镜度数、轴向不变。即近用矫正处方双眼均为 −2.00DS/−1.00DC×90。

老视验光前必须学会和理解调节幅度的测定，调节幅度的测定与近附加 ADD 的测定息息相关。

老视验光步骤分为三个阶段：初始阶段、验证阶段和确定阶段。初始阶段的任务是试验性近附加的确定；验证阶段的任务是精确近附加的确定；确定阶段的任务是近附加的试戴与最终调整。老视验光的目的是解决老视人群近距离的阅读困难和视疲劳。它是通过一系列屈光检测的方法来完成的。为了达到准确的老视验光，老视验光前应首先进行完全远屈光矫正，因此老视验光前准确规范的客观验光和主觉验光是老视验光成功的关键。

老视验光前还要进行眼位的调整以及双眼平衡，从而保证老视验光能在双眼同时视状态下检测。但也有个别的情况可以单眼检测，如：弱视、交替视力的验光等。

三、老视验光前调节幅度的确定

有几种可以测量和计算调节幅度的方法：经验公式法、移近 / 移远法、负镜片法、和 Donder 查表法。

（一）经验公式法

经验公式法根据年龄与老视的关系确定调节幅度。在人出生早期，人眼的调节幅度很大，随着年龄增大，每年下降约为 0.25～0.40D，这样到了 40 岁左右，眼的调节力已不足以舒适地完成近距离工作，老视症状开始出现，到了 45 岁左右，调节力进一步下降，大部分人都需要老视矫正。Hofstetter 通过统计分析，发现调节力与年龄呈线性关系，所以在 20 世纪 50 年代就提出了老视的经验公式：

最小调节幅度＝15−0.25× 年龄（实际工作中最常用）

平均调节幅度＝18.5−0.3× 年龄

最大调节幅度＝25−0.4× 年龄

实际工作中上最常应用的是最小调节幅度公式。但是通过三个公式，可以估算某一年龄段可能的调节幅度。例如某被检者，50 岁，根据公式其最小调节幅度为 2.50D，平均调节幅度 3.50D，最大调节幅度 5.00D。此种经验公式方法最为简单方便，但因个体差异，结果差别较大。但可作为老视验光的起点。

案例 4-1-6 某被检者，50 岁，计算其调节幅度。

根据年龄推算出，根据最小调节幅度公式 15−0.25×50＝2.50D

（二）移近 / 移远法

移近 / 移远法，包括单眼测试与双眼测试两种，在老视验配中，最常用的是单眼测试，通常先测右眼，后测左眼。原理为：首先对被检者进行远屈光矫正，只要找出调节近点，即产生最大调节反应的调节刺激位置，就能得到被检者的调节幅度。在检测中让被检者一眼注视视标（近距最好视力的上一行），并保持视标清晰，并要求其在视标首次出现持续模糊和再次清晰时立即报告。取两点离眼镜平面的距离（m）倒数的平均值为调节幅度。

（三）负镜片法

在远屈光矫正后，将视标固定于 **40cm** 处，眼前逐渐增加负镜片度数直至被检者不能看清视标。调节幅度即所增加的负镜片绝对值加上40cm处已使用的调节力(2.50D)。原理在于：对于固定一点的调节幅度分为两部分，一部分是已经使用的调节，另一部分是尚未使用的调节。用负镜片刺激出未使用的调节，再加上已使用的调节就得到全部的调节，即调节幅度。因此调节幅度应该等于所加负镜片总度数(取正值)加上工作距离的屈光度(40cm，对应加上 +2.50D)。

案例 4-1-7 例如某被检者 46 岁，在远屈光矫正后，将视标固定于 40cm 处，实际检测中眼前逐渐增加负镜至总度数为 −3.00D，被检者不能看清视标。求其调节幅度。

调节幅度：3.00+2.50＝5.50D

(四)Donder 查表法

Donder 通过大量人员的临床测量，列出了不同年龄组的调节幅度情况，可供参考，如下表 4-1-2 中的调节幅度数据。

表 4-1-2　各种年龄的调节正常值

(以角膜前 15mm 为前主焦点)

年龄/岁	调节最小值/D	调节平均值/D	调节最大值/D
8	11.6	13.8	16.1
9	11.4	13.6	15.9
10	11.1	13.4	15.7
11	10.9	13.2	15.5
12	10.7	12.9	15.2
13	10.5	12.7	15.0
14	10.3	12.5	14.8
15	10.1	12.3	14.5
16	9.8	12.0	14.3
17	9.6	11.8	14.1
18	9.4	11.6	13.9
19	9.2	11.4	13.6
20	8.9	11.4	13.4
21	8.7	10.9	13.1
22	8.5	10.7	12.9
23	8.3	10.5	12.6
24	8.0	10.2	12.4
25	7.8	9.9	12.2
26	7.5	9.7	11.9
27	7.2	9.5	11.6
28	7.0	9.2	11.3
29	6.8	9.0	11.0
30	6.5	8.7	10.8
31	6.2	8.4	10.5
32	6.0	8.1	10.2
33	5.8	7.9	9.8
34	5.5	7.6	9.5
35	5.2	7.3	9.3

续表

年龄 / 岁	调节最小值 /D	调节平均值 /D	调节最大值 /D
36	5.0	7.0	9.0
37	4.5	6.7	8.8
38	4.2	6.4	8.5
39	3.7	6.1	8.2
40	3.4	5.8	7.9
41	3.0	5.4	7.5
42	2.7	5.0	7.1
43	2.3	4.5	6.7
44	2.1	4.0	6.3
45	1.9	3.6	5.9
46	1.7	3.1	5.5
47	1.4	2.7	5.0
48	1.2	2.3	4.5
49	1.1	2.1	4.0
50	1.0	1.9	3.2
51	0.9	1.7	2.6
52	0.9	1.6	2.2
53	0.9	1.5	2.1
54	0.8	1.4	2.0
55	0.8	1.3	1.9
56	0.8	1.3	1.8
57	0.8	1.3	1.8
58	0.7	1.3	1.8
59	0.7	1.2	1.7
60	0.7	1.2	1.7
61	0.6	1.2	1.7
62	0.6	1.2	1.6
63	0.6	1.1	1.6
64	0.6	1.1	1.6
…	…	…	…
70	0.6	1.0	1.6

四、调节幅度检测的影响因素

1. 单眼和双眼测量　移近 / 移远法和负镜片法可单眼也可双眼测量,在双眼测量时,因为被检者要使用集合性调节,所以测得的调节幅度高于单眼测得的值。通常差别有 1.00D 左右。

2. 负镜片法中,因视标位置固定,在负镜片不断增加时,视标在被检者眼中所成的像逐渐变小,而移近 / 移远法中,随着视标逐渐移近,视标在被检者眼中所成的像逐渐变大。因此负镜片法所测得的调节幅度比移近 / 移远法偏小,这导致两种方法所测量的结果有一定差别。

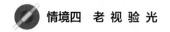

第二部分 技能要求

一、目的

1. 掌握调节幅度经验公式法的计算。
2. 掌握移近/移远法和负镜片法检测调节幅度的方法。
3. 熟悉 Donder 查表法。
4. 通过调节幅度的检测理解调节的相关概念，为老视验光提供准备。

二、操作步骤

（一）经验公式法

根据年龄与老视的经验公式直接计算获得：

最小调节幅度 =（15.0-0.25× 年龄）D

平均调节幅度 =（18.5-0.30× 年龄）D

最大调节幅度 =（25.0-0.40× 年龄）D

要求：计算 45 岁、50 岁、60 岁三个不同年龄的最小、平均、最大调节幅度。

（二）移近/移远法

1. 被检者双眼配戴完全矫正的眼镜，或使用综合验光仪的矫正度数。
2. 摆放好阅读卡。打开阅读照明。
3. 遮盖左眼，先测右眼。
4. 请被检者注视视标（近距最佳视力的上一行视标），并保持清晰。
5. 缓慢将视标从眼前 40cm 移近被检者，由远移近，直至被检者首次报告出现视标持续模糊。
6. 测量视标卡与眼镜平面的距离，换算成屈光度。此时视标与眼镜平面的距离为移近法的终点。
7. 要求被检者仍注视该行视标，检查者将视力表继续移近被检者使得视标模糊，然后慢慢移远，直到被检者报告视标再次变清晰为止。
8. 测量近距视力表离眼镜平面的距离为移远法的终点，换算成屈光度。
9. 取移近法、移远法屈光度平均值即为调节幅度测量结果。
10. 遮盖右眼，使用同样方法测量左眼。

在检测中让被检者一眼注视视标（近距最好矫正视力的上一行），并保持视标清晰，并要求其在视标首次出现持续模糊和再次清晰时立即报告。使用同样方法测量另一眼的调节幅度。

（三）负镜片法

1. 被检者双眼配戴完全矫正的眼镜，或使用综合验光仪的矫正度数。
2. 阅读卡置于 40cm 处。打开阅读照明。
3. 遮盖左眼，先测右眼。
4. 被检者注视视标（近距最好矫正视力的上一行），并保持清晰。
5. 逐步在被检者眼前增加负度数镜片（以每次 -0.25D 为级差），直至被检者首次报告出现视标持续模糊。
6. 所添加负镜度数总和的绝对值，加上 2.50D 就是调节幅度。
7. 遮盖右眼，使用同样方法测量左眼。

（四）Donder查表法

从Donder表中直接查找获得。表见4-1-2。

1. 查找45岁的最小、平均、最大调节幅度。

2. 查找50岁的最小、平均、最大调节幅度。

3. 查找55岁的最小、平均、最大调节幅度（三种不同）。

三、注意事项

1. 必须在远屈光完全矫正的基础上进行。

2. 在进行老视验光时，以上检测常双眼同时进行，但应考虑其与单眼检测的误差。

3. 移近/移远法时，视标移动速度要缓慢，大约2cm/s，接近近点时速度更要减慢。

4. 移近/移远法阅读卡起始位置，应在调节范围内。如被检者调节力不足，可先加小度数正镜片而后测量，但结果应减去所加正镜片度数。

5. 负镜片法加镜片间隔时间应为5s左右，以保证被检者在每次增加镜片之后有充足的时间恢复视标的清晰。

6. 为减少误差，可多次检测取平均值，但连续检测次数不应超过3次。

任务二　老视验光试验性近附加的确定

第一部分　知识要求

老视验光是在完全屈光矫正的基础上进行近附加的测量与确定，即远距验光矫正的基础上，进行近附加的测量与确定。远距验光通过客观验光和主观验光方法进行视远屈光矫正，其目的是为了使视远清晰，也就是使被矫正者在不使用调节的情况下获得最佳远视力，所获得的处方为远用处方。近距验光是对于视近工作所作的屈光矫正，所获得处方为近用处方。近用处方和远用处方两者之差称为近附加。

在远用屈光不正矫正的基础上，只需获得近附加，即可确定被检者的近用矫正处方。所以老视验光主要就是在远用屈光不正矫正完全的基础上，确定近附加的过程。老视验光ADD确认分为三个阶段：初始阶段、验证阶段和确定阶段。初始阶段的任务是试验性近附加的确定；验证阶段的任务是精确近附加的确定；确定阶段的任务是近附加的试戴与最终调整。本任务主要介绍初始阶段老视验光试验性近附加的确定。

试验性近附加是老视验光的开始。它的大小取决于随着年龄增大而减少的调节幅度和是否可以满足视近阅读所要求的调节需求。试验性近附加与年龄成正比，年龄越大，调节幅度越小，因而试验性近附加就越大。

老视验光，首先将综合验光仪近距验光进行以下调整准备，以适用于近距验光。在进行老视验光前应做以下设置：把瞳距杆拨到近用，并设置近用瞳距，打开近用照明，放置近用测量杆，放置近用测量卡，选用合适近用视标，选定合适的工作距离。

注意老视验光开始前设置近用瞳距。近用瞳距指双眼同时注视阅读距离上的视标时，此时瞳孔中心之间的距离。由于视近反射中的集合作用，近用瞳距要小于远用瞳距。因此老视验光中需要对被检者进行近用瞳距的测量。常用的方法有以下几种：

1. 直尺法测量　用直尺直接测量，方法简单、实用，但精确度不高。

2. 十字平光镜片法　用瞳距可调式试镜架和十字镜片进行测量，精确度高于直尺法。

3. 公式法　近用瞳距＝远用瞳距×（近用工作距离−12）/（近用工作距离＋13），其中单位均为 mm。

案例 4-2-1 远用瞳距为 64mm，近用工作距离如设为 35cm（350mm），则近用瞳距＝64×[（350−12）/（350+13）]＝60mm。

4. 近光心距简化公式法 如表 4-2-1。

表 4-2-1 常用阅读距离的近光心距系数

阅读距离/mm	近光心距系数
25	0.91
33	0.93
40	0.94

NPD（近用瞳距）＝FPD（远用瞳距）×近光心距系数

案例 4-2-2 远用瞳距 FPD 为 60mm，近读距离 25cm。求近用瞳距 NPD。

NPD（近用瞳距）＝FPD（远用瞳距）×近光心距系数

NPD＝60×0.91＝54.6mm

5. 瞳距仪测量 可准确测量双眼、单眼的近用和远用瞳距。

老视验光过程中，在综合验光仪近用瞳距、照明设置准确、远用屈光不正矫正的基础上，确定 ADD 按照所采用的检查流程分为：①老视试验性近附加的确定；②精确近附加的确定；③老视验光近附加的试戴与最终调整三部分。

试验性近附加的确定通过以下四种方法：

一、经验法

以年龄和原有的屈光不正状态为依据，如表 4-2-2。

表 4-2-2 不同年龄和不同屈光不正状态下试验性近附加参考表（阅读距离 40cm）

年龄/岁	近视、正视/D	低度远视/D	高度远视/D
33～37	0	0	+0.75
38～43	0	+0.75	+1.25
44～49	+0.75	+1.25	+1.75
50～56	+1.25	+1.75	+2.25
57～62	+1.75	+2.25	+2.50
≥63	+2.25	+2.50	+2.50

二、FCC法：使用融合性交叉柱镜（fusional cross cylinder，FCC）方法

FCC 法是检查双眼注视状态下，利用融合性交叉柱镜（FCC）方法观察近距离物体时被检者的调节状态。近距阅读时，对于阅读目标，当调节反应小于调节刺激，则表现为调节滞后。其滞后量与年龄相关。调节滞后是指调节反应量小于调节刺激量，调节超前指被检者的调节反应量大于调节刺激量。

案例 4-2-3 注视 35cm 处目标，调节刺激量应约为 1/0.35＝3.00D，如果动用的调节力为 2.50D，调节反应量小于调节刺激量差值即为调节滞后 0.50D；若被检者动用调节力为 3.50D，调节反应量大于调节刺激量的差值则为调节超前 0.50D。

老视常表现为调节滞后。因为老视的根源是由于调节力的下降，在视近阅读时，如观看 33cm 处物体，正常调节刺激量应为 1/0.33＝3.00D，而老视者因其调节力不足，如果动用的调节力只有 1.50D，就少于 3.00D 的调节刺激量，差值即为调节滞后 1.50D，对于阅读目标

的调节刺激,调节反应不足,这就表现为调节滞后,临床上可以通过测量其滞后的量来确定老视的试验性近附加。

交叉柱镜是由两个轴向互相垂直、度数相同、符号相反的柱镜所组成(图4-2-1),度数通常为±0.25D、±0.50D、±0.75D、±1.00D,交叉柱镜的手柄与交叉柱镜的正轴和负轴的夹角都是45°。交叉柱镜外观示意图如图4-2-2,也可直接利用综合验光仪上JCC完成测量。

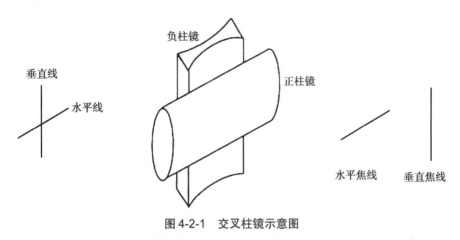

图4-2-1 交叉柱镜示意图

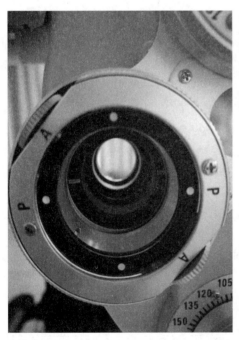
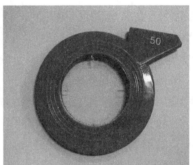
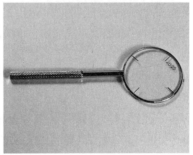

图4-2-2 常见交叉柱镜类型

FCC测试的注视视标为"#"字形视标,也称格子状视标,由两组互相垂直的直线构成(图4-2-3),在被检眼前加±0.50D的交叉柱镜,置负柱镜轴位在90°,即位于垂直向,视网膜上的像由于附加了交叉柱镜从原来一个焦点变成两条互相垂直的焦线。并且水平焦线在视网膜前0.50D,垂直焦线在视网膜后0.50D。被检者经过完全远屈光矫正,以保证在视网膜上成像为一个焦点,而后通过在被检者眼前加上±0.50D的融合性交叉柱镜,视网膜上的像因此而由一个焦点变成两条相互垂直的焦线,其中水平焦线在视网膜前,

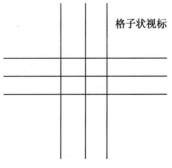

图4-2-3 FCC测试注视视标

垂直焦线在视网膜后。此时会有以下三种情况：

1. 调节刺激等于调节反应，最小弥散圈聚集在视网膜上，则看到水平和垂直的两组线条分别等距地落在视网膜前后，因此垂直线组与水平线组一样清晰，即横线竖线一样清晰。

2. 调节刺激小于调节反应，表现为调节超前，则最小弥散圈就聚集在视网膜前，这时垂直线离视网膜近，水平线远，因此垂直线组比水平线组清晰，即竖线比横线清晰。事实上，在被检者所具有的最大调节力大于调节刺激时，为维持物像的清晰，所动用的调节力总是与调节刺激是相等的，所以一般情况下，调节超前的现象少见，除非出现调节痉挛的现象。

3. 调节刺激大于调节反应，表现为被测眼的调节力不足，即调节滞后，那么最小弥散圈就聚集在视网膜后，这时水平线离视网膜近，垂直线远，因此水平线组比垂直线组清晰，即横线比竖线清晰。

所以当应用此方法进行老视验光的试验性近附加时，可逐渐在被检者眼前加正镜，使最小弥散圈前移，最终聚集在视网膜上，直至垂直线组与水平线组一样清晰。所加的正镜就是试验性近附加的值。

三、计算法——使用"一半调节幅度储备"原则

老视的矫正要求是在调节幅度低下的前提下，尽可能在验光处方、配镜选择上达到接近眼的正常视觉功能。保证较长时间的阅读不感到疲劳，从而需要眼在阅读时仍保留一定量的调节余地。经验上认为保留的调节应为调节幅度的1/2。这即为"一半调节幅度"的经验理论。

案例 4-2-4 某被检者，正视眼，46岁，阅读距离在30cm。根据其年龄和 Hofstetter 最小调节幅度公式的经验公式可以算出只有 15-46/4＝3.50D 调节，而调节需求却在 3.30D 左右，这样被检者的调节力已经达到极限。

在这种情况下，如果长期做视近工作，必然引起视觉疲劳，显然会出现调节不足的问题，老视从而发生。经验证明当所使用的调节力少于所拥有的调节幅度的一半以下时，才会感到舒适并能持久阅读。若所需的调节力大于调节幅度的一半以上，则会出现视疲劳症状，这就是"一半调节幅度"的经验理论。在完全屈光矫正的情况下，可以用下面的公式来表达阅读距离与调节需求的关系：调节需求＝1/阅读距离，调节需求单位为屈光度（D），阅读距离单位为米（m）。

计算法，即通过调节需求与调节幅度的计算方法计算试验近附加。

试验近附加＝调节需求（单位 D）-1/2 调节幅度。

此法适合于工作距离特别近的特殊工种者。试验性近附加与阅读距离成反比，阅读距离越远，调节需求就越小，因而试验性近附加就越小。又根据"一半调节幅度"经验理论，当被检者所使用的调节力少于所拥有的调节幅度的一半以下时，才会感到舒适并能持久阅读。由此看到老视的出现和阅读距离密切相关，是否需要配近用眼镜取决于阅读距离和调节幅度。

案例 4-2-5 两位被检者，同为44岁，同为正视眼。但一个职业为作家，视近距离要求25cm；另一个职业为警察，视近距离要求66cm。请问哪位会有老视症状发生？

根据经验公式，他们的调节幅度均为4.00D。又根据"一半调节幅度"的经验理论，他们可使用的调节幅度都是2.00D。作家要完成25cm的视近，需要4.00D的调节，4.00D的调节需求大于2.00D（即现有调节幅度的一半），显然调节需求不能满足；而警察要完成66cm的视近，需要1.50D的调节需求，1.50D的调节需求小于2.00D（即现有调节幅度的一半），显

然调节需求可以满足；因此作家出现老视症状，而警察没有。

案例 4-2-6　某被检者，52 岁，平时阅读距离为 50cm，问他是否能舒适阅读？试验近附加为多少？

根据其年龄和 Hofstetter 最小调节幅度公式，算出其调节幅度＝15.0−0.25×52＝2.00D，因为阅读 50cm 距离的书籍时，调节需求为 1/0.5＝2.00D。现在他只有 2.00D 的调节幅度，需要全部使用才能阅读，因此会出现老视症状，如要舒适阅读他只能使用的调节为 2.00/2＝1.00D，因此应该验配老视镜以达到舒适阅读的目的。试验近附加＝调节需求 −1/2 调节幅度，即初步试验近附加＝2.00D−2.00/2＝1.00D。

远视眼合并老视者裸眼视物时，要先使用一部分调节用于视远，视近阅读时需要的调节就高于其他人群，因此较其他人群早出现视近阅读调节不足的现象，近视眼合并老视裸眼看近时，可以少用一些调节，所以会比较晚出现老视症状。而戴镜时，老视症状是否出现只取决于被检者的调节幅度和阅读距离。

案例 4-2-7　一远视眼被检者，35 岁，OU：+3.00D，调节幅度：8.00D，阅读距离为 33cm，请问是否出现老视现象？

被检者如果配戴 OU：+3.00D 的远用矫正镜，可用的调节幅度仍为 8.00D，根据调节储备一半的经验，被检者最多使用调节幅度的一半为 4.00D 进行视近阅读，所以被检者可满足 3.00D 调节需求的要求，因此被检者不需要配戴近用眼镜。但如果被检者没有配戴远用镜片视近时，被检者看 33cm 的物体，需要动用 +6.00D 的调节，而这超过其调节幅度的一半，因此这时被检者出现了视近困难的老视表现。

案例 4-2-8　一近视眼被检者，45 岁，OU：−3.00D，调节幅度：3.50D，阅读距离为 33cm，请问是否需要配戴近用眼镜？

被检者在配戴 OU：−3.00D 远用矫正镜时，在 33cm 阅读距离的调节需求是 3.00D，根据调节储备一半的经验，被检者最多使用调节幅度的一半为 1.75D 视近阅读，和 3.00D 调节需求还有 1.25D 的差距，因此被检者需要配戴近用镜。但是如果被检者没有配戴远用镜，由于其屈光不正为 −3.00D，调节远点为 33cm，看 33cm 的物体时，不需要动用调节即可看清，所以就不需要配戴近用眼镜。

案例 4-2-9　一被检者，习惯阅读距离 40cm。具体可用以下两种方法获得试验性近附加。一种将最佳视力的上一行视标置于眼前并逐渐向眼移近，直至感觉视标模糊。如看清最小视标的最近距离为 25cm，则其调节幅度为 4.00D。根据公式，其试验性近附加＝2.50−4.00/2＝+0.50D。再一种可以让被测者注视距眼球 40cm 处的最好视力上一行视标，同时在其眼前加负镜，视标模糊时负球镜的度数再按"一半调节储备"公式换算即可得出其调节幅度。如眼前加"−1.50D"后视标模糊，则调节幅度为 2.00+1.50＝3.50D。则试验近附加＝2.50−3.50/2＝+0.75D。

案例 4-2-10　某被检者，50 岁，远视力正常，但不能在自己习惯的 30cm 阅读距离看书读报，试分析其调节力和阅读情况。

根据其年龄计算其调节能力：调节幅度＝15−0.25×50＝2.50D。可见该被检者的近点在眼前 40cm，40cm 以内的目标无法在视网膜上清晰成像，因此调节力无法满足在 30cm 阅读距离看书读报。

四、近视力判断法——以视力为依据判断试验性近附加的方法

如被测者按远屈光矫正时的近距视力为 4.8，增加 +0.50D 后近距视力增加至 4.9，再增加 +0.50D 则达 5.0。+1.00D 即其试验性近附加度数。

第二部分 技 能 要 求

一、目的

1. 会运用直尺法、十字平光镜片法进行近用瞳距的测量。

2. 能进行综合验光仪近距验光前的调整准备。为老视验光做好准备。

3. 会进行调节需求和调节幅度的测量和计算。

4. 能够进行经验法、FCC法、计算法、近视力判断法四种试验性近附加的检测。

二、操作步骤

（一）直尺法近用瞳距的测量

1. 检查者与被检者处于近工作距离，检查者左眼应正对被检者双眼中间。

2. 被检者双眼都注视检查者左眼。

3. 检查者把直尺水平向贴靠于被检者鼻根部，与镜眼距相似。

4. 检查者闭右眼，以左眼注视，将直尺零刻度对准其右瞳孔内缘。

5. 再看被检者左瞳孔外缘所对直尺上刻度即为视近瞳距并记录。

（二）十字平光镜片法近用瞳距的测量

1. 被检者戴上可调节瞳距的试镜架，其双眼前各放置一片十字平光镜片。

2. 令被检者双眼同时注视眼前阅读距离（如：33cm）处的目标如手指、笔杆等。

3. 调整镜架上的旋钮，使镜片十字刻痕交叉点正对准其后方瞳孔中心，此时镜架的瞳距刻度指针显示的数字即被检者视近瞳距。

（三）综合验光仪近距验光前的调整准备

综合验光仪可以进行多项设置，以适用于近距验光。在进行老视验光前应做以下设置：

1. 把瞳距杆拨到近用，并设置近用瞳距（图4-2-4）。

2. 打开近用照明，放置近用测量杆。

3. 放置近用测量卡，选用合适近用视标（图4-2-5）。

4. 选定阅读距离。

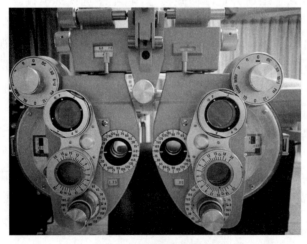

图4-2-4 设定近用状态

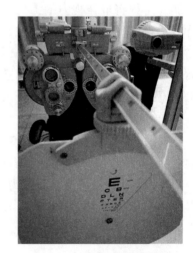

图4-2-5 放置近用视力表

（四）试验性近附加的确定——经验法

根据表4-2-2，分别确定以下不同年龄的试验近附加：

1. 45岁，远屈光状态为正视。

2. 50岁，远用屈光矫正度数为 OU −3.00DS＝5.0。

3. 55岁，远用屈光矫正度数为 OU +1.00DS＝5.0。

4. 60岁，远用屈光矫正度数为 OU +4.00DS＝5.0。

（五）试验性近附加的确定——融合性交叉柱镜（FCC）法

1. 调整配有交叉柱镜的综合验光仪。

2. 双眼同时打开，保证双眼同时视。

3. 完全远屈光矫正。

4. FCC视标置于被检者实际阅读距离，照明昏暗以减少景深、增加检测灵敏度。

5. 将交叉柱镜放在被检者双眼前，负轴（红点）在垂直位。即红点在垂直位，白点在水平位。

6. 请被检者判断垂直线组和水平线组，哪一组线条更清晰或一样清晰。

7. 如果被检者报告垂直线组比水平线组清晰，则降低照明；如果被检者报告水平线组比垂直线组清晰，或两组一样清晰，直接进入第9步。

8. 如果照明减低后被检者仍然报告垂直线条较清晰，翻转交叉柱镜，即负轴（红点）水平位再比较。即红点在水平位，白点在垂直位。

（1）如果被检者仍然报告垂直线组清晰，则该被检者总是垂直线组更清晰，结束测量，记录"垂直嗜好"。

（2）如果被检者报告水平线组清晰，则记录调节超前。

9. 如果被检者报告水平线组较清晰或两组线组一样清晰，双眼同时以 +0.25D 级差增加镜片度数，直至被检者报告垂直线组清晰为止。

10. 双眼同时减少正度数，直至两组线组同样清晰。

11. 所增加的正镜度数即为调节滞后量，可以作为试验性近距离阅读附加镜。记录：FCC＝×××。

（六）试验性近附加的测定——计算法

1. 完全远屈光矫正，并设置于综合验光仪上。

2. 选定阅读距离，选择合适的照明，双眼同时打开，保证双眼同时视。

3. 选择适合的近用视标。

4. 调节需求的计算或测量　测量估算阅读距离，并根据阅读距离计算出调节需求。

5. 调节幅度的获得

（1）采用移近/移远法、负镜片法测量获得。

（2）采用 Donder 查表法和经验公式法计算获得。

6. 根据调节幅度一半储备原则计算获得试验性近附加，并同时置于双眼前。

（七）试验性近附加的测定——近视力判断法

1. 完全远屈光矫正，并设置于综合验光仪上。

2. 选定阅读距离，选择合适的照明，双眼同时打开，保证双眼同时视。

3. 选择适合的近用视标。

4. 逐渐加正镜片，直到近用视力为5.0。

三、注意事项

1. 近用瞳距检查时，检查者与被检者间相互位置应保持平视，并保持头位与眼位的静止。直尺必须放在眼镜的平面位置上。可多次测量取平均值。

2. 老视验光前应该把远屈光矫正度数设置于综合验光仪上，并在此基础上设置试验性

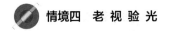

近附加。根据不同情况,可选用双眼同时打开或单眼测试。

3. FCC法测定试验近附加时需要保证双眼完全远屈光矫正,否则检测结果误差大。FCC得到的值可作为试验性阅读附加镜的度数。FCC测试对于调节超前者应考虑调节痉挛或远屈光矫正不准等原因。对于垂直嗜好者,因其无法判断,故不能用这种方法来测量调节滞后量及确定试验性近附加。

任务三 老视验光精确近附加的确定

第一部分 知 识 要 求

老视验光在初步阅读附加即试验近附加的基础上,具体进行精确近附加的方法有以下三种:

一、负相对调节(NRA)/正相对调节(PRA)法

负相对调节(negative relative accommodation, NRA)是指在集合固定(双眼固视某一点)的情况下,能放松的调节,它可以用正镜替代,因此可用加正镜至模糊的方法测量,增加的正镜量就是负相对调节量。正相对调节(positive relative accommodation, PRA)是指在集合固定的情况下,还能使用的调节量,它可以用负镜刺激出来,因此可以用加负镜至模糊的方法测量,增加的负镜量就是正相对调节量。NRA是指被检者已经使用的调节,而PRA是指被检者尚未使用的调节,因此理论上两者的绝对值之和就应该是被检者的调节幅度。

当将阅读距离作为双眼固视点时,又遵从老视验光的"一半调节幅度储备"原则,此时,被检查者可增加或减少的调节力应该相等,也就是负相对调节(NRA)和正相对调节(PRA)的值应该相等。因此可以通过测量负相对调节(NRA)和正相对调节(PRA)来检验试验性近附加是否合适,并通过测量结果来对试验性近附加进行调整,从而完成验证精确近附加的工作。

精确近附加具体方法确定方法为,在通过上述经验法、FCC法、计算法、近视力判断法四种方法之一获得试验性近附加的基础上,通过测量负相对调节/正相对调节,获得精确近附加。将负相对调节和正相对调节检测结果相加后除以2,所获得度数加入原试验性近附加的结果中,即为精确附加度数。

公式为:精确ADD=试验性ADD+(NRA+PRA)/2。

案例4-3-1 李先生的阅读距离是40cm,完全远屈光矫正,在老视验光中,先给予+1.50D的试验性近附加。在此基础上双眼同时进行NRA/PRA测量,结果是:NRA为+3.00D, PRA为−2.00D。请问如何调整近附加?

李先生NRA为+3.00D, PRA为−2.00D。说明李先生在40cm阅读距离,还有+3.00D的调节放松空间,而只有−2.00D的调节刺激空间。所以应做以下调整:通过增加近附加使负相对调节(NRA)和正相对调节(PRA)的值相等。那么近附加的调整量就应该是:[(+3.00D)+(−2.00D)]÷2 = +0.50D。那么调整后的近附加就应该是:试验性近附加(+1.50D)与调整量的(+0.50D)之和,即为+2.00D。

因此,在精确近附加的确定过程中常用(NRA+PRA)/2的值作为近附加的调整量。

为了使调节放松,在测量中应先做NRA,即双眼同时加正镜片,这样可使调节先放松,然后再做PRA。若先做PRA,由于调节紧张会影响测量结果。

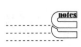

二、红绿试验法

不同波长的光线折射率是不等的。长波折射率低些,短波折射率高些。这一现象是设计红绿试验的原理。临床上使用红、绿两种背景的视力表,与中间波长的黄光相比,红光折射率较低,绿光折射率较高。对于一个完全矫正的眼球光学系统,黄光正好落在视网膜上的话,红光成像的位置应该在黄光后面(眼球后面);绿光成像的位置应该在黄光前面(视网膜前面),两者相差 0.50D(图 4-3-1)。被测眼完全矫正的话,用红、绿双色试验检查,被测眼感觉的红、绿视标的清晰度将是一样的,即红绿同样清楚或者同样模糊。红绿试验时,应该先看绿色视标,再看红色视标,比较两者的清晰度,最佳结果是两者同样清楚。由于红绿双色试验是由波长的折射率决定的,与视网膜本身的感觉色素没有关系,所以,该方法也可用于色盲的被检者,只是提问的方式有所不同。

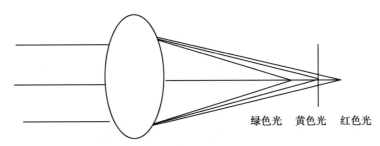

绿色光　黄色光　红色光

图 4-3-1　不同色光焦距的比较

在老视验光的精确近附加中,也可考虑用红绿试验法。被检者完全远用屈光矫正,而后双眼阅读距离看近视标卡中的红绿视标,会有以下三种情况:

1. 红清晰、绿模糊,说明试验性近附加过大,被检者表现调节超前,应递减 +0.25D 的正球镜。

2. 红绿一样清。说明试验性近附加合适。

3. 绿清晰、红模糊,说明试验性近附加过小,被检者仍表现调节滞后,应递增 +0.25D 的正球镜。

此方法也可用于试验性近附加的测定。当红清晰、绿模糊或红绿等清时,说明不存在老视;而当绿清晰、红模糊时,应递增 +0.25D 的正球镜,所加正球镜即为 ADD。

案例 4-3-2　一被检者 57 岁,经远屈光检查,右:−1.25DS/−0.50DC×5,左:−1.75DS/−0.50DC×165,双眼戴上矫正镜,近用 PD = 58mm。双眼同时辨识 33cm 处近用双色视标。被检者称:绿标清,红标模糊。双眼前逐渐增加正镜片,直至 +2.25DS,红绿等清。

ADD = +2.25D 近用度数为:右:+0.50DS/+0.50DC×95,左:+0.50DC×75(结果用正柱镜形式表示)。

三、MEM 动态检影法

精确近附加的确定也可以通过 MEM 动态检影法(monocular estimation method retinoscopy, MEM),即通过近距动态检影,了解被检者调节滞后或调节超前,从而对近附加进行调整的方法。被检者在完全远屈光矫正和试验性近附加的基础上,将中央有一个窥孔的 MEM 检影镜卡安装在检影镜上(保证检影距离与被检者阅读距离一致),当被检者在日常照明和习惯阅读距离观察视标时,快速检影。顺动表示调节滞后,逆动表示调节超前,中和现象表示调节刺激和调节反应相等。检查者中和至不动所需的镜片度数即为近附加的调整量。这种方法主要用于特殊情况下,例如不便说话和表达的中老年人群。整个过程快速是关键,配合综合验光仪使用更为快捷。

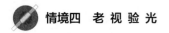

第二部分 技能要求

一、目的

1. 熟练掌握运用负相对调节（NRA）/正相对调节（PRA）法精确近附加。
2. 了解红绿试验法精确近附加。
3. 了解动态检影法（MEM）精确近附加。

二、操作步骤

（一）负相对调节（NRA）/正相对调节（PRA）法

1. 操作步骤

（1）准备综合验光仪、近视力表、近距测量杆、照明光源等。在综合验光仪中放置被检者的完全远屈光矫正度数，并放置试验性近附加。

（2）拉下近用视力杆并固定近用视力表于阅读距离，打开近用灯，保证良好的照度。调整为近用瞳距，并确认双眼无遮盖。

（3）嘱被检者注视最佳视力上一行的视标，确保视标清晰。

（4）先测量 NRA，于被检者双眼前增加正镜片，每次增加 +0.25D，直至被检者报告视标持续模糊。记录增加的正镜片总量，即为负相对调节（NRA）的量。

（5）撤掉所加的正镜片，恢复到 NRA 检查前的双眼基础状态。再一次确保被检者所看视标清晰。

（6）后测 PRA，于被检者双眼前增加负镜片，每次增加 −0.25D，直至被检者报告视标持续模糊。记录增加的负镜片总量，即为被检者的正相对调节（PRA）的量。

（7）通过以下公式对近附加进行调整：精确 ADD＝试验性 ADD+（NRA+PRA）/2。

案例 4-3-3 被检者试验性近附加为 +2.25D，NRA＝+1.75D，PRA＝−2.25D，则被检者验证精确近附加为 +2.25+（−0.25）＝+2.00D。

2. 注意事项

（1）切记此试验的起点是完全远屈光矫正和试验性近附加的总和，在做完 NRA 后要回到此起点，再做 PRA。

（2）先做调节放松试验 NRA，再做调节紧张试验 PRA，反之调节紧张会影响测量结果。

（3）在老视验光中此试验通常为双眼同时进行。

（二）红绿试验法

1. 操作步骤

（1）准备综合验光仪、近视力表、照明光源。在综合验光仪中放置被检者的完全远屈光矫正度数，并放置试验性近附加。

（2）拉下近用视力杆并固定近用红绿视标于阅读距离，打开近用灯，保证良好的照度。调整为近用瞳距，并确认双眼无遮盖。

（3）让被检者先看绿视标，然后看红视标，最后再看绿视标，比较红绿视标的清晰度。

（4）红清晰、绿模糊，说明试验性近附加过大，被检者表现调节超前，应递减 +0.25D 的正球镜。

（5）绿清晰、红模糊，说明试验性近附加过小，被检者表现调节滞后，应递增 +0.25D 的正球镜。

（6）红绿等清，不做调整。

2. 注意事项

（1）被检者先看绿视标，然后看红视标，最后再看绿视标。这样可以保证先放松调节，反之调节紧张会影响测量结果。

（2）红色嗜好不能采用此试验。

（3）色盲被检者也可用此试验，但应改问左右视标的清晰度。

（4）此试验也可直接用于试验性近附加。

（三）动态检影法（MEM）

1. 准备带状光检影镜、MEM 检影镜卡、试镜片或排镜。

2. MEM 卡粘贴在检影镜上，自然光线或常规照明。

3. 被检者完全远屈光矫正，并放置试验性近附加。

4. 测量在双眼注视状态下进行。检查者与被检者的位置等高，检查者持 MEM 卡（检影镜）于被检者阅读距离，并在被检者双眼之间。

6. 先检测右眼，而后左眼。

7. 光带方向保持一致，一般使用垂直位检影光带。指导被检者自然阅读 MEM 卡上的字母或字。在被检者阅读时，快速检影，并观察影动。使用排镜或镜片达到中和。

8. 中和至不动所需的镜片度数即为近附加的调整量。

9. 重复以上步骤，测量左眼。

任务四　老视验光近附加的试戴与最终调整

第一部分　知　识　要　求

一、老视验光确定近附加

在老视验光中的确定阶段，需要先试戴再进行最终调整。试戴一般为 15～30 分钟的戴镜阅读，在插片时需要注意：球镜在内、柱镜在外。除了询问被检者的清晰度之外，还要观察阅读的舒适度和持久度。针对特殊的老视被检者，可在老视验光注意事项指导下决定处方。通常利用以下两个方法进行试戴与调整。

（一）清晰范围法

案例 4-4-1 某被检者是正视眼，通过咨询问诊了解其习惯性阅读距离是 33cm，当做完精确近附加后，将被检者注视的视标先由 33cm 逐渐缓慢远移，当移至 46cm 时被检者报告视标模糊，而后将视标从 33cm 逐渐缓慢近移，当移至 25cm 时被检者报告视标模糊。

由此可以看到被检者前后移动视标的距离基本一致，可判断出被检者近附加合适，反之要进行微调。清晰视觉范围太远（移远距离大于移近距离），可增加 +0.25D 使之靠近；清晰视觉范围太近（移近距离大于移远距离），可减少 +0.25D 使之远离。但调整时，要双眼同时同度数调整，以保证双眼像清晰度一致。

（二）微调法

在老视验光中的测试中，如：NRA/PRA、FCC 和 MEM 等也可选用 40cm 标准视近距离进行检测，但最终结果要根据被检者的实际阅读距离、身高、近视力等具体情况进行微调，可酌情加减 +0.25D 的镜片进行微调。

二、完整的老视验光步骤

完全远屈光矫正、双眼同时视和阅读距离的确定是老视验光的重要原则。在此原则下，老视验光步骤分为三个阶段：初始阶段、验证阶段和确定阶段。初始阶段的任务是试验性近附加的确定；验证阶段的任务是精确近附加的确定；确定阶段的任务是近附加的试戴与最终调整。因此，以下完整的老视验光步骤需要综合理解与应用：

1. 全面的屈光检查，完全远屈光矫正、眼位矫正、阅读距离确定，近用瞳距的测量，综合验光仪近距验光前的调整准备。

2. 问清所需的近用工作距离（确定最清楚的近用距离）

案例 4-4-2 从事雕刻的近用距离可能是 20～25cm；弹琴的可能是 33～40cm；打麻将的可能是 45～50cm 或者 60～80cm；这些都是近用距离。有些弱视或低视力的被检者，也希望更清晰，可能 20～25cm 的近用距离。33cm 的调节需求是 3.00D，20cm 的调节需求是 5.00D，相差 2.00D，所以近用工作距离很重要。

3. 试验性近附加的确定。（用双眼测）配合双眼远用屈光度数加在双眼上。可选用经验法、融合性交叉柱镜（FCC）法、计算法、近视力判断法四种方法之一进行。

4. 精确近附加的确定。可选用负相对调节（NRA）/正相对调节（PRA）、红绿试验法、MEM 动态检影法三种方法之一进行。

5. 近附加的试戴与调整。试戴之后，可选用清晰范围法或微调法进行调整。

三、老视验光注意事项

1. 若近附加过高，为了减少集合所产生的视觉干扰症状，可适当降低近附加，也可采用加棱镜或透镜移心的方法。

2. 针对双眼调节不等且相差大，或有特殊情况的被检者需要单眼验光。但应注意防止两眼像不等和不同的棱镜效应引起的视觉干扰症状。

3. 对远视眼尤其是隐性远视眼被检者要特别注意，先做好远用屈光矫正，防止近附加不足，引起视疲劳。

4. 有高度散光者尤其是斜轴散光者，为防止视近时两眼内转造成的散光轴改变，须重新测试散光轴位。

5. 绝大部分情况下，左右眼的加光应一致。若左右眼加光不一致，应排除远用双眼视力不平衡的情况，这些常见于某些眼病，例如，早期白内障，虹膜睫状体炎后等。如果左右眼的加光差异超过 0.50D 时可能会对戴镜的效果产生影响。

四、老视的矫正

老视矫正的根本是弥补视近时调节力不足。弥补调节力不足最经典方法的是选用凸透镜补偿的方法。目前，随着科技的进展，主要有以下不同的矫正方法。老视目前主要有框架眼镜、角膜接触镜、手术三种方式矫正。其中框架眼镜矫正最为常见。

（一）框架眼镜

1. 单光镜片 仅有一个屈光度，适用于近用矫正，提高近用视力。近用视野最大。单光老视眼镜是最简单和普及的老视矫正眼镜，是单焦点透镜，只适合近用，不能用于视远。很多原来不戴眼镜的被检者开始选择近附加眼镜时，通常愿意首选单光老视镜。如果被检者没有远用屈光不正，单光镜片可以满足被检者的需求，但是应该让被检者明白：单光镜片只适合阅读，不能看远。

2. 双光镜片 镜片具有两个不同的屈光度，两个不同屈光力的差值即为阅读近附加，补偿老视者阅读所需要的调节附加。镜片上部为远用矫正区域，提供清晰的远用视力，下部为近用矫正区域，提供清晰的近用视力。外观上，镜片表面明显有一条分界线，常见的有平顶双光、圆顶双光镜片等（图 4-4-1）。镜片上作视远矫正的部分称为视远区，作视近矫正的部分称为视近区或阅读区,两者的屈光度的差值就是近附加的度数。视远区在镜片上半部,视近区在镜片下半部,而且视远区的视场要比视近区的视场大。这样省去了老视者频繁更换远用、近用眼镜的不便。但也有缺点:每一个区都有固定的屈光度,通过它们只能看见有限距离目标;分界线有明显的"像跳"现象;分界线本身使得镜片不美观,很多人不愿意接受中间距离视力模糊。

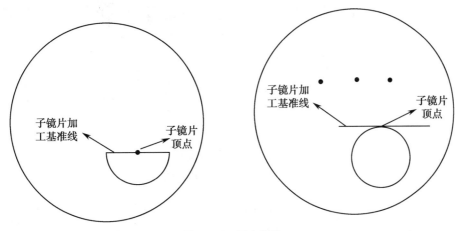

图 4-4-1 双光镜片

3. 三光镜片　为了解决双光镜片中间视物不清的问题,就有了将近光、中光、远光三者合并成为三光镜的做法。在远用、近用矫正区域之间增加矫正区域,即中间矫正区域用于中距离视物。但由于三光镜制作上相当困难,而且老视者的耐受性比较差,所以市场上少见。而且外观上,镜片表面明显有两条分界线。目前随着渐进多焦镜的广泛应用,三光镜片已逐渐退出市场。

4. 渐进多焦镜　由于单光镜片需要频繁摘下戴上,只能观看一种距离,而双光镜片有明显的"像跳"现象,且只能满足近用、远用两个视距的视力要求,如看电视、电脑等中间视力的模糊,仍会造成工作与生活方面的不便。所以渐进多焦镜成为老视患者良好的选择。渐进多焦镜镜片上具有多个屈光度。镜片自上而下,屈光度数不断增加。不断变化的屈光度数将镜片主要分为三个区域。镜片顶部为远用视力矫正区域,为视远区。镜片中部为中距离视力矫正区域,为渐变区。镜片底部为近用视力矫正区域,为视近区。渐进多焦镜的分区各部分连接自然(图 4-4-2),外观如同普通单光眼镜,而实际内部有多种隐性和显性标识,用以标识定配加工镜片(图 4-4-3)。渐进多焦镜能为配戴者提供不中断的远用视力、中距离视力和近用视力,不存在视觉分离。可以帮助被检者获得良好的全程视觉。

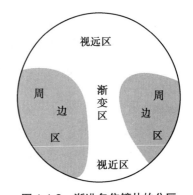

图 4-4-2　渐进多焦镜片的分区

(二)接触镜

1. 老视者验配接触镜的特殊性　老视者不同于年轻者的眼部解剖和生理决定了验配的特殊性:

(1)需要更高透氧性的接触镜。原因在于老视者角膜需氧增加,同时对缺氧的耐受性降低。

(2)应缩短配戴时间,或补充人工泪液。原因在于老视者泪液分泌的减少和泪液成分的改变。

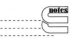

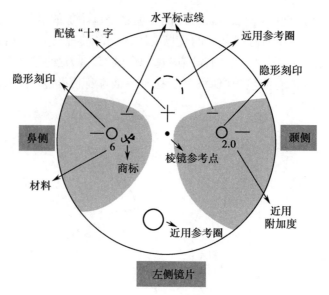

图 4-4-3 渐进多焦镜片的标志

（3）应适当加大接触镜镜片的基弧和直径，才能保证良好的中心定位及镜片移动度。原因在于老视者眼部肌力下降和脂肪的堆积。

（4）需要更加注意预防接触镜相关的眼部并发症。

2. 老视眼的接触镜矫正方法的选择和验光技术。

（1）联合框架眼镜矫正老视眼

1）远用接触镜联合近用框架眼镜：视远时配戴普通接触镜，视近时在配戴接触镜基础上选择性配戴框架镜。这种方法易于被长期配戴接触镜的人群接受，视远方便，但视近不方便。老视验光中应在配戴远用接触镜的基础上戴镜验光，近用框架眼镜应采用近附加为处方。

2）近用接触镜联合远用框架眼镜：视近时配戴普通接触镜，而视远时在配戴接触镜基础上选择性配戴框架镜。此种适应于全天需要近距离或中间距离工作的人群。视近方便，但视远不方便。在验光中应分为三步：首先进行远用接触镜验光，再在此基础上进行近用接触镜验光，最后在配戴近用接触镜的基础上戴镜验光，从而获得远用框架眼镜处方。

（2）单眼视接触镜：单眼视接触镜矫正老视的方法是指：两眼验配不同度数接触镜，一只视远，另一只视近。这样老视者就会获得双眼双像，但大脑视皮质选择性抑制模糊像而接受清晰像，因此老视者就能在视远或视近时均获得清晰的像。但此法需要一定的适应时间，并且不能获得良好的中间视力和立体视，在长时间视近时也易引起视疲劳。

在单眼视接触镜的验配中应注意以下几点：

1）应选择优势眼视远，将非优势眼视近。也可以将近视度数较低的眼作为视远眼。

2）应先对双眼进行视远接触镜验配，再在此基础上，对视近眼进行视近戴镜验光，从而验配出视近用的接触镜。

3）增加试戴时间，指导适应期随访。

4）应注意选择相对年轻、近附加度数较低、以近距离工作为主的和有接触镜配戴习惯的老视者，来提高成功的机会。

（3）双焦和多焦点接触镜：镜片上设计有视远区和视近区的接触镜，称为双焦点接触镜。而设计有视远区、视中区和视近区等多个区域的接触镜，称为多焦点接触镜。双焦和多焦点接触镜根据材料的不同可分为软性和硬性透气性双焦和多焦点接触镜。此类接触镜验配可保持双眼立体视，并获得方便的配戴方式。但验配需要很强的专业性，较复杂，费用较高。

在双焦和多焦点接触镜的验配中要注意以下几点：

1）合理选用不同厂家、不同设计、不同类型的镜片，以提高配适。

2）根据不同厂家、不同设计、不同类型的镜片，按照验配指南进行配适评估。

3）用同类型的镜片进行诊断性试戴。

4）加强戴镜训练、密切跟踪随访。

（4）改良单眼视接触镜：老视者一眼采用单眼视接触镜矫正，而另一眼采用双焦或多焦点接触镜矫正。改良单眼视接触镜可改善立体视和中间视力问题。是验配单眼视、双焦或多焦点接触镜失败者的尝试性方法。

改良单眼视接触镜的验配，通常为优势眼验配单眼视接触镜视远，非优势眼验配双焦或多焦点接触镜。近附加屈光度加在双焦或多焦点接触镜片上主要用于视近和中间视力使用。

（三）手术矫正

目前手术矫正老视还不能从根本上恢复人眼的调节能力，目前主要有单眼视、多焦点模式、提高晶状体周边空间三种矫正原理的手术方式，典型老视矫正手术如下：

1. 人工晶状体植入术

（1）非调节性人工晶状体植入术：非调节性人工晶状体上提供单焦视力，但由于光学设计比较成熟，成像质量很好。临床上可根据具体情况解决老视问题，如选择晶状体度数时预留一部分近视，视远戴近视眼镜，视近不用戴镜。

（2）调节性人工晶状体：白内障摘除联合人工晶状体植入术已有几十年的历史，直到近几年白内障手术逐渐向屈光手术结合过渡，调节性人工晶状体不但能提供术后清晰的视力，还能提供一定程度的调节力。包括单焦调节型 IOL、多焦调节型 IOL、三焦点人工晶状体、可注射的 IOL 等，随着白内障手术的成熟以及人工晶状体设计技术的不断发展，将是一种很有前景的治疗方法。

2. 巩膜手术

（1）巩膜扩张术：该手术是基于 Schachar（1992）提出新的调节学说，即与 Helmholtz 经典"松弛学说"截然相反的"紧张学说"。Schachar 认为，晶状体悬韧带分为前部、后部和赤道部三部分。调节时，睫状肌收缩，使前部悬韧带和后部悬韧带松弛，但是赤道部悬韧带却紧张，使得晶状体周边部体积变小、变平；中央部体积变大、变凸，前后面曲率半径变小，屈光力增强。所以他认为老视的发生是由于晶状体和睫状肌都随着年龄的增加而不断增生，使睫状肌与晶状体的距离减少，故此，发生调节时，睫状肌收缩导致赤道部悬韧带紧张的程度不足，晶状体变凸不够而使调节力下降。根据该理论，发明了巩膜扩张手术。方法是将巩膜切开后植入扩张带，利用扩张带重建晶状体赤道部和睫状肌之间的生理空间，使前部睫状肌纤维扩张而增加调节力，术后通过训练使睫状肌恢复力量以提高调节力，但该手术存在如外观欠佳和眼前节缺血等并发症，其疗效和理论有待进一步观察和证实。

（2）前睫状巩膜切开术：前睫状巩膜切开术的机理也是以 Schachar 调节假说为基础的，疗效源于前睫状区巩膜的扩张。改善了悬韧带与晶状体之间的位置关系，部分调节恢复，看近时晶状体进一步增厚。

（3）激光老视逆转术：使用激光在巩膜上作切口，通过改变巩膜张力影响睫状小带及睫状肌的收缩，起调节作用。该激光热效应很小，保留其他区域上皮的完整性，有利于控制切削深度，减少对眼内组织的损伤。

老视的产生与影响因素众多，巩膜老视手术效果受到巩膜厚度、术前矫正近视力、角膜的屈光力、前房深度、眼球轴长及激光能量、切削深度等因素影响，术后视近训练对恢复老

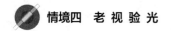

视者调节有一定的帮助。

3．角膜屈光性手术

（1）准分子激光角膜原位磨镶术（laser-assisted in situ keratomileusis，LASIK）：其原理是应用准分子激光切削角膜基质使角膜表面曲率发生改变，从而达到矫正老视的目的。最新的方法是矫正主视眼的远视力，用于视远；而矫正非主视眼的近视力，用于视近，达到所谓的"单眼视"的效果。但它也存在不足，如过矫、欠矫等术后并发症，屈光矫正范围受角膜厚度影响，眼压的波动可能影响老视的矫正效果，故 LASIK 手术的效果仍需进一步研究。如今，多种不同形式的角膜屈光性手术，根据每只眼睛的特性，例如屈光度，瞳孔直径，角膜直径等进行个性化角膜屈光性手术。

（2）传导性角膜热成形术（conductive keratoplasty，CK）：通过角膜中周部基质的热效应使胶原纤维收缩，角膜曲率增加的方法治疗老视。以不损害中央角膜、安全、方便、恢复期短、可重复治疗、可预测等为优点而得到不断发展并日趋成熟，成为屈光手术，特别是远视和老视治疗的重要手段之一。临床应用中证明相对是安全、有效的，对老视眼的治疗也显示出一定的应用前景。

（3）角膜层间植入物：原理是当角膜层间植入合成物后，该部位的角膜屈光发生改变，从而改善老视的近视力。目前，不同的角膜层间植入物正处于研发阶段，虽然现有的研究结果显示良好，但仍需进一步观察以证实其疗效和安全性。

第二部分　技　能　要　求

一、目的

1．熟练进行老视验光的试戴工作。熟练掌握清晰范围法确定近附加。
2．熟练掌握不同方法的老视验光步骤，并综合应用于老视验光。

二、操作步骤

（一）用清晰范围法确定近附加

1．训练步骤

（1）准备综合验光仪、近视力表、近距测量杆、照明光源。在综合验光仪中放置被检者的完全远屈光矫正度数，并放置验证后的近附加。

（2）拉下近用视力杆并固定近用视力表于阅读距离，打开近用阅读照明，保证良好的照度。

（3）调整为近用瞳距，并确认双眼无遮盖。

（4）嘱被检者注视最佳视力上一行的视标，确保视标清晰。

（5）缓慢将视标由阅读距离移远，直至被检者报告出现视标持续模糊，记录移动的距离。

（6）将视标移回阅读距离。

（7）缓慢将视标由阅读距离移近，直至被检者报告出现视标持续模糊，记录移动的距离。

（8）比较两次移动的距离，并微调近附加。

1）距离相近，近附加不做调整。

2）移近距离远大于移远距离，近附加减 +0.25D。

3）移远距离远大于移近距离，近附加加 +0.25D。

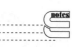

2．注意事项

（1）视标移动速度要缓慢，大约 2cm/s。

（2）先做调节放松试验移远，再做调节紧张试验移近，反之调节紧张会影响测量结果。

（二）老视验光的试戴

1．准备镜片箱、瞳距可调式试镜架、各种字号的阅读物、自然光线或阅读光源。试镜架瞳距设置为近用瞳距。

2．球镜在内、柱镜在外插片。

3．被检者试戴约 15～30 分钟。

4．询问被检者的清晰度，观察阅读的舒适度和持久度。

（三）用计算法联合 NRA/PRA 法进行老视验光

1．准备

（1）在综合验光仪中放置被检者的完全远用屈光矫正度数。

（2）打开近用照明，放置近用测量杆。

（3）调整为近用瞳距，并确认双眼无遮盖。

2．步骤

（1）试验性近附加的确定

1）调节需求的计算或测量：测量或估算阅读距离，并根据阅读距离计算出调节需求。

2）采用移近 / 移远法、负镜片法测量或采用查表法和公式法计算获得调节幅度。

3）根据公式进行计算：试验性近附加＝调节需求 −1/2 调节幅度计算获得试验性近附加，并同时置于双眼前。

（2）精确近附加的确定

1）近用视力表于阅读距离，嘱被检者注视最佳视力上一行的视标，确保视标清晰。

2）分别先后测量 NRA/PRA。

3）通过以下公式对近附加进行调整：精确 ADD＝试验性 ADD＋（NRA+PRA）/2。

（3）近附加的试戴与最终调整：用清晰范围法确定近附加。

案例 4-4-3 张会计师，男，46 岁，出现写字困难。过去是"正视眼"，从未戴过眼镜。要求验配"老花眼镜"，供做账使用（距离 33cm）。测得：远用瞳距：63mm，近用瞳距：59mm。

远屈光检测：plano

试验性近附加：

1）调节需求＝1/ 工作距离＝1/0.33＝3.00D。

2）根据调节幅度的年龄公式：Amp＝15−0.25×46＝3.50D。

3）根据公式：试验性近附加＝调节需求 −1/2 调节幅度，试验性近附加＝3.00−1.75＝+1.25D。

精确近附加：

1）测 NRA：+2.25D 视标模糊，NRA＝+2.25D。

2）测 PRA：−1.75D 视标模糊，PRA＝−1.75D。

3）通过以下公式对近附加进行调整：精确 ADD＝+1.25D+（+2.25D−1.75D）/2＝+1.50D。

近附加的试戴与最终调整：

1）检测阅读清晰范围：从阅读距离移远测试卡至视标刚模糊：45～33cm。

2）从阅读距离移近测试卡至视标刚刚模糊：33～10cm。

3）因移近距离远大于移远距离，调整后近附加＝+1.50D−0.25D＝+1.25D。

试戴：

平常光线，平常阅读资料，试戴时间 15～30 分钟，观察到被检者阅读距离约 33cm，被

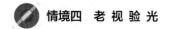

检者自述清晰、舒适。

处方：

远用镜片度数：OU：plano　　PD=63mm；

ADD：+1.25D；

近用镜片度数：OU：+1.25D　　PD=59mm。

（四）用FCC法加NRA/PRA法进行老视验光

1. 准备

（1）在综合验光仪中放置被检者的完全远屈光矫正度数。

（2）打开近用照明，放置近用测量杆。

（3）调整为近用瞳距，并确认双眼无遮盖。

2. 步骤

（1）试验性近附加的确定

1）FCC视标置于被检者阅读距离，照明昏暗。

2）将交叉柱镜放在被检者双眼前，负轴（红点）在垂直位。

3）测得调节滞后量，作为试验性近附加镜。

（2）精确近附加

1）撤掉交叉柱镜，换用近用视力表于阅读距离，嘱被检者注视最佳视力上一行的视标，确保视标清晰。

2）分别先后测量NRA/PRA。

3）通过以下公式对近附加进行调整：精确近附加ADD=试验性ADD+（NRA+PRA）/2。

（3）近附加的试戴与调整：用清晰范围法确定近附加。

案例4-4-4　教师，女，50岁，出现写字困难。以前戴过近视眼镜，要求验配"老花眼镜"，供篆刻使用（距离25cm）。测得：远用瞳距：64mm，近用瞳距：62mm。

远屈光检测：OU：−1.00DS

试验性近附加：

用FCC法测得试验性ADD为+2.75D。如果用计算法也可以计算得出试验性近附加：

1）调节需求=1/工作距离=1/0.25=4.00D。

2）根据调节幅度的年龄公式：Amp=15−0.25×50=2.50D。

3）根据公式：试验性近附加=调节需求−1/2调节幅度：试验性近附加=4.00−1.25=+2.75D。

精确近附加：

1）测NRA：+2.00D视标模糊，NRA=+2.00D。

2）测PRA：−2.50D视标模糊，PRA=−2.50D。

3）通过以下公式对近附加进行调整：精确近附加=+2.75D+（+2.00D−2.50D）/2=+2.50D。

近附加的试戴与调整：

1）检测阅读清晰范围：从阅读距离移远测试卡至视标刚模糊：35～25cm。

2）从阅读距离移近测试卡至视标刚刚模糊：25～10cm。

3）因移近距离远大于移远距离，调整后近附加=+2.50D−0.25D=+2.25D。

试戴：

日常光线，试戴时间15～30分钟，观察到被检者工作距离约25cm，被检者自述清晰、舒适。

处方：

远用镜片度数：OU：−1.00DS　　PD=64mm；

ADD：+2.25D；

近用镜片度数：OU：+1.25DS　PD＝62mm。

本情境知识小结

本情境讲述了老视验光的方法、老视验光与调节的关系，以及老视验光前调节幅度的确定、老视验光试验性近附加的确定、老视验光精确近附加的确定、老视验光近附加的试戴与最终调整四部分的原理与方法。通过本情境的学习，要求学生掌握老视验光相关原理和技能，能完成老视验光。

（王　玲　叶秀春　刘　宁）

参考文献

1. 刘晓玲. 验光技术. 北京：高等教育出版社，2005.
2. 瞿佳. 眼镜学. 北京：高等教育出版社，2004.
3. 王玲. 眼镜加工基础与应用. 南京：南京大学出版社，2015.
4. 瞿佳. 眼视光学理论与方法. 第3版. 北京：人民卫生出版社，2018.
5. 王勤美. 屈光手术学. 第3版. 北京：人民卫生出版社，2017.

二维码 4-1
扫一扫，测一测

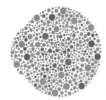

情境五　特殊患者验光

7．检查时要正确使用角膜地形图、电脑验光仪、综合验光仪、检影镜等，并规范操作。

  8．为屈光介质混浊患者验光要有足够的耐心，能够善于与其沟通、安抚其异常情绪；验光者需有认真、严谨的工作态度和良好的心理素质。尊重被检者，关爱被检者。在认真、正确验光的基础上，做好验光数据解释工作，以取得被检者的配合。

  9．对于儿童的近视发展应分析原因，帮助儿童找出控制近视的方法并指导家长进行监督和防控。

  角膜病、眼外伤、圆锥角膜等疾病以及角膜移植手术、白内障手术、屈光手术等均可引起患眼屈光状态的变化。斜弱视、眼球震颤、视疲劳等与屈光状态关系密切，准确的验光是治疗的前提。另外，儿童调节力强，屈光状态变化大，检查合作差，造成儿童验光具有一些特殊要求和技术方法。高度屈光不正、不规则散光、屈光参差，难以用框架眼镜矫正，而硬性角膜接触镜矫正散光、屈光参差，像差较小，显示出极大优越性。本章结合儿童验光、眼球震颤、视疲劳、高度屈光不正、圆锥角膜及不规则散光、屈光参差及双眼不等像、屈光手术、屈光介质混浊等验光的特殊性分别阐述验光的步骤和特点。

任务一　儿　童　验　光

第一部分　知　识　要　求

一、概述

  新生儿出生6个月起就可以接受常规的眼部健康检查，验光人员在诊断和处理儿童的视觉问题时需要具备更加特殊的知识及技能。儿童期的很多视觉问题都是由屈光不正造成的，所以及时、正确的早期屈光检查和矫正对儿童的视力提高、双眼视觉功能的健全发育等方面有着积极的推动作用。儿童在视功能检查中表现出的特点和需要考虑的因素主要有：

  1．儿童年龄越小，则远视、散光或屈光参差等屈光异常对儿童视功能的影响就越大。

  2．任何治疗及矫正方式的失误都可能严重影响眼球的正常发育、视功能及视觉神经发育。

  3．客观验光法能够为儿童验光提供可靠的检查结果。

  4．睫状肌麻痹验光是确定儿童屈光不正的必要手段。

  5．儿童年龄越大，验光师就越有可能检查出其视功能缺陷。

  6．视神经发育异常很难治疗。

  7．主觉验光和非睫状肌麻痹验光也可以提供可靠的检查结果。

  8．在配镜处方中，需要更多考虑非斜视性双眼视功能异常的矫正。

  因此，验光师在为儿童进行屈光检查前，首先务必要了解儿童视觉发育敏感期、眼的发育与生理光学以及如何选择合适的验光方法进行验光等方面内容。还应考虑儿童的注意力时间较短，应具有熟练的检查方法和技巧。

二、儿童验光的影响因素

（一）视觉发育敏感期

1．概念　0～6岁儿童正处在视觉发育的敏感期（sensitive periods），若在这个阶段视觉

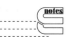

系统受到不良因素干扰,如斜视、形觉剥夺(先天性白内障、上睑下垂等)、屈光不正等,将对视觉神经系统的正常发育产生负面影响,从而产生弱视。视觉损伤程度与儿童的视觉异常类型有关。屈光不正、斜视、形觉剥夺三种影响因素对儿童视觉发育的损伤程度是依次增大的。而且发生时间越早,对视觉发育的影响越大。

2. 斜视的影响　斜视将造成偏斜眼的视觉皮质层上几乎没有细胞对视觉刺激产生反应,视敏度急剧下降,双眼视神经元几乎不存在。斜视所造成的视觉系统的损伤不一定立即能被感知出来。如斜视出现在 1~3 岁时,最有可能损伤双眼视觉系统的视觉皮质层;如果斜视出现在 7 岁以后,出现以上损伤的可能性将很小。通常,在治疗先天性内斜视患者时,为了保证患者获得最佳矫正视力及双眼视觉,治疗需要在出生后 24 个月内进行。

3. 形觉剥夺的影响　单眼形觉剥夺对视觉系统发育造成的影响最为严重,它可以同时影响视皮质层的小细胞和大细胞视觉系统的功能,造成视皮质层的双眼视神经元对患眼视觉刺激的反应完全消失。阻碍视网膜成像是造成幼儿严重弱视的因素,所以对先天性白内障患者来说,即使是很短时间的拖延治疗都会影响患者视敏度和双眼视觉的恢复。

4. 屈光不正的影响　屈光不正所致视网膜模糊像易造成 3 岁前儿童产生屈光不正性弱视。随着年龄的增长,屈光不正性弱视较难发生。而且屈光不正性弱视经过矫正视力可达到正常。所以说在儿童视觉发育敏感期,无论何时积极矫正屈光不正对弱视的治疗都有着积极意义的。

(二)眼屈光系统的正视化

正视化(emmetropization)是指眼屈光系统如角膜曲率、晶状体曲率、前房深度以及眼轴长度在眼球发育过程中相互适应和协调,在 6 岁前基本达到正视眼的屈光状态。

正视化的概念对指导儿童临床验光具有极其重要的价值,主要体现在以下几个方面:

1. 婴幼儿的生理性屈光不正是与生俱来的,随着正视化的进程,度数将随之降低,在大部分情况下不需要眼镜矫正。

2. 对于具有远视的婴儿,随着正视化的进程,在无任何干预的情况下度数没有下降,那么眼球将极有可能出现斜视、弱视或两者共存,此时有必要进行检查和干预治疗,从而消除潜在的危险因素。

3. 如果利用眼镜为婴幼儿进行屈光不正的完全矫正,那么将破坏眼球的正视化过程,而导致患儿可能获得更高度数的屈光不正。对 1 岁左右婴幼儿出现的远视可以进行部分矫正,让正视化产生作用,这样可以在 3 岁左右出现更低的屈光不正度数。对于患有内斜视的远视婴幼儿,可以采取全部矫正的方式。

三、儿童验光方法

(一)儿童验光方法介绍

儿童验光可以采用客观验光法,如检影验光和电脑验光。电脑验光只是适合一些年龄足够大、可以注视电脑注视视标的儿童,而且需要结合主觉验光和试戴。对于表达能力很差的儿童进行屈光检查时,检影验光与主觉验光相比更能有效地获得结果,儿童的屈光检查需要丰富的检影验光知识及高超的检影验光技能。在儿科诊所,检影验光是更简单、快速、经济及准确的验光方法。儿童检影验光主要有三种常用方法,分别是睫状肌麻痹检影验光、动态检影验光及静态检影验光。

1. 睫状肌麻痹检影验光　睫状肌麻痹检影验光是非常有效的儿童验光方法,它能够检查出患者在没有调节参与情况下的屈光状态。睫状肌麻痹药剂的种类、睫状肌麻痹程度及检查者是否能够尽量中和瞳孔中央区域影动，都会影响睫状肌麻痹检影验光的结果。

睫状肌麻痹剂可以麻痹眼睫状肌，放松调节并散大瞳孔，以提高检影验光准确性。临床常用于睫状肌麻痹验光的药物有：0.5%～1%阿托品（atropine）眼膏、1%硫酸环戊酮（cyclopentolate）、0.5%托吡卡胺（tropicamide）等。该种药物属于抗胆碱能药物，通过阻滞乙酰胆碱对副交感神经的作用，产生虹膜括约肌及睫状肌的麻痹。

另外，理想的检影验光检查需要儿童具有良好的注视能力，并保证检查者尽量观察角膜中央的检影反光影动。

2. 动态检影验光　动态检影验光适用于儿童的调节和集合功能的评价。该验光法也是在非睫状肌麻痹状态下，近距离进行验光检查，但是不同于视近检影验光法。动态检影验光需要良好的环境照明、高对比度的注视视标及被检眼处于双眼视觉状态。

动态检影验光的目的是量化儿童对近视力表的调节反应。检查者在动态检影过程中必须努力使儿童集中注意力注视视标，以保证稳定的调节参与。可以采用让孩子阅读文字视标、描述图片及触摸视标等方法来吸引儿童的注意力。

单眼评估法（monocular estimation method, MEM）属于动态检影验光法，在该验光过程中，检查者要求儿童注视检影镜上的视标，并根据影动性质用球镜进行中和。如果是顺动，说明儿童调节滞后；如果是逆动，说明是调节超前。在儿童眼前放置球镜的时候，需要快速拿放，以免刺激调节的产生。

3. 静态检影验光　静态检影验光是当患者双眼处于放松调节状态下进行屈光不正检影验光。静态检影验光不同于上述两检影验光法，该法需要儿童在双眼视觉的情况下注视高对比度的远视力表。具有近视或大散光的儿童在睫状肌麻痹和非睫状肌麻痹状态下进行检影验光，两者的检查结果基本一致；但是具有远视的儿童在睫状肌麻痹和非睫状肌麻痹状态下进行检影验光，两者将存在差别。

静态检影更适合年龄稍大、能够稳定注视视标的儿童，因为此时具有更小瞳孔的、稳定的调节反应的儿童更有利于精确检影，且检影验光后更易接受主觉验光法检查。

第二部分　技　能　要　求

儿童验光的主要任务是为患儿进行睫状肌麻痹验光。睫状肌麻痹验光可以用于检查患者是否存在隐性远视（latent hyperopia）、调节性斜视及调节痉挛，判断患者视觉症状及视力改变与眼部检查的客观评估结果不一致的原因。在临床上，睫状肌麻痹验光是最多应用于儿童屈光状态的检查，所有3岁以下的儿童都应该接受睫状肌麻痹验光检查。但是需要倍加关注检查药物的使用对儿童所产生的副作用。

一、目标

能够正确选择和应用睫状肌麻痹剂，为儿童进行睫状肌麻痹验光，并能正确记录验光结果。

二、设备

1. 检影镜、综合验光仪、远视力表。

2. 睫状肌麻痹剂　1.0%环戊酮滴眼液、0.5%环戊酮滴眼液（主要应用于婴儿）、0.5%或1.0%阿托品（atropine）、0.25%东莨菪碱（scopolamine）、2%或5%后马托品（homatropine）。1.0%环戊酮眼药水应用于2岁以上儿童，0.5%或1.0%阿托品应用于需要

 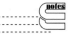

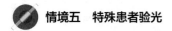

完全进行睫状肌麻痹的患者，如调节性内隐斜的学龄前儿童。0.5% 托吡卡胺（tropicamide）是一种针对已经患有近视的儿童的高效睫状肌麻痹剂。

三、准备

检查者在为儿童患者进行睫状肌麻痹验光之前，应该先进行全面的眼部健康检查和屈光检查，再进行睫状肌麻痹验光。

四、步骤

1. 检查者在滴睫状肌麻痹剂之前，需要先检查患者双眼眼内压和前房角。这些检查可以降低因睫状肌麻痹剂的瞳孔放大效应而造成的闭角型青光眼的发生率。如果用 van Herick 前房角检查法诊断出前房角的估值小于 1/4CT，那么在进行睫状肌麻痹之前，必须进行房角镜的详细检查。

2. 在双眼下睑结膜穹窿部各滴 1 滴表麻剂。

3. 滴 2 滴 1.0% 环戊酮滴眼液，2 滴之间相隔 10min。滴完后 10～40min 达到最大睫状肌麻痹效果。

4. 30min 后检查每只眼的睫状肌麻痹程度，有以下两种方法：

（1）叮嘱患者注视 1m 处的调节性视标，检查者利用测量调节幅度的推进法来确定患者的调节近点。根据调节近点换算出调节幅度，如果调节幅度小于 2.00D，那么说明睫状肌麻痹程度达到验光要求。

（2）如果因为患者年龄太小而无法完成上述步骤，检查者可以采用动态检影镜来确定患者的调节幅度。

5. 用常规验光法进行双眼检影或主觉验光。

6. 当睫状肌麻痹验光结束后，需要再一次检查双眼的眼内压。

五、记录

1. 记录滴眼液名称、浓度、数量及时间。

2. 记录验光方法、屈光处方及矫正视力。

3. 举例：

案例 5-1-1　睫状肌麻痹验光

1 gtts 0.5% 盐酸丙美卡因，2 gtts 1% 硫酸环戊酮 @ 8：00AM

静态检影：OD：−2.00DS/−2.00DC×90＝4.8

　　　　　OS：−3.00DS/−1.50DC×90＝5.0

主觉验光：OD：−1.50DS/−2.00DC×90＝5.0

　　　　　OS：−3.00DS/−1.50DC×90＝5.0

　　　　　OU：5.0

六、注意事项

1. 如果常规验光方法不能放松患者的调节系统，那么患者在睫状肌麻痹状态下的屈光不正度数将呈现更多的正球镜。

2. 对于远视眼伴有内斜的儿童，其调节活动比较活跃，所以在无睫状肌麻痹状态下，检影验光结果中的屈光度数通常较难确定，所以只有睫状肌麻痹验光才能尽可能保证屈光不正度数的准确性。

任务二　眼球震颤验光

第一部分　知识要求

一、眼球震颤基础知识

眼球震颤（nystagmus），简称眼震。是一种不自主的、无意识的、有节律性的眼球摆动。垂直方向的眼球震颤不如水平方向的眼球震颤常见。眼球震颤常由视觉系统、眼外肌、内耳迷路及中枢神经系统的疾病引起。

眼球震颤常可导致视力障碍、头位异常、震动幻视（即视物目标跳动）、眩晕等。由于眼球运动的无意识，所以眼球震颤会明显地影响视力深度（即能够辨明物体的远近的能力）的感觉，使之下降，从而导致病人容易摔倒或者行动不便。一些人还会丧失部分或大部分视力，部分病人还会有眩晕感即有旋转的感觉，这些问题均会影响患者的日常生活，例如开车、读书、上下楼梯。眼球震颤常见相关分类与说明如下（表5-2-1）。

表5-2-1　眼球震颤常见相关分类与说明

根据震颤方向分类	水平型、垂直型、旋转型等	以水平型为常见
根据震颤节律分类	冲动型、钟摆型	冲动型眼球震颤有快相、慢相，即一个方向为慢相，眼球缓慢地转向某一侧后，突然呈跳动样转向相反方向，形成快相，慢相为眼球转向某一方向的缓慢运动，快相则为眼球的快速回位运动。钟摆型眼球震颤是自中央向两侧摆动，其摆动的幅度和速度大致相等
根据震颤类型分类	显性、隐性	隐性眼球震颤是指当两眼无遮盖时没有眼球震颤，当遮盖一眼时，未遮盖眼出现眼球震颤。即当遮住患者其中一只眼时，双眼震颤随之增加。具体发生原因不明，显性震颤和隐性震颤可以合并存在
根据眼震强度分类	Ⅰ°；Ⅱ°；Ⅲ°	Ⅰ°眼震仅出现于向快相侧注视时；Ⅱ°向快相侧及向前正视时均有眼震；Ⅲ°向前及向快、慢相方向注视时皆出现眼震
根据眼震发生时间	先天性和后天性	
根据眼震发生部位	传入性（知觉性）和传出性（运动性）	知觉性眼球震颤主要是由于视力损害或丧失引起的，如矿工性眼球震颤。运动性眼球震颤损害大脑额叶至眼外肌的传出通路

常见眼球震颤发生原因，可见以下几点：①遗传因素；②早期眼球运动发育不良，这可能是由于早期眼部疾病或者视力问题引起的；③唐氏综合征；④脑部损伤、头部损伤或者包括身体运动系统的伤害；⑤眼病或者眼睛功能障碍，例如视神经退行性改变、严重的角膜散光、高度近视；⑥身体疾病，例如多发性硬化症，中风或者严重的耳部炎症，白化病（通常还伴随其他眼部和全身异常改变）；⑦一定的药物治疗，例如锂制剂或者如苯妥英钠、苯巴比妥等抗癫痫发作的药物；⑧酗酒。

二、眼球震颤的检查

（一）一般检查

直接观察患者注视正前方或令患者追随检查者手指向某方向移动时的眼震情况。有些

需单眼遮盖进行检查。为此,检查时应注意下列各点:

1. 分辨眼球震颤类型 ①冲动型还是钟摆型,分辨要点:冲动型是一个方向快,一个方向慢,即当眼球缓慢的转到另一方向达到一定程度后,突然以急跳式运动返回;而钟摆型是没有快相和慢相,其速度和幅度是两侧相同。②隐性还是显性眼球震颤,分辨要点:隐性眼球震颤是指当遮住患者其中一只眼时,未遮盖眼出现眼球震颤,所以在验光过程中需要消除患者紧张情绪、妥善处理隐性眼球震颤,以获得精确的验光处方。

2. 眼震是否为联合性——两侧眼球的运动彼此一致,还是分离性。

3. 眼震的类型、方向、程度、频率、幅度等。

4. 有无中间带或休止眼位 在眼球震颤某一方向上存在眼球震颤明显减轻甚至眼球震颤消失的位置称为"中间带"(neutral zone, null point)或休止眼位,或称为静止眼位。有时也可存在两个中间带。

5. 有无眼球代偿头位 眼球代偿头位可以通过观察患者喜欢通过哪个方向视物,在代偿头位方向上,视力明显好于头位正直时的视力。

(二)特殊检查

通常眼科医生或神经科医生通过一些检查或者测试,以排除或确定眼部问题。

1. 裂隙灯检查 排除眼部问题。

2. CT断层扫描或MRI 即通过磁场或者电波形成脑部图像,排除脑部问题。

3. 眼底检查 以排除其他眼部疾病。

4. 原在位和代偿头位的单眼视力和双眼视力检查 以了解棱镜矫正后的效果。

5. 斜视检查 遮盖试验。

6. 同视机检查 检查双眼单视功能、弧形视野计测量头位扭转角度和中间带位置。这通常方便用于获得一些更详细的检查结果。

7. 棱镜矫正 通常对冲动型眼震患者,在双眼前放置底向头位方向的三棱镜,可以消除代偿头位并提高视力。对一些其他类型如钟摆型眼球震颤采用异向三棱镜,即双眼均放置基底朝外的三棱镜,以诱发集合从而抑制眼震。

(三)眼震评估检查法

1. 裸眼检查法 检查者立于被检者正前方或稍偏于一侧。被检者按检查者手指所示方向,向左、右、上、下及正前方5个基本方向注视,观察其眼球运动。

2. Frenzel眼镜检查法 被检者戴此眼镜在暗室内检查。此镜为一屈光度+15~+20D的凸透镜,镜旁有小灯泡。因被检者的瞳孔已被照亮并被凸透镜放大,观察眼震可更为清楚。Frenzel眼镜可以消除眼震的凝视性抑制。因为受检者在朝一个固定的点观察时容易抑制部分震颤,导致震颤不明显。此时,利用该眼镜上的凸透镜就会使患者看不清物体,同时瞳孔被照亮并被凸透镜放大,观察眼震更为清晰。

3. 眼震电图描记法 眼震电图描记仪(electro nystagmography, ENG)是一种记录眶周电极间电位差的仪器,是检查前庭功能一种专业仪器,通常用于眩晕症和眼球震颤患者。该仪器利用角膜(正电位)与视网膜(负电位)之间存在的电位差在眼球周围形成的电场。眼球运动时周围的电场随之发生变化,置于眼球周围的皮肤电极就能导出这种电场的变化,通过放大器传给记录装置,即可记录到眼震电图。用眼震电图描记仪记录眼震比肉眼观察更为精确,可检出肉眼下不能察觉的微弱眼震,并提供振幅、频率及慢相角速度等各种参数。如利用计算机分析,除测量上述参数外,还可对快相角速度,旋转后眼震及视动后眼震等难以用肉眼观察的参数进行分析处理,更可提高其在诊断中的价值。检查时既可在暗室,亦可在亮室进行,被检者静眼、闭眼时均可检查。所记录的曲线尚可供检查后分析,前、后比较、查验考证。

按自发性眼震的不同类型,可初步鉴别眼震是周围性或中枢性病变所引起。若为周围性自发性眼震则眼震为水平性,略带旋转,方向一般不变换,强度随疾病发展过程而变化,常有眩晕、恶心呕吐等植物神经症状,严重程度与眼震强度一致。如为中枢性自发性眼震则眼震可为垂直性、旋转性;方向可变换;强度多不变;可无副交感神经症状,严重程度与眼震强度不一致。

检查结果分析:采用 EOG 方法描记眼震图(ENG)是一较精确的客观定量检查,例如先天性眼球震颤是眼球有节律的不自主运动。由于多数病例的眼震频率较高、振幅较小等原因,仅靠肉眼目测难以精确测定其震频和振幅的数值。为了更好地临床观察眼震波形变化规律,眼震电图描记法分析震颤波形、测量震频(F)、振幅(A)及震强(I),并提供了客观指标。通过眼震图描记,可以确定零带位置,为临床治疗眼震提供依据。如有眼震,则再重复该头位检查 2 次,如眼震不减弱,属不疲劳型,如眼震减弱或消失,为疲劳型。

4. 检查时可考虑眼震电图和 Frenzel 眼镜两者结合使用,从而确定眼震的高潮期。

三、眼球震颤治疗措施

(一)病因治疗

对症治疗。根据眼科专科医师的建议治疗原发相关疾病,有时治疗引起该病的原因可能会改善症状(例如停止药物治疗、减少药物以及酒精的摄入)。在大多数情况下,通过治疗眼球震颤的症状可以改善,但是不能治愈。

(二)光学疗法

重点是提高视力,改善视觉。亦可配制适当三棱镜以消除代偿头位,提高视力。对此类患者,在双眼前放置底向头位方向的同向三棱镜,可以消除代偿头位并提高视力。薄膜型压贴三棱镜更加轻薄,更宜于在矫正中使用。也可双眼放置 $8^\triangle \sim 10^\triangle$ 三棱镜,尖端指向鼻侧的异向棱镜以引起双眼集合达到抑制眼球震颤的目的。具体方法选择可以结合试镜架试镜效果进行确定,有明显代偿头位者优先选择同向棱镜法进行矫正。钟摆型眼球震颤优先考虑采用异向三棱镜,即双眼均放置基底朝外的三棱镜,以诱发集合,利用此过程中的眼外肌张力抑制眼震。某些情况下,眼球震颤者在矫正屈光不正时,若配戴角膜接触镜,可借助患者视力的提高更好地控制眼球运动。角膜接触镜与眼球同步运动能够消除棱镜效应,提供更好的视觉质量。

(三)手术治疗

先天性特发性眼球震颤,可以进行手术,其目的是通过"中间带"移位矫正其代偿头位,减轻眼球震颤,提高视力。

(四)采用低视力提高技术治疗

包括使用较大字迹的出版物、明亮的光线、高对比度的读物以及使用放大镜。这些可以提高矫正视力。

(五)弱视治疗

儿童弱视伴有眼球震颤的治疗,首先要针对病因进行治疗,如先天性白内障和先天性青光眼的患者应尽快手术治疗白内障和青光眼,白化病患者可予以配戴有人工虹膜的角膜接触镜。必要时,可考虑接受中医的推拿、针灸、中药治疗。手术本身并不能治疗眼球震颤,而是改善眼震的幅度,达到提高视力的目的。通过对弱视的后续治疗(如后像、红光等),弱视眼视力提高,患者整体情况得到改善,眼震一般可以减弱,表现为振幅减轻、频率减弱、个别的眼震甚至可以治愈。儿童眼震往往具有单侧性,并且双眼同时视物时,眼震并不明显。当遮盖好眼时,较差的眼震颤加剧,这样如果使用遮盖好眼的疗法,较差的眼可能会变得视力更低,震颤更加剧烈。所以,一般不赞成对眼震儿童使用遮盖疗法。如果用多种疗法后,视力仍然没有进步,才可以考虑予以遮盖。

四、眼球震颤患者客观验光

客观验光主要包括电脑验光和检影验光,伴有屈光介质混浊者,电脑验光仪测量结果不准确,甚至都无法对焦获得度数。小部分屈光介质混浊者,可考虑睫状肌麻痹,散大瞳孔后,即可验出真实的屈光不正。针对冲动型和钟摆型患者实施不同的检影方法,例如冲动型患者考虑患者的静止眼位,在该处实行检影验光可获得更好的视觉效果。

五、眼球震颤患者主观验光

综合验光仪由于仪器位置的固定,在此类患者验光应用中,有较大的局限性,故尽可能利用可以调整镜眼距、瞳距的多功能试镜架直接结合客观验光数据进行插片验光,眼球震颤患者验光主要目的一为改善矫正视力,二为减少眼球震颤,三为具有一定的初级双眼视觉。

六、眼球震颤的视光学矫正

眼球震颤中较容易利用视光学方法矫正的主要指先天性特发性眼球震颤。患者无明显眼部器质性病变,且大多为冲动型,患者长期歪头侧视或者患者双眼向某一方向注视时眼球震颤可减轻或消失,此时视力提高的这种眼位称为静止眼位或中间带。随注视方向不同可有静止的中间带存在,并伴有典型的代偿头位,表现为歪头视力好于正前方视力。

先天性特发性眼震具有鲜明的临床特点:眼震由快相与慢相两期组成,眼震方向、震频、振幅的程度两眼相似,具有典型的代偿头位,有静止眼位,眼震对视觉的影响取决于静止眼位时眼球运动量的大小,近视力明显好于远视力。在慢相方向有一个区域眼球震颤轻微,因此在此方向视力可以显著提高,患者常喜用代偿头位使此区域经常位于视野正前方,以提高视力。

因此,治疗原则是把眼球震颤的中间带通过在双眼前放置底向头位方向的同向三棱镜移到正前方,以达到在第一眼位获得最佳视力和改善代偿头位、减轻和停止眼震的目的。

对代偿头位小于15°一般不予以手术,所以在患者不适宜进行手术时或者患者不愿意进行手术时,可以采用眼视光学方法进行改善视力和头位。使静止眼位从侧方移向中央,但是不能根治眼震。由于大多数眼球震颤患者近视力好于远视力,治疗也可考虑加底向外的异向棱镜诱发集合抑制眼震。具体选择时可结合试镜架试镜效果进行确定,有明显代偿头位者优先选择同向棱镜法进行矫正。

案例 5-2-1 男,15岁,自述:3~4岁起出现"外斜""眼颤",现视物模糊且疲劳。原镜丢失,现要求配镜改善眼球震颤。

检查:

1. 视力检查 分别检查单眼和双眼远、近视力,包括头正位时及代偿头位时视力。结果 R 4.5,L 4.6 面向左转时,视力提高,R 4.7,L 4.8。

2. 眼球运动检查、中间带及代偿头位检查发现 发现明显的快相和慢相。发现患者喜欢视物面向左转,经过进一步检查患者的静止眼位在右侧,即眼睛向右转动眼震减少,向左转动眼震增加,故而患者喜欢面向左转。

3. 三棱镜耐受试验 双眼戴用等量度数的三棱镜,其尖端指向中间带方向,观察头位变化,头位明显改善者视为阳性。

4. 明确注视性质 中心注视。

5. 电脑验光仪检查及视网膜检影检查并进行主观验光。

验光结果：R：-0.75DS，L：-0.75DS，在代偿头位的基础上，矫正视力为R：4.9，L：4.9。

6. 检查后利用同向棱镜和异向棱镜试戴，测量震颤改善程度。由于有代偿头位选择同向三棱镜矫正，即棱镜尖端指向中间带方向，试镜结果显示矫正效果较好，戴镜后从正前方观察，震颤幅度明显减弱，视力提高。

经过患者同意，定制带有近视矫正的三棱镜一副，R 7$^{\triangle}$BI，L 7$^{\triangle}$BO患者戴后感觉良好。经过1个月后复查，无不适，诉疲劳症状明显减轻。

由于患者幼年出现眼球震颤，且眼部经裂隙灯、检眼镜检查无特殊病变，表现眼部为冲动型眼球震颤特点，具有中间带和明显的代偿头位，符合先天性特发性眼球震颤的临床诊断特征。治疗时根据静止眼位的方向，采用的是同方向三棱镜的方法。双眼放置同方向三棱镜，底向头位方向的三棱镜，即基底与静止眼位方向相反，尖端指向静止眼位，使静止眼位由侧方移到正前方，从而消除其代偿头位。该患者代偿头位向左转，静止眼位向右侧，根据试戴，最后为其定制的三棱镜为R 7$^{\triangle}$BI，L 7$^{\triangle}$BO，将静止眼位从侧方移向中央。关于棱镜度数的选择以棱镜加入后患者正前方眼位减少颤动为准。

讨论：眼球震颤验配中，仍需要注意以下两个问题：

1. 关于棱镜度测量的问题　如果顾客原来配有棱镜，需要参考原有棱镜度数进行验配，棱镜的测量可以直接在顶焦度计上测量，同时也可以利用原有镜片箱中的棱镜进行中和法测量，这种方法也适用于一些超出仪器测量范围的高度数棱镜。

2. 关于代偿头位的问题　在进行眼球震颤的验配过程中，代偿头位原因大致分为眼科斜颈及外科斜颈两大类，眼科斜颈多见于麻痹性斜视或眼球震颤为克服复视及视觉混淆而采取的一种代偿方式。如水平肌麻痹多采用面转进行代偿，垂直肌麻痹采用下颌内收或上抬，斜肌麻痹采取头向左或右肩倾斜。先天性眼球震颤是由于视物跳动，患者为了获取较好视力，减轻疲劳，而采取的一种头位，将眼颤的中间带置于视野正前方。代偿头位除了外观上的不雅之外，久之会影响患者脊柱及面部发育，更重要的是一旦代偿超过极限，双眼单视就会崩溃从而损害双眼视功能。由于代偿头位不一定是眼部的原因，因此采取恰当的治疗很有必要。若由于先天眼外肌麻痹引起代偿头位，找出麻痹肌将其直接对抗肌削弱，运动相对平衡，复视相对消失，头位随之改善；而先天性眼球震颤引起的代偿头位，需要找出中间带，通过肌肉减弱或加强，将中间带移于正前方，从而减轻眼颤，提高视力，消除头位。外科斜颈引起的代偿头位是因为先天性一侧胸锁乳突肌发生纤维性挛缩后形成的畸形，头部运动受限，一般认为手术矫正为宜。

第二部分　技　能　要　求

眼球震颤患者的特殊视光学检测

（一）目标
能够正确选择工具为眼球震颤患者进行视光学相关检测，并能正确记录验光结果。

（二）设备
检影镜、电脑验光仪、综合验光仪、远视力表、直尺、弧形视野计、三棱镜、Frenzel眼镜、表面麻醉剂、睫状肌麻痹剂等。

（三）准备
检查者应熟悉眼球震颤的分类、矫正方法、治疗措施等。患者检查前已进行眼部健康检查。

（四）步骤
1. 视力检查　分别检查单眼和双眼远、近视力，包括头正位时及代偿头位时视力。若隐性眼震可以采用在一眼前加 +5.00D 镜片，获得更好的视力。

2．眼球运动检查确定眼球震颤类型、幅度、频率及方向　嘱被检查者头部不动，眼球随检查者手指所示方向垂直、水平运动数次，观察眼球是否出现一系列有规律的快速往返运动。双侧眼球发生一系列有规律的快速往返运动，称为眼球震颤。运动的速度起始时缓慢，称为慢相，复原时迅速，称为快相，运动方向以水平方向为常见，垂直和旋转方向较少见。

3．中间带检查　对于冲动型眼球震颤者，需确定中间带。嘱患者注视 33cm 及 5m 远视标，以发现视野中眼球震颤减轻或消失的位置。注意某些患者可能有多个中间带。

4．代偿头位检查　嘱患者注视 5m 远处视标，观察患者有无面转、头倾、下颌上抬及内收。

5．Frenzel 眼镜检查　若无，也可省略。

6．测量眼震值　患者距视标 33cm，将直尺置于患者下睑缘，如果中间带在右侧，可以右眼角膜缘内侧作为"0"，再令患者向右注视至眼球震颤减轻或消失位置，此时直尺所指刻度即为眼震值。

7．测量头位扭转角　患者坐在弧形视野计前，注视 5m 远处视标，患者可采取代偿头位，以获得最佳视力。此时用一长尺，从患者头顶中央对应于弧形视野计上相应之刻度，此刻度即为头位扭转角的大小。

8．三棱镜耐受试验　双眼戴用等量度数的三棱镜，其尖端指向中间带方向，观察头位变化，头位明显改善者视为阳性。同时记录眼球震颤变化情况。

9．明确注视性质　中心注视还是旁中心注视或游走注视，用检眼镜检查，参见弱视检查部分。

10．电脑验光仪检查　有可能因眼球震颤幅度过大而无法测出结果。

11．视网膜检影检查　必要时行睫状肌麻痹验光。眼球震颤者，耐心寻找患者症状较轻的头位和检测距离。

12．对比上述两项数据，如无法获得验光数据，可考虑结合角膜曲率计、检眼镜检查，获得大致屈光不正度。角膜曲率计可检查角膜散光的度数和轴位。可借助调节检眼镜上的透镜盘，选择眼底最清晰的透镜大致提示患眼屈光状态。

13．主观验光　同一般低视力主观验光，详见低视力验光工作情境。

14．试戴　检查后利用同向棱镜和异向棱镜试戴，测量震颤改善程度。

（五）记录

1．记录眼球震颤类型和方法。

2．记录验光方法、屈光处方及矫正视力。

3．记录矫正方法和矫正结果。

4．举例：

案例 5-2-2　睫状肌麻痹验光

静态检影：R：−2.00DS/−2.00DC×95＝4.6

L：−3.00DS/−1.50DC×95＝4.8

主觉验光：R：−2.00DS/−2.00DC×90＝4.7

L：−3.00DS/−1.50DC×90＝4.8

代偿头位：面向左侧

静止眼位：右侧

矫正棱镜：R：6△BI，L：6△BO

矫正后：头位正常

主觉验光：R：−2.00DS/−2.00DC×90＝4.9

L：−3.00DS/−1.50DC×90＝4.9

注视性质：中心注视

（六）注意事项

1. 眼球震颤的病因仅有部分与屈光不正相关，但是不妨碍采用视光学方法进行矫正，例如利用棱镜改变眼位，改变视物方向以达到减轻眼球震颤的目的。

2. 对于隐性眼球震颤的患者，双眼同时检查的视力明显比单眼遮盖所查视力好，若遮盖一眼检查另一眼，因诱发眼球震颤而影响视力检查的可靠性。所检查的视力低于其生活视力，为避免或减少诱发眼球震颤，在检查时保持双眼同时睁开，利用一眼前加 +5.00D 左右的镜片进行雾视，可以查到实际视力。

3. 眼球震颤检查的意义在于发掘出患者的最佳矫正视力，从而确诊患者是否具有矫正的必要，目前常规规定调整后的视力高于原视力 2 行以上有矫正意义。

4. 眼球震颤检影经验证实，对于冲动型眼球震颤患者，在静止眼位处可获得较好的检测效果，而对于钟摆型眼球震颤者，当检测距离较近时由于集合的作用，患者可能症状较轻。通常采取 50cm 检影或更近的距离，原则上是能明确看到患眼的视网膜反光。检影的结果须经工作距离的换算。在视网膜反光不够显著时，可加大试片的递变梯度以明确视网膜反光的性质。通常加减 1.00～2.00D，以求得反射光的变化。

5. 眼球震颤患者的视力检查困难，应仔细、耐心和全面地检查。眼球震颤伴随屈光间质严重混浊者，瞳孔直径≤2mm 者不宜采用电脑验光仪验光，因不易测试成功。通常眼球震颤验光不采用综合验光仪，主要因为综合验光仪试片不能自由移动位置和倾斜度，不能适应眼球震颤患者的光敏性搜索眼动。

6. 眼球震颤者注视性质的判断。部分眼球震颤患者，在检影时，对被测眼的注视性质进行判断，并适应患者新的视轴方向进行检影检测，以获得较为理想的检查结果。

7. 在睫状肌麻痹期间不能确定屈光处方及选择使用棱镜等矫正方式。

8. 有屈光不正者，应戴矫正眼镜后观察代偿头位的变化。必要时应行神经科、耳鼻喉科检查。

任务三　视疲劳验光

第一部分　知识要求

视疲劳是指视觉器官长期过度紧张活动，超过其代偿能力而引起的眼部及全身的一组症状。视疲劳的常见症状有眼疲劳、眼干涩、异物感、沉重感、视物模糊、畏光、流泪、眼酸、胀、痛及眼部充血等，严重者还可出现头痛、头晕、恶心、注意力不集中、精神不振、记忆力下降、以及颈肩腰背酸痛、食欲不振、指关节麻木甚至肌肉抽搐等全身症候群，少数患者还可出现复视、立体视觉功能障碍、眼压升高、角膜损伤等，青少年可出现近视或原有近视加深。青光眼、眼表或眼前节疾患者还可因眼的过度疲劳而引发或加重原有眼病。

一、视疲劳的分类

（一）眼性视疲劳

1. **屈光性**　因屈光不正未矫正或者矫正不正确致患者视物模糊，多表现为近视过矫、远视欠矫、散光矫正不足及过度调节致睫状肌疲劳；因屈光参差引起影像不等，如一只眼 −2.00DS 近视，另一只眼 −5.00DS 近视；如近视过矫、远视欠矫等致调节与集合不协调；非斜视性双眼视觉功能异常，例如调节不足、集合不足、调节过度、集合过度等。

2. 肌性 因隐斜视、间歇性斜视的失代偿期及集合不足或融合无力等原因所致。隐斜视、眼外肌麻痹、眼肌用力不平衡，老年人由于晶状体调节力下降致睫状肌过度调节导致视疲劳的发生。

3. 棱镜性 由于眼镜定配中，眼镜光学中心位置未能对准瞳孔中心而引起棱镜作用。

4. 视力不良性 由于眼科疾病，如眼球震颤等器质性眼病引起的视力低下等，如青光眼时眼压高，眶上神经痛以及鼻旁窦炎引起视疲劳等。

（二）环境性视疲劳

工作环境中的照明、眩光等对眼球的刺激，后像、物像的跳动等引起眼部的不适。如光照不足或过强，光源分布不均匀或闪烁不定，注视的目标过小、过细或不稳定等。

（三）职业性视疲劳

从事印刷、精密仪器、纺织、缝纫等行业的患者，要求精细的视觉功能；会计、教师等职业，近距工作繁重；视频终端、显示器使用者，由于显示器屏幕的安放位置、观看距离、亮度、清晰度、对比度及闪烁和眩光等因素的影响，使用者易产生视疲劳症状，同时一些职业工种工作时间过长也是导致视疲劳的原因之一。

（四）全身性视疲劳

由于更年期、过度疲劳、神经衰弱、内分泌异常、营养不良、焦虑及紧张、癔症等全身疾病引起的视疲劳。

总体而言，视疲劳的症状和病因多变。对于视疲劳患者应从各种可能引起症状的因素着手，用排除方法去除诱因，最后确定病因和相应的治疗方法。屈光性视疲劳和隐斜视引起的肌性视疲劳在临床上较为常见，故为视疲劳者规范正确的验光非常有必要，且此为视光师治疗视疲劳的主要工作内容。

二、视疲劳检查矫正流程

（一）病史了解

个人基本资料、眼病史、全身病史、环境状况、视疲劳的主要症状和发生时间、环境，如果有条件建立个人视疲劳档案。

（二）科学验光

首先需要全面检查眼睛的基本情况，排除一些有视疲劳症状的器质性眼病和全身疾病等，如：早期青光眼、眼底病、眼肌异常、贫血、高血压、更年期综合征等，依次进行单眼屈光检查、双眼平衡检查、基本调节和集合检查、双眼视觉检查。

（三）视疲劳的诊断

经过正确科学验光检查，排除器质性眼部疾患和全身疾病后，找出视疲劳的原因，诊断方法主要依靠详细询问病史，包括引起症状的诱因，发作时间，与发病相关的用眼方式和习惯，如由于看远或看近引起有关的症状以及全身的健康状况。从中寻找可能的病因，根据科学验光结果综合判断视疲劳的产生原因。

（四）明确治疗方案

结合患者自身情况，有意识地综合选择配镜、中西医药物治疗、视觉训练、作息调整等治疗方法，并制定随访计划。

三、视疲劳患者科学验光流程

（一）单眼屈光检查

目的：初步分析视疲劳患者是否与单眼屈光不正相关，单眼屈光不正对于视疲劳发生的影响。

具体操作步骤详见本书主觉验光情境,此处略。

检查后应达到的效果 MPMVA(maximum plus to maximum visual acuity,最大正镜度最好视力),意为对被检者使用尽可能高的正度数镜片或尽可能低的负度数镜片使其获得最佳视力。

在进行双眼平衡前,应该保证单眼达到最大正镜度矫正的屈光度数(corrected ametropia with most plus,CAMP)状态,然后再进行双眼平衡。

(二)双眼平衡检查

目的:配戴屈光矫正眼镜的目的,首先是要保证单眼的生理性视觉分辨能力达到最好水平,其次是保证戴镜后双眼在看远看近时使用同等量的调节和集合,保证在自然状态下,双眼屈光度平衡,没有不等像视产生,双眼有足够的注视野和充分的融合范围,双眼能协调一致的使用,以免对其过去的视觉状态造成很大的干扰,因此需进行双眼平衡的检查,利用三棱镜分视法,红—绿分视法,遮盖分视法,偏振光分视法等方法,目的是保证处方使视疲劳患者获得最好的视力,最低的屈光矫正度,最协调的双眼视状态,避免产生视疲劳的原因出现。具体操作步骤详见本书主觉验光情境,此处略。

进行完上述两组验光检查后,有些患者戴上合适的屈光矫正眼镜后,经过一段时间后,视疲劳症状消失,甚至立刻消失。但有一些患者试戴后可能仍然存在不同程度的视疲劳症状,此时需要在验光过程中,考虑基本调节、集合检查和双眼视觉检查,以找出深层次的视疲劳原因。

(三)基本调节和集合检查

目的:了解患者接受调节性刺激后,调节的反应能力、反应幅度、反应速度、反应的难易程度、患者集合的变化关系,以找出基本调节和集合的异常与视疲劳的关系。分析患者在日常生活中的调节状态,调节的使用情况和储备能力,以确定视疲劳症状与其的关系,并在配镜时是否给予一定的调节补偿或削弱。检查内容主要包括:

1. 集合近点(near point convergence,NPC)　测量双眼在保持融像前提下的会聚能力,需要记录集合破裂点,集合恢复点,一般破裂点3cm±4cm,恢复点5cm±5cm。

2. 调节幅度(amplitude of accommodation,AMP)　利用移近法、移远法或负镜片法获得患者的调节幅度,与正常调节幅度相比。正常调节幅度利用最小调节幅度的计算公式:幅度=15−X/4 其中X=患者的年龄,例如,10 岁计算而得的最小调节为 A=15−10/4=12.50D,测得的调节幅度为 8.50D,即说明低于此年龄最小的调节幅度 4.00D,调节力较弱。一般低于正常调节幅度 2.00D,即可初步判断为调节不足。

3. 正相对调节(positive relative accommodation,PRA)　是指在集合保持稳定的情况下能做出的最大调节,即屈光不正完全矫正基础上加负球镜至模糊,该增加的量为正相对调节。负相对调节(negative relative accommodation,NRA):是指在集合保持稳定的情况下能放松的调节,即屈光不正完全矫正基础上加正球镜至模糊,该增加的量为负相对调节。

正常值:正相对调节 −2.37D±1.00D,负相对调节 +2.00D±0.50D。

由于在40cm进行,NRA 最大数值为 +2.50D,即调节完全放松,若大于2.50D 则说明在远距离验光时调节未能完全放松,验光结果负值过大。对于配戴眼镜后诉有注视性疲劳、不耐持久视近者,可考虑测试该项目,若正负相对调节降低、或正相对调节小于负相对调节,则调节因素可能是注视性疲劳的诱因。

4. 双眼交叉柱镜检测(binocular crossed-cylinder,BCC)　用交叉柱镜置于患者眼前,使被测眼产生人为散光。令被测眼观察非亮环境中距眼前工作距离(40cm 左右)的十字线视标。若被检眼调节良好,可使散光焦线向视网膜移动,横线落于视网膜前,纵线落于视网膜后,而最小弥散圈刚好落于网膜上,故横线与纵线对于被检眼来说具有相同的清晰度。

　　若被检眼调节不足（即调节滞后或已产生老视），则水平线聚焦较垂直线更近于视网膜，故此时水平线更清楚；此时增加正球镜片于眼前，直至水平和垂直线条清晰度一样。此正球镜片度数即为调节滞后量。反之若被检眼调节超前（调节痉挛）时，则垂直线较之水平线聚焦近于视网膜，垂直线较清晰；此时增加负球镜片于眼前，使两线条清晰度一样。

　　无老视的病人，BCC结果可以说明调节的滞后，隐性远视的存在或调节超前，结合隐斜检查或AC/A结果，综合考虑是否给予下加光处方，从而为视疲劳诊断提供一定的依据。利用附带近视标的检影镜，可直接通过动态检影判断调节滞后或调节超前。

　　5. 调节灵活度（accommodation facility）　是指调节的容易程度，正常的测试结果是双眼每分钟翻转12个周期，单眼和双眼都要测定，记录一分钟，翻转±2.00D的球镜反转拍（flippers），看清的周期数。一般正常值为单眼≥12周期/分钟（cpm）；双眼：10周期/分钟±5周期/分钟（cpm）。注意：双眼相差大于2cpm应重新测定。

　　6. 近附加（addition，ADD）　又称下加光，ADD可根据BCC检查结果，根据工作距离，初步给予近附加，以满足日常工作的需要。老视患者近附加随着年龄的增加而逐渐变化。

　　（四）双眼视觉检查

　　目的：以双眼视觉角度寻找视疲劳的可能原因。了解患者在静态和动态环境下双眼视存在的情况，以及在自然条件下是否使用双眼视，了解在动态环境中，双眼融合和分开的能力，双眼代偿复视的能力。

　　1. 隐斜视　隐斜视主要由于潜在的双眼眼外肌肌力的不平衡造成。隐斜视的临床表现主要取决于隐斜视度数的大小和融合储备。如隐斜视度数小，仅需使用部分融合储备，可代偿而无症状。如隐斜视度数大或融合力不足，长期过度使用融合储备，可产生肌性视疲劳。垂直性隐斜视，因垂直性融合力的幅度较小，上隐斜视不易克服，也易引起视疲劳症状。隐斜可通过Von Graefe法或马氏杆法测得，同时结合融合功能检查和双眼视图形的绘制分析，确定相应的治疗办法。

　　2. 集合幅度　根据被测眼的瞳孔间距和集合近点距离，可以计算出在维持融像的条件下，双眼所能付出的最大集合量，称为集合幅度。通过集合近点测试，获得破裂点和恢复点的数值。人群正常值：破裂点：5cm±2.5cm，恢复点7cm±3cm。

　　3. 聚散力　双眼注视一定距离的目标，采用基底向内（BI）的三棱镜测试双眼最大的散开能力，称为负向聚散力，又称外展储备；采用基底向外（BO）的三棱镜测试双眼最大的集合能力，称为正向聚散力，又称内收储备；正负聚散力的合量为聚散力，又称聚散储备。

　　远距离　BI：X/7±3$^{\triangle}$/4±3$^{\triangle}$

　　　　　　BO：9±4$^{\triangle}$/19±8$^{\triangle}$/10±4$^{\triangle}$

　　近距离　BI：13±4$^{\triangle}$/21±4$^{\triangle}$/13±5$^{\triangle}$

　　　　　　BO：17±5$^{\triangle}$/21±6$^{\triangle}$/11±7$^{\triangle}$

　　在测定聚散力的过程中，近距离BI模糊点出现的临界三棱镜值表示负相对集合（negative relative convergence，NRC），近距离BO模糊点出现的临界三棱镜值表示正相对集合（positive relative convergence，PRC）。正常情况下，正相对集合和负相对集合相互协调，使近距离工作持久、舒适、目标清晰。若因屈光异常、眼位异常或矫正眼镜的干涉作用导致双眼正、负相对集合失调，可能导致聚散性视疲劳。

　　按照Percival法则，将正负相对集合总量的中1/3区域定位为近注视舒适区，在注视距离固定的条件下，注视点若位于"舒适区"，则很少发生聚散性视疲劳。

　　案例 5-3-1　设戴用远用矫正眼镜，检测距离40cm，双眼负相对集合9$^{\triangle}$，正相对集合18$^{\triangle}$。

　　问：双眼40cm近距离工作，有无聚散性疲劳，怎样进行缓解矫正？

负相对集合为正相对集合的一半,故无须矫正。

案例 5-3-2　设戴远用矫正眼镜,检测距离 40cm,双眼负相对集合 $6^\triangle$,正相对集合 $18^\triangle$。

问:双眼 40cm 近距离工作,有无聚散性疲劳,怎样进行缓解矫正?

负相对集合 $6^\triangle$ 不足为正相对集合 $18^\triangle$ 的一半,故可能有聚散性疲劳,补偿矫正方法将 $2^\triangle$ 底向外的缓解棱镜分至双眼,戴缓解棱镜后测试,双眼负相对集合 $8^\triangle$,正相对集合 $16^\triangle$。

同时此参数还可以根据近距离隐斜,测定或计算负融像性集合、正融像性集合,以帮助判断聚散功能。即事先采用 Von Graefe 检测近距离隐性斜视,以近距离隐性斜视的棱镜位为起点,进行聚散力的检查,近距离 BI 模糊点出现的临界三棱镜值表示负融像性集合,近距离 BO 模糊点出现的临界三棱镜值表示正融像性集合。

设:戴远用矫正眼镜,检测距离 40cm,外隐斜 $6^\triangle$,近距离聚散力检测结果为 BI:12/19/12 BO:18/26/9

$$NFC = NRC + H = 12 + (-6) = 6^\triangle$$

$$PFC = PRC - H = 18 - (-6) = 24^\triangle$$

(H:隐斜视量值,以内隐斜为正值,外隐斜为负值)

4. 集合灵活度　利用一副 $12^\triangle BO$、$13^\triangle BI$ 棱镜反转拍测定双眼集合灵活度,灵活度正常值为 15 周期 / 分钟 ±3 周期 / 分钟(cpm)

5. AC/A　AC/A 是指调节性集合与调节的比率,即每 1D 的调节反应,就会产生一定的调节性集合。利用梯度法和计算法获得 AC/A,其正常值为 $4^\triangle/D \pm 1^\triangle/D$。

通过此检测,为诊断和解决由于青少年近视、调节性内斜视、聚散功能异常导致的视疲劳症状提供帮助。

6. 感觉融像测量　如 Worth 4 dot 检查,立体视的检测等。Worth 4 dot 检查主要是应用红 - 绿分视手段,检查双眼视的方法,它利用红 - 绿互补原理,在分视条件下,检查病人的双眼视。这两项检查为进行感觉融像测量提供相应的参数,辅助诊断视疲劳。

7. Bagolini 线状镜检查　线状镜检查是在自然条件下唯一的双眼视检查方法,优势在于不破坏双眼融合。检查可以判断正常视网膜对应或异常视网膜对应,是否有抑制,或抑制的部位。检查结果即患者日常双眼使用的情况,例如用其他检查手段证实有双眼视,但线状镜检查结果证实无双眼视,即证明患者在日常生活中没有使用双眼视功能,仍然为单眼抑制。

8. 注视差异、相联性隐斜视检查　利用注视差异、相联性隐斜视检查结果绘制的注视差异曲线图形的分型判断视疲劳的可能原因,并进行相关训练。

综合上述科学验光和相关双眼视觉功能的检查结果,必要时还需考虑对比敏感度视力、光视觉、色视觉、立体视觉等检测,并结合环境因素、全身因素、职业因素必然可以诊断视疲劳的原因。

四、视疲劳患者治疗方案的确定

(一)首先矫正屈光不正

了解患者的视觉需求结合配镜历史,确定合适的矫正眼镜处方,并去除可能引起视疲劳的调节、集合因素。例如对年龄 <40 岁的内隐斜视患者,合并远视,应充分矫正,使患者获得清晰而舒适的远视力;合并近视者,应配戴最低度数而又能获得清晰远视力的镜片。对外隐斜视者,应遵循近视全矫、远视低矫、散光全矫的治疗原则。戴镜后定期复查。

(二)考虑环境、职业、全身因素确定治疗方案

例如有过度用眼史,应调整工作学习时间或习惯,使眼睛得到适当的休息。适当的体

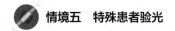

育锻炼也能提高机体抵抗疲劳的能力。对神经衰弱、心理紧张和精神压力造成的内隐斜视，应使患者合理安排生活和工作，注意劳逸结合。

（三）视功能训练的使用

例如正位视训练，利用视功能训练仪，如同视机等增加融合力克服隐斜视。通过增加其融合分开力来克服内隐斜视，增加融合性集合克服外隐斜视。又如集合训练，又称辐辏训练，用于对集合不足，外隐斜视视近度数大于视远者较有效。

（四）棱镜治疗

上述措施对症状改善不明显或不能坚持训练的患者可用三棱镜治疗。例如对老视合并外隐斜视者的视疲劳患者，不仅希望改善症状同时也希望获得清晰的近视力，可在给予患者双光镜片的基础上，再加底向内的三棱镜。而对外隐斜视度数较高的年轻人，用底向内三棱镜治疗，不能增加融合功能，在戴用一段时间后，有要求再增加三棱镜度的可能。对融合范围明显低于正常或几乎无融合，对集合训练无效者，应用三棱镜以能消除症状的最小度数为限，矫正外隐斜视度数的1/2～2/3，分置于双眼前。

（五）药物治疗

例如调节痉挛型视疲劳，可考虑托吡卡胺、阿托品、去氧肾上腺素点眼；调节麻痹型视疲劳，采用新斯的明、β受体阻滞剂类药物；眼压相关性眼痛考虑α、β受体阻滞剂点眼等。目前中医药治疗视疲劳也有较多的报道，同时滴用抗疲劳眼液也是一种可行方法。

（六）手术治疗

由于眼肌因素引起的视疲劳症状，例如部分隐斜视经正位视训练后无效，必要时考虑手术治疗。

（七）关注视疲劳患者的日常保健

1. 注意全身和眼调节和保护。注意工作距离和工作时间，定期做全身运动、针对原发疾病进行治疗，适当运动、营养，增强体质。建立良好的生活与工作习惯，远离噪音源。眼保健操、远眺，有助于缓解视疲劳。考虑采用眼贴、热敷、按摩等手段，放松身心，缓解眼部疲劳。

2. 使用电脑时，应多眨眼，工作1小时应休息5分钟，操作电脑的最佳距离应是50～60cm。减弱荧屏的光线，显示屏的中心置于平视线下方约20°的地方或屏幕最高点的高度与视线齐平，电脑屏幕注意调整合适的明暗对比使字体清晰。定期清洁屏幕、不要在黑暗中看电脑，背景太暗，容易造成视疲劳和瞳孔散大。若光线未提供足够的明暗对比，将使眼睛容易疲劳，使用能提供明暗对比的柔和灯光（不刺眼的光线）。不要使用直接将光线反射入眼睛的电灯。避免在操作者前上方出现光源或光源照射在视屏上，电脑不应放置在窗的对面或背面。戴眼镜者，可配电脑中距离眼镜：双光镜、多焦镜等及抗辐射电磁波的眼镜。考虑工作中强制体位的控制，利用工作台、键盘与座椅高度均为可调型，获得最舒适的眼—荧屏、手臂—键盘的协调。

3. 保证充足睡眠，劳逸结合，平衡饮食，多吃谷类、豆类、水果、蔬菜及动物肝脏等食品。叶黄素、维生素A、蛋白质等，是合成视紫红质的原料，蛋黄、深绿色鲜蔬菜、胡萝卜、白菜、豆腐、红枣、橘子以及牛奶、肝脏、瘦肉等食物，提升视紫红质的合成，增强视网膜感光性能。

五、视疲劳案例分析

案例 5-3-3 患者，女，18岁，学生，因头晕、头痛、眼痛、视力下降半月余，如何处理？

1. 病史了解　了解与症状相关的基本情况，基本资料，眼病史，家族病史，视疲劳症状与发生时间等。患者系高二学生，日常功课紧张且课外复习时间长，常连续读书至深夜。

近期发现视物模糊不清,伴恶心。疑为脑内患病,经颅脑 CT 检查,无异常发现,遂到眼科就诊,常规内外眼检查,双眼前部无充血,角膜透明,KP(−),瞳孔等圆,对光反应敏感眼底正常。双眼压:右 18mmHg,左 17mmHg(非接触式眼压计)。眼前部及眼底检查均未见明显异常,视野检查亦无异常暗点。无明显器质性病变,故怀疑屈光问题,前来就诊。

2．综合验光 结果发现,双眼裸眼视力:R 4.9,L4.8。眼位:正位。眼球运动正常,屈光学检查(托吡卡胺散瞳＋检影验光):

R:−0.50DS＝5.1

L:+0.75DS＝5.1 瞳距 62mm。

3．视疲劳的诊断 因左眼远视未矫正,不管看远、看近均过度使用调节,加上患者由于学习压力视近过度,导致睫状肌持续紧张收缩,犹如人劳动时肌肉的紧张状态,容易引起肌肉疲劳和损害。由于两眼度数有一定差异,调节运用不均衡,也可导致视疲劳。故诊断为:①左眼轻度远视伴调节痉挛;②屈光参差;③视疲劳综合征。

4．明确治疗方案 嘱平日戴镜,尤其近处,注意用眼卫生,劳逸结合,并予 0.5% 托吡卡胺眼液,每晚睡前点双眼,各 1 滴。治疗 1 周后复诊,复查视力:右 5.1,左 5.1。阅读 1～2 小时,眼无不适症状发生,目前已能正常上课。

分析该例患者,由于远视存在,故很容易联想由于远视的调节过度使用引发视疲劳。在日常工作中,由于长时间电脑工作或长时间地视近过度,睫状肌长期持续收缩,形成调节痉挛,就会引发视觉疲劳。电脑使用者长期视近,无视远过程,睫状肌得不到放松的机会,极易产生视疲劳。其中中老年人因眼球调节力逐渐减弱,看电脑更容易发生眼疲劳。本例中该少年因为一眼远视近距用眼过度,同时两眼屈光不正相差 1.25DS,故引发视疲劳症状的加剧,如果矫正了两眼屈光参差,且具有正确的眼保健措施,症状必会减轻。

案例 5-3-4 患者,男,36 岁,计算机从业人员,因双眼眉骨及眼球胀痛,时轻时重,伴头痛,恶心,于 2011 年 4 月就诊。患者最近赶项目,睡眠不足,最近自觉上班时查看图纸资料时,常有双眉棱骨疼痛,数日以来,由于职称考试,夜间看书自学约 30 分钟,疼痛症状明显,伴头晕和重影现象影响看书。问如何处理?

1．病史了解 最近用眼情况较多,有视疲劳加重的环境因素,曾进行眼科检查:裸眼视力右:5.2,左:5.1,双眼前部无充血,瞳孔等圆,对光反应敏感。角膜透明,KP(−),眼底正常。双眼压:右 15mmHg,左 14mmHg(非接触式眼压计)。视野检查无异常。排除眼部器质性病变,怀疑屈光问题。

2．科学验光 眼肌及屈光学检查:屈光学检查(0.5% 托吡卡胺麻痹睫状肌＋检影验光):R:+0.50DC×85,L:−0.50DS。眼肌检查:眼位:映光正位,眼球运动正常。交替遮盖,显示外隐斜。集合近点:大于 11cm(异常)。马氏杆检查(左眼前置镜),距离 33cm 为交叉性复象,揭示外隐斜视。置三棱镜于外隐斜眼前,测定外斜度数为 $5^{\triangle}$～$6^{\triangle}$。

3．视疲劳的诊断 根据头晕、重影等问题,且主要出现在视近处,基本判断:①外隐斜视伴集合功能不足;②视疲劳综合征。

4．明确治疗方案 配镜,行同视机集合功能训练,配合相应中、西药物口服,注意休息及日常视觉保健。一个月后复诊诉阅读时间约持续 1 小时左右不疲劳,嘱继续坚持以上治疗措施。

案例 5-3-5 患者,女,12 岁,诉:戴镜 2 年,于三个月前出现不适,主诉视远没有症状,但近距离阅读模糊,时间稍久感觉双眼眉骨及眼球胀痛,时轻时重,伴头痛,恶心,双休或放假期间不学习时,则症状好转。

1．病史了解 视疲劳症状与视近工作相关。眼部检查,排除眼球器质性病变。主要考虑屈光问题。

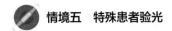

2. 科学验光　屈光检查结果：右眼 −2.00DS＝5.0；左眼：−3.20DS/−0.50DC×170＝5.0。右眼为主导眼。眼位：正位。原镜度数检查后无问题，单眼均能达到较好视力。进一步检查调节、集合、双眼视觉等功能。

双眼视功能检查结果如下表：

Worth 检查		正常
隐斜（远 5m / 近 40cm）		1exo/8exo
AC/A		2（梯度）/2.4（计算性）
NRA/PRA		+2.50D/−0.50D
NPC（破裂点 / 恢复点）		11cm/14.5cm
调节幅度（右眼 / 左眼）		9.00D/9.50D
BI		远 ×/8/1.5，近 ×/18/14
BO		远 ×/19/2.5，近 ×/15/7
BCC 检查调节滞后 / 超前		+0.50D
Facility 测试	右眼	8cpm
	左眼	8cpm
	双眼	3cpm

3. 视疲劳诊断　单眼调节幅度低于此年龄段正常调节幅度，根据最小调节幅度公式，10 岁正常调节幅度为 15−10/4＝12.50D。一般低于正常调节幅度 2D，即可初步判断为调节不足。同时 BCC 值为 +0.50D，显示这位患者存在调节滞后，而 PRA 为 −0.50D 也正好说明了这一点。AC/A 值偏小，集合近点的破裂点 / 恢复点远移，说明患者近距离长期阅读、调节性集合减少，从而引起近距离阅读集合不足，出现外隐斜、视疲劳。调节灵活度检测显示，患者调节功能显著下降。根据破裂点、恢复点远移，可以诊断为集合不足。但主要考虑此症状可能因为调节不足引起。故诊断：①调节不足；②视疲劳综合征。

4. 明确治疗方案　要求患者眼镜常戴。且可自行在家或视光诊所进行调节训练使双眼调节幅度一致。同时行调节灵活度训练。

案例 5-3-6　患者，男，32 岁，电脑工作者，最近 2 个月因赶项目，时常感到眼干涩、酸胀、疼痛、有异物感，偶有畏光、流泪、视力模糊，周末休息时较好，但一工作即出现上述症状。

1. 病史了解　检查，眼前段结膜轻度充血、角膜（−），TBUT<10s。

2. 科学验光　屈光检查：双眼：+0.50DS＝5.2，余视功能检查均正常。

3. 视疲劳诊断　本例眼部干涩，眼前段结膜轻度充血、角膜（−），TBUT<10s，可诊断为典型干眼。诊断：①干眼；②VDT 综合征。

4. 明确治疗方案

（1）视疲劳滴眼液

（2）配抗辐射眼镜

（3）改变周围工作环境，注意工作时间，注意电脑的位置摆放

（4）注意日常视觉保健、眼保健操、定期远眺、热敷等。

分析：VDT（visual display terminal）泛指视频显示终端，包括计算机的显示装置、电视机、游戏机等。VDT 对眼部影响会引起视疲劳、视物模糊、调节功能障碍和角膜上皮损害，甚至可引起白内障。经常用电脑的办公人群普遍感到眼睑沉重、眼干涩、酸胀、疼痛、异物感、畏光、流泪、视力模糊、重影、眼部充血等。这种症状称为"电脑视疲劳综合征"，又称为

"VDT综合征"。除考虑屈光不正因素的影响外,同时还应考虑干眼的可能性。

泪液对眼睛不仅具有营养、保护作用,也有湿润、清洁作用,同时还具有一定的光学作用,很多原因可导致眼部腺体组织功能障碍,形成干眼,其中长时间电脑工作而"瞬目减少",是重要原因之一。

案例5-3-7 47岁,女性,教师,主诉戴近用眼镜阅读时需要将阅读物拿开很远,不戴眼镜时又需将阅读物放得很近才能看清,看近稍久,感觉非常疲劳,平常习惯阅读距离为40cm。现用眼镜处方为1年前所配,R:-2.50DS/-0.50DC×5＝5.0,L:-3.25DS/-0.50DC×175＝5.0,近附加+1.00D。

1. 病史了解　通过病史采集及科际会诊,首先排除全身疾患,然后询问工作、学习、生活情况,了解患者全身以及眼部的不适症状是否在用眼之后发生。不能因视力多正常或接近正常标准而忽略患者有极轻度的屈光障碍或轻度的眼肌不平衡等缺陷。如果患者全身及眼部的不适症状发生在用眼之后,视功能突然下降,而随着视作业的被迫停止,眼部或全身的主觉症状则逐渐转变为不明显或者完全消失,就应当首先从眼源性的原因去考虑。该例由于患者年龄较大,首先测眼压、查眼底、做视野检查等以排除青光眼及其他眼部器质性病变,必要时请专科医生会诊,排除相关眼科疾病和神经科疾病。

2. 科学验光　检查屈光,矫正屈光不正后,利用马氏杆、三棱镜或综合验光仪进行眼肌检查,包括隐斜、调节、集合等的测定,注意眼外肌是否平衡,如果屈光、眼肌矫正均无问题,可以考虑非斜视性双眼视觉相关异常问题,根据Sheard准则、1∶1准则和Percival准则以进行双眼视觉的矫正,并验配相应的球镜和棱镜。本例眼镜处方经科学验光检查后,远用处方度数无误,其余检查结果如下:

Worth检查		正常
隐斜(远5m/近40cm)		1exo/3exo
AC/A		3(梯度)/3.4(计算性)
NRA/PRA		+3.00D/-1.50D
NPC(破裂点/恢复点)		7cm/9cm
调节幅度(右眼/左眼)		3.00D/3.50D
BI		远×/8/1.5,近×/18/14
BO		远×/19/2.5,近×/15/7
BCC检查调节滞后/超前		滞后+0.50D
调节灵活度测试	右眼	9cpm
	左眼	9cpm
	双眼	7cpm

3. 视疲劳的诊断　病人检查后,其远距处方无问题,原镜检查后度数也无问题,单眼、双眼调节灵活度略低于正常值,同时BCC检查显示有调节滞后。同时PRA低于NRA,考虑患者可能存在注视性疲劳,可根据NRA/PRA为患者进行ADD进一步调整。病史和检查结果表明该病例需要增加正镜阅读附加,NRA和PRA平衡结果说明仍需要+0.75D附加,一般附加值为1/2×(NRA+PRA)。与原处方比较,病人试戴后表示远距清晰,原ADD改为+1.75D附加后近距阅读清晰舒适。

4. 明确治疗方案,改变近附加眼镜正度数,原则上使被测眼的正相对调节大于负相对调节。根据患者接受情况,可以改用双光眼镜或渐变多焦眼镜。

第二部分　技 能 要 求

一、视疲劳患者的科学验光

（一）目标

掌握为视疲劳患者进行单眼屈光检查、双眼平衡检查、基本调节和集合检查、双眼视觉检查。

（二）设备

电脑验光仪、检影镜、镜片箱、综合验光仪、试镜架、Bagolini 线状镜、调节反转拍等。

（三）准备

检查者在为视疲劳患者进行客观验光之前，应该先进行病史了解、全面的眼部健康检查和远、近视力检查。

（四）步骤

1. 单眼屈光检查　利用主观验光、客观验光单眼达到 CAMP 状态。

2. 双眼平衡检查　利用三棱镜分视法，红 - 绿分视法，遮盖分视法，偏振光分视法等方法。

3. 基本调节和集合检查　集合近点、调节幅度、正负相对调节、近附加、调节灵活度等检查。

4. 双眼视觉检查　隐斜视、聚散力测定、融合、集合灵活度、AC/A、感觉融像测量、Bagolini 线状镜检查，使用同视机完成双眼同时视、双眼融像、立体视检查等。

5. 结合病史、环境、身体状况进行初步诊断。

6. 给出屈光处方和具体治疗建议。

（五）记录

1. 记录验光项目、结果、屈光处方及矫正视力。

2. 举例：

视疲劳验光资料记录

模特姓名	XX	性别	女	年龄	23
眼别		R		L	
裸眼视力		4.3		4.0	
屈光度		−3.25DS		−4.00DS/−0.50DC×90	
矫正视力		5.0		5.0	

Worth 检查		正常
隐斜（远 5m / 近 40cm）		4exo/15exo
AC/A		3（梯度）/3.4（计算性）
NRA/PRA		+3.00D/−1.50D
NPC（破裂点 / 恢复点）		10cm/12cm
调节幅度（右眼 / 左眼）		2.50D/3.50D
BI		远 ×/9/3，近 ×/19/16
BO		远 ×/18/3.5，近 ×/16/8
BCC 检查调节滞后 / 超前		+0.50D
调节灵活度测试	右眼	9cpm
	左眼	9cpm
	双眼	3cpm

（六）注意事项

1. 利用散光表、交叉柱镜等获得精确的散光数据。

2. 需要结合眼科检查结果和视光学检查结果综合分析。

任务四　高度屈光不正验光

第一部分　知　识　要　求

一、概述

虽然高度屈光不正患者的验光方法与常规验光法没有大的差别，但是只有充分考虑患者的特殊病情才能大大提高验光准确性。验光师在临床处理高度屈光不正患者的时候，不但要考虑使用专业的验光方法，而且还要选择合适的处方和矫正器具。需要特别关注的因素有镜眼距改变所影响的屈光不正处方度数、瞳距、双眼平衡、镜架的选择及镜架倾斜角等，同时还需要考虑矫正镜片的材质、镀层、染色及设计等因素。

大多数人群的屈光不正度数在 −6.00～+6.00DS 范围内，其中 85% 的人群可同时伴有 2.00DC 以内的规则散光。然而，也有小部分人群患有高度的球性屈光不正和规则或不规则的散光。在该类屈光不正人群中，如果其近视大于 −6.00DS，或远视大于 +5.00DS，或散光大于 5.00DC，那么这类患者可被诊断为高度屈光不正（high refractive error）。

高度屈光不正可以单独存在，但是更多是由眼部或全身性疾病所致，如白化病、圆锥角膜、角膜移植术后、核性白内障、马方综合征等。其中马方综合征伴随的晶状体半脱位和眼轴增长可分别引发高度散光和高度近视。

二、高度屈光不正验光的影响因素

（一）双眼视觉

1. 双眼棱镜差异　综合验光仪或试镜架中镜片的光学中心应该与单眼瞳距和瞳高一致。因为根据 Prentice 法则，对于高度屈光不正患者，即使瞳孔中心与镜片光学中心有微弱的差别，也会产生显著的双眼棱镜差异。大部分患者无法忍受在垂直方向上双眼产生的棱镜差异。垂直方向上棱镜差异的产生主要有两种情况：第一，镜片度数基本一致，但是眼镜架在患者眼前不平衡，造成两只镜片对应两眼瞳孔的高度不一致；第二，镜片度数不一致，当患者向下看产生的垂直方向上的两眼棱镜差异。所以，对于高度屈光不正患者的验光，需要更多关注所配眼镜架戴在鼻梁上是否平衡，否则会对后顶点屈光力、双眼棱镜效应以及散光轴向产生巨大的影响。因此，当验配一副新眼镜时，单眼瞳距、瞳高是非常重要的参数，切忌随意装配镜片的光学中心位置。

2. 双眼棱镜差异的控制　无论运用综合验光仪还是试镜架进行验光，所产生的瞳孔与矫正镜片光学中心不一致性都会造成严重的双眼棱镜差异，可以使用单眼瞳距控制水平方向上棱镜差异，而垂直方向上的棱镜差异较难控制。不过，通常眼的调节和水平集合变化对垂直隐斜和垂直集合影响较小，因此，患者可以在无需配戴矫正镜的情况下接受马氏杆检查来单独确定并控制其垂直隐斜。

（二）散光轴向

对于高度散光处方，新镜架在鼻梁上的水平与否会对散光轴向产生较大影响。当无法完全调整新镜架成水平位置时，可以将综合验光仪或试镜架调整到与新镜架一样的倾斜角度，再行验光，此时便得到需要的矫正散光轴向。

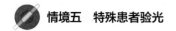
在配戴高度散光眼镜的过程中，散光轴向所产生的微弱变化都会带来严重的视觉质量下降，这时，可以使用镜片扭转钳，来进行微量旋转矫正。

（三）配镜因素

高度屈光不正的眼镜需要重点考虑垂直棱镜效应、散光轴向、屈光力及镜片基弧大小等验配因素。在配戴眼镜时，需要定期检查眼镜的形状，发现变形，需立即进行整形，以确保光学矫正效果。所以双手取摘眼镜的习惯格外重要。

三、高度屈光不正验光方法

（一）检影验光

1．屈光介质混浊验光　检影验光在眼屈光介质透明的情况下可以发挥很大作用。如果因为植入的人工晶状体、后囊的混浊等因素影响了屈光介质的透明度，那么检影验光将变得十分困难。此时可以通过采用高度数的试戴镜片、缩小检影工作距离的办法来帮助检影验光顺利进行。当检影验光因白内障等原因造成的屈光介质混浊而不能获得理想结果时，采用患者原处方作为初始验光处方是可取的。

2．片上验光　如果患者原有眼镜的矫正视力正常，那么可以直接为戴上此眼镜的患者进行片上检影验光，只需将检影中和影动的试镜片或串镜度数加上患者原眼镜度数，便得到新的屈光不正矫正度数。

（二）主觉验光

1．综合验光仪验光　大部分综合验光仪能矫正的球镜范围是 −20.00～+20.00DS，柱镜是 6.00DC。如果患者散光超过 6.00DC，那么可以在综合验光仪视窗处安装一只 −2.00DC 辅助散光镜片，测量散光的范围可扩大至 8.00DC。

2．试镜架插片验光　如果患者屈光不正度数超过球镜 20.00DS、柱镜 8.00DC，那么可以选择试镜架来进行检影验光或主觉验光。试镜架验光是高度屈光不正患者的有效屈光检查方法，经过长期临床实践，该方法可以达到综合验光仪验光一样的效率。

3．散光检查　散光的力量和轴向可以用手持交叉柱镜来矫正。如果患者视力低下，比如 0.2 或更差，那么可以选择 ±1.00DC 手持交叉柱镜先进行轴向确认，再精确度数。±1.00DC 交叉柱镜的柱镜度数是 2.00DC，当翻转交叉柱镜，能够让患者比较 2.00DC 的差别。随着患者矫正视力提高，再改用 ±0.50DC 和 ±0.25DC 较小度数的交叉柱镜。当主觉验光结束后，需要利用测距计进行试镜架镜眼距测量，单位 mm，并记录在主觉验光处方旁。

4．镜眼距测量　镜眼距测量仪是最可靠的镜眼距测量工具，而试镜架或综合验光仪颞侧的附属镜眼距毫米测量尺容易受到观察者双眼视差的影响而产生误读。只要患者球性屈光不正或某一主子午线屈光力大于 6.00DS，都需要记录镜眼距。一副高度屈光不正度数的新眼镜需要经常接受检查或调整镜眼距，以确保良好的视力矫正效果。

5．Halberg 夹片验光　另一个可选的验光工具就是 Halberg 夹片。该夹片装有两个弹簧插片槽，可以夹在患者的眼镜上进行快速检影和片上验光。将检影或片上验光所加的球镜或柱镜与患者原眼镜片一起在焦度计进行测量，所测结果就是最终的矫正处方。这样做可以避免繁琐的轴向斜向交叉的两柱镜处方的联合计算。

第二部分　技　能　要　求

高度屈光不正验光方法主要包括高度近视验光法、高度远视验光法和高度散光验光法。

一、高度近视验光

大于 −6.00DS 的近视称作高度近视。高度近视患者的验光方法可以采用片上检影验光联合 Halberg 夹片验光。

（一）目标

1. 能够运用镜眼距测量仪在综合验光仪或试镜架插片验光中，测量患者镜眼距大小。

2. 能够运用片上检影验光联合 Halberg 夹片验光为高度近视患者进行验光，并能正确记录相关检查的验光结果。

（二）设备

试镜架、检影镜、串镜或试镜片、视力表。

（三）准备

1. 将患者原有处方放置于试镜架中。

2. 使用镜眼距测量仪测量试镜架后插槽球镜片的后顶点与闭眼眼睑之间的距离。

3. 在昏暗的检影环境中，检查者与患者相距 50cm 或更近距离。

4. 设置检影镜灯光的光照强度，既能满足观察影动需要，又不会对患者双眼造成损伤。

（四）步骤

1. 将串镜或试镜片作为补偿镜，中和患者双眼检影影动。

2. 如果所中和的度数为单纯球镜，那么该球镜量加上患者原眼镜处方就是目前的显性屈光不正度数。

3. 如果片上检影验光发现有残余的散光而轴向一致时，可以简单地将残余散光量的散光度数加在患者原镜上，例如：患者的右眼眼镜处方是 −11.00DS/−1.50DC×90，片上检影验光发现水平主子午线方向需要 −2.00DS 中和，垂直主子午线方向需要 −1.00DS 中和，最后显性验光处方是 −12.00DS/−2.50DC×90。以上结果可以通过更加直观、容易的光学十字计算法获得（图 5-4-1）。

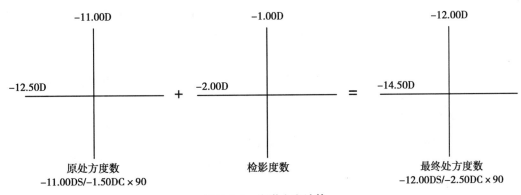

图 5-4-1　光学十字计算

4. 如果片上检影散光轴向与原处方不一致时，可以利用 Halberg 夹片（图 5-4-2），进行散光力量及轴向的调整。

5. 将检影或片上验光所加的球镜或柱镜与患者原眼镜片一起在焦度计进行测量，所测结果就是最终的矫正处方。

（五）记录

1. 注明验光检查方法、镜眼距。

2. 记录双眼矫正处方及视力。

3．举例：

片上检影联合 Halberg 夹片验光

OD：−12.00DS/−2.50DC×90＝5.0　镜眼距：13mm

OS：−11.00DS/−2.00DC×90＝4.8

（六）注意事项

1．验光之前务必准确测量镜眼距，并确认验光过程中镜眼距无明显变化。

2．确认新配框架眼镜的镜眼距，与试戴镜镜眼距作比较，如有明显变化，需进行处方换算。

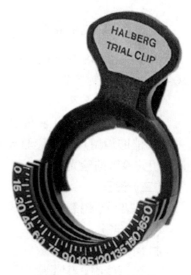

图 5-4-2　Halberg 夹片

二、高度远视验光

大于 +5.00DS 的远视称作高度远视，而无晶状体眼是由于角膜穿通伤或晶状体摘除手术造成的晶状体缺失而表现出的一种高度远视屈光状态，所以无晶状体眼的验光方法可以采用高度屈光不正验光法，如片上检影验光联合 Halberg 夹片验光。以下高度远视验光将以无晶状体眼验光为例进行介绍。

（一）目标

1．能够运用角膜曲率计测量患者角膜前表面曲率。

2．能够运用镜眼距测量仪在综合验光仪或试镜架插片验光中，测量患者镜眼距大小。

3．能够运用角膜曲率计测量、片上检影验光联合 Halberg 夹片验光为高度远视（无晶状体眼）患者进行验光，并能正确记录相关检查的验光结果。

（二）设备

试镜架、检影镜、串镜或试镜片、视力表、角膜曲率计。

（三）准备

1．测量角膜曲率来初步判断散光，如 +2.00DC×60。

2．无晶状体眼球镜屈光不正初步判断公式：+11.00DS+ 原患者球镜屈光不正度数 /2，如患者晶状体摘除术之前球镜屈光不正是 −2.00DS，那么无晶状体眼初步球镜屈光不正 ＝+11.00DS+（−2.00DS)/2＝+10.00DS。

3．将患者初步屈光不正处方，如上例处方经换算得：+10.00DS/+2.00DC×60，放置于试镜架中。

4．使用镜眼距测量仪测量试镜架后插槽球镜片的后顶点与闭眼眼睑之间的距离。

5．在昏暗的检影环境中，检查者与患者相距 50cm 或更近距离。

6．设置检影镜灯光的光照强度既能满足观察影动需要，又不会对患者双眼造成损伤。

（四）步骤

1．将串镜或试镜片作为补偿镜，中和患者双眼检影影动。

2．如果所中和的度数为单纯球镜，那么该球镜量加上患者原眼镜处方就是目前的显性屈光不正度数。

3．如果片上检影验光发现有残余的散光而轴向一致时，可以简单地将矫正过量散光量的散光度数加在患者原镜上。

4．如果片上检影散光轴向与原处方不一致时，可以利用 Halberg 夹片进行散光度数及轴向的调整。

5．将检影或片上验光所加的球镜或柱镜与患者原眼镜片一起在焦度计进行测量，所测结果就是最终的矫正处方。

（五）记录

1. 注明验光检查方法、镜眼距。

2. 记录双眼矫正处方及视力。

3. 举例：

片上检影联合 Halberg 夹片验光

OD：+10.00DS/+2.50DC×60＝4.8　　镜眼距：12mm

OS：plano＝5.0

（六）**注意事项**

1. 验光之前务必准确测量镜眼距，并确认验光过程中镜眼距无明显变化。

2. 确认新配框架眼镜的镜眼距，与试戴镜镜眼距作比较，如有明显变化，需进行处方换算。

3. 框架眼镜会造成 25% 的像放大倍率和 20% 的视野减少；角膜接触镜可以将像放大倍率减小至 7%，对于单眼无晶状体眼患者的验光检查，角膜接触镜有助于检查患者双眼视觉功能。

三、高度散光验光

大于 5.00DC 的散光，称作高度散光。晶状体或角膜表面的不规则性通常是造成高度散光的主要原因。如果儿童时期的高度散光不能得到及时光学矫正，那么很容易造成子午方向性弱视。高度散光的验光方法包括角膜曲率计测量、检影验光、试镜架插片验光以及手持 JCC 检查。

（一）目标

1. 能够运用角膜曲率计测量患者角膜前表面曲率。

2. 能够运用镜眼距测量仪在综合验光仪或试镜架插片验光中，测量患者镜眼距大小。

3. 能够运用角膜曲率计测量、片上检影验光、手持 JCC 为高度远视散光患者进行验光，并能正确记录相关检查的验光结果。

（二）设备

检影镜、试镜架、试镜片、视力表、角膜曲率计、综合验光仪。

（三）准备

1. 测量角膜曲率来初步判断角膜散光量。

2. 使用镜眼距测量仪测量试镜架后插槽球镜片的后顶点与闭眼眼睑之间的距离。

3. 在昏暗的检影环境中，验光师与患者相距 50cm 或更近距离。

4. 设置检影镜灯光的光照强度既能满足观察影动需要，又不会对患者双眼造成损伤。

（四）步骤

1. 嘱患者配戴试镜架，进行检影验光或在综合验光仪上进行检影，之后再在试镜架上检影验光确认初步处方。

2. 令患者配戴初步检影验光处方的试镜架，进行视力检查。如果视力等于或低于 0.2，那么可以选择 ±1.00DC 手持交叉柱镜先进行散光轴向确认，再精确力量。

3. 完成 JCC 检查步骤后，继续常规主觉验光流程。

（五）记录

1. 注明验光检查方法、镜眼距。

2. 记录双眼矫正处方及视力。

3. 举例：

检影验光联合试镜架验光法

OD：−2.00DS/−5.50DC×180＝4.8　　　镜眼距：12.5mm

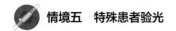

OS：−1.50DS/−6.00DC×180＝4.8

（六）注意事项

1. 调整试镜架，确保患者配戴试镜架时，试镜架处在水平位置，以免产生微弱的散光轴向误差。

2. 验光之前务必准确测量镜眼距，并确认验光过程中镜眼距无明显变化。

3. 确认新配框架眼镜的镜眼距，与试戴镜镜眼距作比较，如有明显变化，需进行处方换算。

4. 在 JCC 检查过程中，如果患者视力提高，逐渐减小 JCC 的度数，可改用 ±0.50DC 和 ±0.25DC 规格，以提高检查精确度。

任务五　圆锥角膜及不规则散光验光

第一部分　知 识 要 求

一、概述

不能用柱镜片、环曲面镜片以及圆锥曲面镜片矫正的散光，称作不规则散光（irregular astigmatism）。不规则散光主要由角膜前表面的不规则性所产生，造成的原因有圆锥角膜、角膜外伤、角膜屈光手术、角膜塑形术、角膜感染或营养不良等。本情境任务主要以圆锥角膜为例，针对圆锥角膜造成的不规则散光的屈光特性，来阐述相关的验光方法。

圆锥角膜

1. 概念　圆锥角膜（keratoconus）是一种非对称性的、非炎性的、进行性的角膜膨隆，并伴有角膜变薄、变陡和角膜中央瘢痕等特征。

2. 病因　其发病机理尚不明确，与遗传、发育障碍、内分泌紊乱、代谢障碍、变态反应、配戴角膜接触镜以及准分子激光手术有关。

3. 分类　依据圆锥角膜前表面最大屈光力大小，可将圆锥角膜分为轻度（小于 +45.00D）、中度（+45.00～+52.00D）、重度（+52.00～+62.00D）和极度（大于 +62.00D）四个级别。

依据圆锥角膜形态，可将圆锥角膜分为圆形、椭圆形和球形三种形状。圆形圆锥角膜处在角膜中央 5mm 直径范围，椭圆形圆锥角膜处在角膜中央旁 5mm 以上直径范围，球形圆锥角膜覆盖角膜大部分区域，直径在 6mm 以上。

角膜地形图是诊断圆锥角膜最有效的工具，对圆锥角膜的诊断、分类鉴别、病情观察以及验配有着不可比拟的作用。

4. 眼屈光的临床改变　眼屈光的改变主要有：早期近视度数不断加深，患者需要频繁更换眼镜；中期角膜前突、进行性角膜变薄导致角膜不规则，患者出现视力进一步下降、单眼复视、暗影以及眩光等不适；晚期角膜前弹力层破坏，视力严重下降，框架眼镜矫正不佳；水肿期后弹力层破裂，角膜出现急性水肿，并最终遗留全角膜瘢痕。

二、圆锥角膜及不规则散光验光的影响因素

（一）角膜扭曲

影响圆锥角膜验光的最常见的因素是角膜扭曲，也是造成不规则散光的直接原因。对于轻度圆锥角膜患者，客观和主观验光的流程与正常人没有明显区别。但是，对于中度或重度圆锥角膜患者，验光将会非常困难，因为此时检影验光的影动严重扭曲，形成剪动影动，中和影动较困难，只能进行预估屈光不正度数。对于极度圆锥角膜患者，由于眼底呈现严重的剪动、扭曲以及昏暗的反光影动，所以几乎不可能进行检影验光。消除角膜扭曲影

响的最好办法是应用透气性硬镜,建立泪液透镜,从而消除不规则散光的影响。

(二)角膜瘢痕

随着圆锥角膜的病情加重,检影剪动现象越加不规则和难于观察,且角膜接触镜和框架眼镜进行矫正的视力也越来越差。此时,将患者瞳孔散大进行检影观察时,可以发现角膜的圆锥区域和瘢痕组织。

圆锥角膜瘢痕如在中央光学区,那么将阻止光线的进入,故无法进行主觉或客观验光。为了解决此问题,可以应用散瞳剂将瞳孔放大,让光线从周边光学区进入瞳孔区,再应用检影验光或主觉验光法进行屈光检查。如角膜瘢痕零星地分布在角膜整个光学区域,那么将无法应用客观验光,患者只能自瘢痕间微小的间隙中观察物体,故只能进行主觉验光或应用激光干涉视网膜视力仪来检查患者潜在视力。

三、圆锥角膜及不规则散光验光方法

(一)客观验光

应尽量避免使用电脑验光仪,改用检影验光法。几乎所有电脑验光只是在瞳孔处选取很小的离散区域进行屈光检查,并在有限的一些主子午线方向上进行推断球镜和散光处方。而圆锥角膜所造成的角膜扭曲和瘢痕恰恰阻碍了电脑验光仪的测量,从而严重影响了电脑验光仪检查结果的准确性和有效性。不过对于中度圆锥角膜患者,电脑验光可能会测出屈光度数,但是对于重度患者,将无法进行测量。

在为圆锥角膜或不规则散光进行检影验光时,为准确中和影动,尽量避开剪动影动影响,注意观察和中和瞳孔中央影动。

大部分圆锥角膜患者伴有高度近视和严重的散光,所以需要负球镜片和散光镜片进行屈光矫正。随着圆锥角膜的病情加重,近视和散光的度数日趋增加。如果开始发现检影影动暗淡,可以通过每次递增 $-2.00D$ 或 $-3.00D$ 球镜来中和或增亮影动。结合角膜曲率计所测角膜散光的力量和轴向有助指导判断散光力量和轴向。

(二)主觉验光

当客观验光检查圆锥角膜患者不可行时,需要改用单眼主觉验光。在患者眼前每次递增 $-2.00DS$ 或 $-3.00DS$ 球镜来判断视力是否提高。初始散光的轴向和力量可参考角膜曲率计的检查结果。

随着圆锥角膜的病情加重,患者辨认视力表越来越困难,所以验光师在验光的时候需要更多的耐心,可选择更大度数的试镜片来确认视力是否提高。不管是单眼球镜、散光的确认,还是双眼球镜的确认,都需要反复检查,以确保患者获得最佳矫正视力。对于重度圆锥角膜患者,由于角膜的严重扭曲所造成的双眼复视或单眼复视,会使患者主诉有鬼影(ghost image)现象,严重影响验光,此时可以选择角膜接触镜片上验光法。

裂隙片验光法是一种针对不规则散光的主觉验光法。该方法可以独立检查眼屈光系统某一条子午线方向的屈光力,从而判断患者的最佳矫正视力所对应的屈光不正度数。

第二部分 技能要求

圆锥角膜及不规则散光验光的难点在于角膜扭曲和角膜瘢痕的出现,为了有效得出患者屈光不正度数,本情境任务将介绍裂隙片验光法。

裂隙片验光

裂隙片(stenopeic slit)验光能够检查患者的散光及其轴向,尤其是针对非规则性散光的

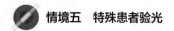
检查。通常临床上运用裂隙片检查,是为了诊断性地判断患者的潜在视力情况。

（一）目标

能够运用裂隙片检查不规则散光,并能正确记录相关检查的验光结果。

（二）设备

试戴镜架、1mm裂隙宽度裂隙片、镜片箱、远视力表、串镜。

（三）准备

1. 嘱患者配戴试镜架,使患者双眼位于镜圈几何中心。

2. 投射3～4行视力,使患者最佳矫正视力上处于最底端。

（四）步骤

1. 遮盖左眼。

2. 使用串镜,为右眼做MPMVA。假设屈光不正度数:−4.00DS。

3. 在试镜架后槽加上+1.00～+1.50DS雾视球镜。

4. 在右眼前加上裂隙片,如果患者视力下降过多,可改用较宽裂隙片。

5. 旋转裂隙片直到出现最清晰位置,记录方向,此方向为负柱镜的轴向。假设方向: 170°。

6. 用串镜,进行去雾视,直到完成MPMVA。

7. 记录联合后屈光度数。假设联合度数:−3.50D。

8. 去除串镜,继续旋转裂隙片直到出现最模糊位置,记录方向,如果此方向不是与之前最清晰方向相差90°,那么说明存在非规则散光,假设方向:105°。

9. 用串镜,进行去雾视,直到完成MPMVA。

10. 记录联合后屈光度数。假设联合度数:−5.50D。

11. 计算不规则散光处方,并放置于试镜架中再一次确认矫正视力。计算方法:利用两斜向较差柱镜计算公式或将两只柱镜叠加(−3.50DC×80,−5.50DC×15),测于焦度计上,所得处方为最终矫正处方。

12. 遮盖右眼,同样步骤检查左眼。

（五）记录

1. 记录验光方法。

2. 对于非规则散光,分别记录两条主子午线上的屈光力和子午线方向。

3. 单眼矫正视力。

4. 举例:

裂隙片验光

OD:−3.50@170,−5.75@105　4.5

OS:−4.00@160,−5.00@80　4.7

（六）注意事项

"@"指的是屈光力的方向,不是散光轴向。

任务六　屈光参差及双眼不等像验光

第一部分　知　识　要　求

一、概述

屈光参差是造成双眼不等像的主要因素,而双眼不等像又是屈光参差的主要视觉表现,其造成的危害有双眼融像困难、视疲劳、弱视和斜视等。为了提高验光的准确性，必须首先了解屈光参差及双眼不等像对视觉系统的影响，然后再选择合理的验光方法，从而得出科学的屈光矫正处方。

（一）屈光参差

屈光参差（anisometropia）指的是两眼球镜相差1.50DS，柱镜相差1.00DC。尽管其病理机制部分与遗传相关，但是目前病理机制尚不明确，相关因素有斜视、弱视、非对称性核性白内障、眼睑血管瘤、玻璃体积血、早产儿视网膜病变等眼疾和相关屈光治疗手段，如人工晶状体植入术、放射状角膜切开术、配戴角膜接触镜的老视单眼视矫正等。

患有屈光参差的儿童通常具有视觉效率下降等症状，如斜视、皱眉、过度地眨眼或揉眼、遮盖一只眼、歪头、超近距离工作等。未矫正的低度屈光参差患者具有视物模糊、视疲劳、头痛、复视等症状，不过，眼镜矫正后的屈光参差患者一样可能具有视疲劳、头痛、畏光、双眼不等像、恶心等症状。对于老视屈光参差患者，因为其通过近附加视物所造成的垂直性不平衡棱镜效应，容易产生视疲劳、头痛、复视等症状。另一方面，对于较大屈光参差的患者，考虑到其可以抑制一只眼或交替使用双眼，所以不会出现任何症状。儿童由于较难表达因屈光参差造成的视觉不适，所以很少会报告上述症状。

（二）双眼不等像

双眼不等像（aniseikonia）指的是在双眼视觉情况下，双眼物像的大小不一致，且造成双眼融像困难。通常双眼像大小相差2%以上或双眼屈光度数相差1.50～2.00D以上才有临床意义。

双眼不等像是由眼轴长、眼屈光力、视觉感知以及矫正器械的光学特性共同作用而造成。双眼像的差别可以是整体大小不同，也可以是因为散光性屈光参差而造成的双眼像在某一方向有差别。前者称为对称性双眼不等像，后者称为非对称性双眼不等像。

双眼不等像根据屈光要素的不同，可分为轴性双眼不等像和屈光性双眼不等像。前者是指双眼不等像是由眼轴的改变所造成，而后者是指双眼不等像是由眼屈光度数的改变所造成。根据Knapp法则，当患者是轴性双眼不等像，将矫正镜片放置眼前焦点处，双眼视网膜获得大小一致的物像，当患者是屈光性双眼不等像，配戴角膜接触镜，双眼视网膜获得大小一致的物像。

二、屈光参差及双眼不等像验光的影响因素

（一）屈光参差验光的影响因素

未矫正的屈光参差可以造成双眼融像困难，特别是在视觉发育期，将导致严重的视觉发育障碍。未矫正的单纯或复合性远视屈光参差患者，其调节受较小度数远视眼的影响，故其较大度数远视眼处于模糊视觉状态。未矫正的低度单纯近视屈光参差患者，其一只眼可以用来视远，另一只视近；而未矫正的高度单纯或复合性近视屈光参差患者，其中较高度数的近视眼可能会被剥夺永久的视网膜清晰像。复合性或单纯散光屈光参差患者也可以造成眼视网膜清晰像的剥夺。以上双眼屈光参差所造成的双眼视网膜成像清晰度的差异，将会导致弱视、调节异常、融像困难等视功能异常。在为屈光参差患者验光时，必须考虑这些因素对验光产生的影响。

1. 弱视　屈光参差是造成弱视的重要因素。有研究表明，远视屈光参差患者，其双眼球镜相差1.50D或柱镜度数相差1.00D及以上，易造成弱视。儿童屈光参差超过1.00D及以上，且较高度数眼超过3.00D以上，更容易产生弱视。因此，所有儿童需要分别在6个月和3岁时接受屈光参差例行筛查，如发现屈光参差超过1.00D，需要及时矫正，并长期跟踪检查。弱视的程度与屈光参差的大小、治疗时间有着密切的关系，无论儿童和成人，早发现

早治疗都将有效提高患者视功能的康复。

2. 调节异常　根据 Hering 双眼相同神经支配法则，双眼的调节反应大致相同。未矫正单纯或复合性屈光参差患者会因双眼不同的调节需求而造成双眼视觉疲劳。调节异常是造成屈光参差性弱视的重要因素，在矫正仅 1 个月后的远视性屈光参差患者，其中有 60% 的患者的调节异常能够得到有效矫正。

3. 融像　双眼物像清晰度的差异同样可以造成双眼融像功能的异常。在矫正仅 1 个月后的远视性屈光参差患者，其非斜视性融像困难可以得到有效解决。立体视与屈光参差有着密切的关系，仅 1.00D 的屈光参差就能造成立体视觉功能的显著下降。

屈光参差也是造成斜视的主要因素。有 39%～42% 的屈光参差患者具有斜视。双眼屈光度数相差超过 2.00D 的远视性屈光参差患者易患内斜视，超过 1.00D，易患调节性内斜视，且眼镜矫正较难控制内斜视的出现。

4. 对比敏感度　远视性屈光参差患者的单眼对比敏感度通常一致，但是处于双眼视时，其对比敏感度呈现下降。当远视性屈光参差得到矫正后，其双眼视功能的叠加效应恢复正常，这说明屈光参差患者双眼对比敏感度的下降是由于在双眼视觉下，单眼的离焦所造成。因此，即使单眼的对比敏感度正常，在屈光参差双眼视觉状态下，其对比敏感度呈现下降趋势。

5. 视觉效率　未矫正的屈光参差可以降低视觉效率，而屈光参差矫正后的患者的阅读能力将会得到有效提高。视觉效率的降低可能会导致患者产生头痛、视疲劳、复视、阅读文字变形或移动等症状。

6. 职业影响　未矫正的屈光参差会降低视力、对比敏感度、立体视等视功能的表现，从而影响患者的职业工作。不过，用眼镜矫正屈光参差可能诱发垂直和水平隐斜，导致患者在长期近距离工作或需要频繁上下扫视的工作中产生头痛、视疲劳、复视等症状。

7. 伴随验光时的症状　在为屈光参差患者做遮盖试验的时候，考虑到患者双眼调节的不一致性，会出现双眼在水平方向上的不同运动方向。这将容易误导检查者错误地诊断患眼为斜视。在检影验光过程中，由于屈光参差患者调节的波动，导致反光影动不稳定，故客观验光结果与主觉验光结果时常有较大差别。在不稳定调节因素的影响下，主觉验光可能需要更长时间。

（二）双眼不等像验光的影响因素

1. 视物变形　双眼不等像常伴有三维空间物体变形的视觉效果。视物变形是由双眼所感知的物像大小在水平、垂直以及斜向方向上的不等而产生。

2. 矫正眼镜放大率　矫正眼镜的放大率和眼镜片的后顶点屈光力（F_V）、后顶点与角膜前顶点间的距离（h）、镜片中央厚度（t）、镜片折射率（n）、镜片前表面屈光力（F_1）有关。眼镜片总放大率（SM）由眼镜片的形式放大率（SM_S）和屈光力放大率（SM_P）组成，公式为：

$$SM = SM_S \times SM_P$$
$$SM_S = 1/(1-hF_V)$$
$$SM_P = 1/[1-(t/n)F_1]$$

从公式可以得出，为了消除眼镜放大率对双眼不等像的影响，可以改变镜片相关光学参数，从而使左右视像大小差值减小到可接受范围。

改变镜片相关光学参数有两个的原则：

（1）增加镜眼距，远视眼的像放大率变大，近视眼的像放大率变小。

（2）在镜眼距不变的情况下，增加矫正镜片前表面弯度、增加镜片厚度、减小镜片折射率都将增加像的放大率。

三、屈光参差及双眼不等像验光方法

（一）屈光参差验光方法

1．检影验光和摄影验光

（1）检影验光：静态、动态、视近检影验光是屈光参差患者的有效屈光检查方法，特别是针对那些曾经部分矫正或未矫正的屈光参差患者。对于未矫正的高度屈光不正患者，特别是远视眼，检影验光比主觉验光能检查出更多的屈光不正度数。检影验光还可以迅速评估屈光参差双眼的调节平衡性。如果要检查出患者的全部屈光不正，在检影验光过程中必须要使双眼处于模糊状态。

（2）摄影验光：摄影验光主要是用来筛查儿童的屈光参差和其他屈光异常。但是摄影验光诊断屈光参差的可靠性较差，所以容易延误屈光参差患儿的及时干预治疗。

2．睫状肌麻痹验光　对于远视屈光参差患者，为了能够检查出其全部屈光不正，睫状肌麻痹验光是一种有效的方法。当用 1% 盐酸环戊酮滴眼后 30～40 分钟后，屈光不正度数将会呈现更多的远视或更少的近视。

（二）双眼不等像验光方法

双眼屈光参差是诊断双眼不等像的重要依据，但是双眼屈光参差不代表一定能够产生双眼不等像。因为产生双眼不等像的因素有眼轴长、眼屈光力、视觉感知以及矫正器械的光学特性，所以双眼不等像诊断的依据是检查患者对双眼视网膜成像大小的主观感受是否一致。常用验光检查手段有无焦放大镜片（size lens）插片法。

无焦放大镜片可以改变患者视物的放大率，确定等像矫正镜片参数，从而矫正双眼不等像，通常联合其他双眼不等像检查视标一起使用。无焦放大镜片的光学特性是具有放大特性，但没有屈光度数。临床使用的无焦放大镜片光学放大率通常为 1%～7%，可以放置在标准的试镜架插槽中进行验光。如患者双眼不等像为 4%，指的是右眼像需要增加 4% 才能消除双眼不等像。此时，将标有 4% 的无焦放大镜片放置患者右眼前，镜片凹面朝向患者（图 5-6-1A）。因为双眼不等像是双眼所觉像大小的差别，所以为了使得像大小一致，还可以选择将左眼像缩小 4%，具体做法为将标有 4% 的无焦放大镜片放置患者左眼前，镜片凸面朝向患者（图 5-6-1B）。对于同一患者，如本例，可以使用单只无焦放大镜片矫正，也可以选择两只镜片组合矫正。

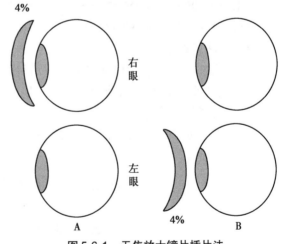

图 5-6-1　无焦放大镜片插片法

第二部分　技 能 要 求

屈光参差验光方法需要特别考虑患者可能出现的双眼调节的不平衡性，所以验光方法要能够控制患者不必要的调节参与，可以采用睫状肌麻痹验光，具体验光流程同常规验光法。双眼不等像验光方法将介绍无焦放大镜片插片验光来确定患者的等像眼镜处方。

一、无焦放大镜片验光

先运用综合验光仪上的不等像投影视标来判断患者是否存在双眼不等像，之后，再运

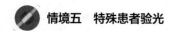

用无焦放大镜片插片验光用以定量判断等像眼镜处方。

（一）目标

能够运用无焦放大镜片验光确定等像眼镜处方，并能正确记录验光结果。

（二）设备

综合验光仪、无焦放大镜片、镜片箱。

（三）准备

1. 在综合验光仪中设置被检者双眼屈光不正处方。

2. 调整瞳距。

3. 保持双眼打开。

4. 设置中等亮度照明环境。

（四）步骤

1. 嘱被检者注视不等像投影视标是否重合。

2. 如果重合，说明无双眼不等像，结束本项目检查；如果不重合，说明存在双眼不等像，这里有两种情况：

（1）如果右眼像小于左眼像，则在右眼前加上无焦放大镜片直到视标水平或垂直方向对齐。

（2）如果左眼像小于右眼像，则在左眼前加上无焦放大镜片直到视标水平或垂直方向对齐。

3. 记录无焦放大镜片的放大率。

（五）记录

1. 记录所采用验光方法、双眼屈光不正处方、所需放大率眼别及大小。

2. 举例：

OD：−5.50DS/−1.00DC×30＝5.0　　　所需放大率4%等像眼镜

OS：−1.00DS/−1.00DC×40＝5.0

（六）注意事项

1. 无焦放大镜片既可以通过放大作用将双眼调整至等像，也可以通过缩小作用达成等像，但是考虑到等像眼镜只能起到放大作用，所以在验光过程中需选择无焦放大镜片的放大作用来选择眼别矫正。

2. 等像眼镜放大率的选择以能缓解患者双眼融像困难为目标，不追求双眼完全等像。

任务七　屈光手术前后验光

第一部分　知识要求

一、验光在屈光手术中的地位

屈光手术是以手术的方法改变眼的屈光状态。包括：角膜屈光手术、眼内屈光手术和其他手术。具体分类如下：

（一）角膜屈光手术

1. 放射状角膜切开术（RK或MRK）

2. 准分子激光屈光性角膜切削术（PRK）、准分子激光角膜原位磨镶术（LASIK）和准分子激光上皮瓣下角膜磨镶术（LASEK）

3. 自动角膜板层成形术（ALK）和角膜板层切削术（MLK）

4. 激光角膜热成形术（LTK）

5. 角膜基质内环植入术（ICR or ICRS）

（二）眼内屈光手术

1. 有晶状体眼人工晶状体植入

2. 晶状体前接触镜

3. 透明晶状体摘除或白内障摘除联合人工晶状体植入

（三）巩膜屈光手术：后巩膜加固术等

随着对生活质量和视觉质量的要求提高，患者不仅关注手术本身治疗安全，同时更加关注自身视觉能力和视觉质量的提升，这些均需要依靠手术前后的验光工作帮助其获得良好的视觉功能。同时随着屈光手术技术和仪器设备工艺的不断改进，手术医生和验光师也更加注意患者视觉功能质量的整体提升。

相对于普通人群的验光，屈光手术前后的验光更需要关注角膜地形图，更多进行相关视功能检查，例如眩光、优势眼、对比敏感度视力、老视、景深等条件，同时对于验光后问题分析还需要考虑调节、集合、隐斜视等双眼视觉功能，以解决各种视觉问题。

二、屈光手术的术前评估

1. 视力　包括远、近裸眼视力和矫正视力。一般对于矫正视力低于 0.5 的病人不主张实施激光近视矫正手术。

2. 屈光度检查　屈光度准确与否对屈光手术后视力效果有直接的影响，是术前检查环节重要的一环。屈光手术验光需要利用复方托吡卡胺扩瞳，睫状肌麻痹后客观验光再行主觉验光。一般软镜需停戴 1～2 周，普通硬镜停戴 1 个月以上，角膜塑形镜配戴者须停戴半年以上。以免验光结果和角膜测厚受到影响。以近视等屈光不正为矫正目的的屈光手术，还需注意度数在 2 年内稳定，度数发展不超过 0.50D。

3. 角膜测厚　对于角膜屈光手术，尤其是 LASIK 所不可缺少的。

4. 角膜地形图　提供角膜屈光手术改变角膜曲率直观的数据，同时可以了解角膜屈光力、轴向等。

5. 眼压　监测眼压在术前和术后的变化，排除术前青光眼，防止术后眼压升高造成眼的损害。

6. 眼底检查　散瞳全面检查眼底，排除术前眼底病变，例如高度近视易发的视网膜裂孔。

7. 眼轴测定　A 超测定眼轴，帮助确定近视类别，并与术后对照，监测眼轴有无增长。

8. 视功能检查　如隐斜视、调节过度与调节不足、会聚不足与会聚过度、对比敏感度视力、色觉等。

9. 心理评估　要求应在术前与病人充分当面交流，了解其要求、降低其期望值，在病人充分了解手术，且本人同意的情况下才能进行手术。

三、屈光手术相关验光程序

基本验光程序如同常规验光方法，见本书客观验光、主觉验光这两部分。

自动电脑验光、散瞳检影验光、主觉验光三种不同验光方法检查近视屈光度差异受年龄、瞳孔、调节因素影响。角膜屈光手术前应避免单种验光手段所带来屈光误差，根据综合验光结果、分析制订手术计划。

一般建议手术患者术后 3 个月配镜矫正。特殊患者如需术后快速矫正视力，可提前配戴暂时性的眼镜，等屈光度数稳定后，再行最终配镜。

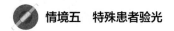

视光师应了解不同手术后屈光改变,根据屈光变化的规律,掌握合适的验光配镜时间。

(一)角膜移植术后

初期移植片较扁平且不规则,一般呈远视合并散光、且不规则;3～6个月后移植片成活,角膜渐规则,呈不同程度的近视合并散光;6～12个月拆线后屈光渐稳定。

(二)白内障手术后

虽然手术方法多样,但无论是大切口还是小切口,术后同样存在屈光改变的过程。由于切口的影响,手术出现不同程度的散光,1～3个月逐渐稳定;人工晶状体植入后,由于人工晶状体计算的偏差,手术会有一定的过矫或欠矫,远视手术更是由于其手术复杂、术后并发症多、恢复慢,而使其术后的屈光变化变得复杂。故白内障待术后3～6个月后,角膜切口完全愈合稳定后再配相对稳定的眼镜。如果仅为单眼视力,对侧眼已失明,为获生活视力也可在术后2周即可配过渡眼镜。

(三)玻璃体手术后

一般术后3个月视网膜解剖复位稳定,而视网膜功能的复位往往需要6个月,甚至更长的时间。再加上环扎及加压的影响,术后将出现近视加深,及合并不规则视网膜散光。所以验光配镜时间需要延长。

(四)屈光手术后

由于屈光间质发生较大的变化,电脑验光结果准确性较差,大概因为电脑验光仪的设计只针对正常人。对于这类患者,需要专业验光师进行散瞳后检影验光,并配合适宜的主觉验光方法、插片试戴方法进行确定。

四、角膜地形图在屈光手术中的应用

(一)角膜地形图在屈光手术中的作用

掌握角膜表面的屈光状态,诊断角膜散光,定量地分析角膜表面形状。是目前各类角膜屈光手术的术前和术后常规检查项目。

1. 排除圆锥角膜　利用检查结果帮助诊断临床前期或临床期的圆锥角膜。

2. 角膜散光及其轴位的确定　确定是否为规则散光,并可以判断顺规散光、逆规散光。结合验光结果,同时确定散光的性质,是角膜散光还是晶状体散光或其他散光,以决定后期的正确矫正。

3. 指导屈光手术　例如了解角膜屈光力,有助于手术区域及手术量的确定;角膜屈光力的大小还决定了术中负压吸引环的大小。对特殊的角膜表面形态需进行个性化切削,可在术前设计好切削的中心位置(偏心切削)、切削量等,有条件时进行角膜地形图引导的个体化激光切削。

4. 评价手术结果　其主要作用在于评价手术效果、术后动态观察创面愈合、屈光回退的随访观察等。

(二)角膜地形图表达参数

角膜上不同曲率半径采用不同颜色,暖色代表屈光力强,冷色代表屈光力弱,直观性强。除此以外,还有一些常用统计参数具体表示角膜形态特征。

1. 角膜表面规则指数(surface regularity index,SRI)　对256条子午线屈光力的分布频率进行评价,选择中央10个环,若3个相邻环所在角膜的屈光力不规则(非逐渐增加、降低或保持不变),则作为正常进入总和计算。角膜表面越规则,SRI越小,对于一个完全光滑的表面,SRI接近于0,正常值0.05±0.03。所以可借助SRI评价角膜表面规则性。

2. 角膜表面非对称性指数(surface asymmetry index,SAI)　对分布于角膜表面128条相等距离子午线相隔180°的对应点的屈光力进行计算,其差值总和即为SAI,正常值

0.12±0.01。理论上，一个完美球面及任何屈光力对称的表面，SAI 应为 0；而高度不对称的角膜（如临床表现明显的圆锥角膜），其 SAI 可达 5.0 以上，所以 SAI 是反映角膜中央区对称性的重要参数。

3. 模拟角膜镜读数（simulated keratoscope reading，Sim K）　指为最大屈光力子午线上第 6、7、8 环上的平均值，并显示距离此子午线 90°方向的同样三环平均值，同时标出所在轴向。正常值 43.2±1.3D。

4. 最小角膜镜读数（minimum keratoscope reading，Min K）　最小角膜镜读数为最小屈光力子午线上在第 6、7、8 环的平均值，并标出所在轴向。

5. 潜视力（potential visual acuity，PVA）　是根据角膜地形图反映的角膜表面形状所推测出的视力，表明与 SRI 和 SAI 的关系，在一定程度上反映了角膜形态的优劣。

五、屈光手术后常见屈光异常和矫正原则

（一）准分子术后常见屈光异常和矫正原则

1. 屈光回退　屈光回退是指屈光性角膜手术一段时间内，屈光度较前增加而出现治疗效果减退、裸眼视力下降的现象。回退易发人群，包括高度近视、疤痕体质、高龄、高眼压的病人，回退产生的可能原因：高度近视组织切削加深、修复反应明显、不合理的用药、激素用量不充分、年龄大、组织成分不同、体内激素变化等。

解决措施：详细的术前检查，筛查可能发生回退的病例，术后合理利用糖皮质激素，并注意控制眼压；必要时再次手术。

2. 激光切削偏中心　主要会引起不规则散光。

解决措施：偏中心主要依靠术中预防、术前良好的教育和沟通、术前眼位控制训练、术者经验控制、良好的跟踪系统等。

3. 过矫　指屈光性角膜手术之后，病人出现与术前相反的屈光状态，且屈光状态始终不能恢复到正常。有部分是属于角膜创伤修复时的胶原增生和组织水肿，可出现暂时性的远视方向漂移，也有部分属于真实的过矫。可能原因有个体体质对于激光切削过于敏感、角膜愈合反应弱、切削面过于干燥、术前验光度数高于实际度数。

解决措施：应避免产生过矫的因素，酌情减少激素的用量，锻炼眼部调节能力，代偿远视状态，如果过矫严重，考虑二次手术。

4. 欠矫　实际矫正结果低于预期，主要可能原因为激光能量不足，切削时角膜表面残留水分，术前验光低于实际屈光度。

解决措施：若残留度数过高，在屈光稳定后，可考虑再次手术。

5. 双眼视力平衡异常　准分子激光角膜屈光手术的矫正量与预期的矫正量有一定的出入，可导致术前优势眼不及辅助眼视力好，产生双眼视觉颠倒性干扰。

解决方法：利用优势眼检查、双眼视觉功能检查，进行双眼视力平衡检测，确定矫正方案。

6. 获得性隐斜　手术区中心偏离视轴，使术后的角膜起到生理性棱镜的作用。

解决措施：进行远距离和近距离的隐斜检测，根据非斜视聚散功能异常的矫正原则进行视功能训练和验配棱镜或者附加球镜进行缓解。

（二）人工晶状体植入前后屈光异常和矫正原则

1. 屈光参差　应在手术前给予足够的屈光预测，但不主张调整已做手术眼人工晶状体的屈光度，因为健眼有可能在一段时间后也需要手术。若屈光参差不大，可考虑调整镜眼距，或者设计双眼等像参数，定制等像眼镜。如屈光参差程度较大，依靠配戴框架眼镜或隐形眼镜来解决双眼差别。

2. 角膜散光 术后切口所形成的角膜散光有时较严重地干扰矫正视力,可通过角膜曲率仪或角膜地形图等客观手段检测角膜散光的轴位、然后采用裂隙片或者柱镜进行主观检测。需要注意的是:角膜散光在术后会随着时间的迁延而有所变化,必须定时进行屈光检查。此时注意,采用电脑自动验光仪无法定量屈光状态,或测定的处方与真实的屈光状态相差很大。

3. 后发性白内障 人工晶状体植入后,随着时间的延长,许多患眼可发生后发性白内障,使得植入晶状体的透明度下降,由于此时利用电脑验光仪的可信度下降,必须采用人工检影进行检影,要求暗室相对较暗,获得较大的瞳孔,检影距离 67cm 或 50cm,甚至更近,务求明确视网膜反光的性质,然后根据检影结果进行耐心细致的主观插片验光。

4. 附加屈光度 虽然人工晶状体不发生调节反应,但是由于近感知集合导致的睫状肌收缩也依然存在,当睫状肌收缩时,晶状体位置前移,使人工晶状体对于节点的离散度下降,增加正焦力,但这种调节反应个体差异很大,具体验光时可采用融像性交叉柱镜检测确定近附加屈光度。

（三）矫正注意事项

1. 屈光相关手术后可以立即进行屈光矫正,但需考虑到术后因人而异的屈光变化,故应在术后两三个月之后进行随访,验证眼镜处方。如有症状,可以考虑提前验证。人工晶状体计算错误或眼屈光度与预期结果有差异,部分屈光手术后出现双眼复视,均无特别验光技术,依然考虑常规验光方法,必要时考虑调节、集合、隐斜等双眼视问题,以此解决术后视力问题。

2. 屈光手术验光必要时候考虑要进行对比敏感度视力和眩光检测;优势眼的正确选择与否;景深、焦深与瞳孔关系的考虑,如果有老视或者接近老视者,也要考虑调节的问题。例如选择较大的瞳孔有助于控制焦深。为获得较大的瞳孔,检测时太亮的光线是不适宜的。睫状肌麻痹药物通过麻痹睫状肌可以控制调节,而散瞳的作用却可以减少焦深。虽然较大的瞳孔有助于减少焦深,但人眼像差会随着瞳孔直径的增大而增大,因此验光师应当综合考虑各因素的基础上选择合适的瞳孔直径进行主观验光。

六、屈光手术后屈光异常案例分析

屈光手术术后屈光异常包括过矫、欠矫、复视、远用矫正视力不佳、近用矫正视力不佳等。其中矫正视力是评价屈光手术成功与否的指标之一,尤其对于准分子激光手术等这类以屈光不正矫正为目的的手术,更是手术评价的重要指标。由于术后矫正视力未能达到预期目标,而给手术患者带来巨大的视觉功能困扰,必须加以重视。

如果发现术后屈光异常,一般分析操作步骤如下:

1. 仔细询问病史,包括手术史及角膜接触镜配戴史等。

2. 详细了解屈光状态的演变发展史。

3. 准确检测原有眼镜或新眼镜。

4. 进行科学验光,正确分析。

案例 5-7-1 被检者,女,40 岁,目前自觉视远可以,视近不清,尤其阴雨天或过久视近工作后,症状更加明显。一年前接受过屈光手术,术后检查视远、视近效果均可。请问目前如何处理?

分析处理:

1. 仔细询问病史,包括手术史及角膜接触镜配戴史等。诉曾行 LASIK 手术,手术顺利,术后远、近视力良好。近 2 个月来,由于工作繁忙,目前逐渐视近不清,尤其阴雨天或过久视近工作后。

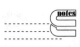

2．详细了解屈光状态的演变发展史，看其手术前原始验光单

电脑验光：

R：−6.50DS

L：−6.50DS

角膜地形图 Sim K 值：

R：45.52D/44.75D@4

L：45.26D/45.05D@178

检影验光：

R：−6.00DS/−0.50DC×10

L：−6.25DS/−0.25DC×175

主觉验光：

R：−6.00DS /−0.50DC×10

L：−6.25DS

3．准确检测原有眼镜：术后未配戴眼镜。

4．进行科学验光，正确分析。

此次主觉验光结果：R：+0.25DS

L：+0.50DS

该女目前主要从事办公室工作，有时要长时间进行桌面办公，一般工作距离33cm。

相关检查结果，其调节幅度5D，近附加：+0.50D，由于其屈光手术后，随着屈光度数的稳定，出现轻微过矫，且随着年龄逐渐增加，老视现象越来越明显，故视近模糊，尤其在长时间近距离工作后。同时该患者以前配戴高度近视框架眼镜，由于镜面顶点距离关系，使得在相同距离的注视所需的调节量比正视眼少。该患者于术后达到正视效果，因此看一定距离的物体，特别是阅读时，所需调节量较术前明显增加，出现类似调节不足的症状。处理方法采取配近用眼镜，配合适当的调节训练。

矫正注意事项分析：

1．根据调节幅度和近附加确定保留的屈光度。

2．部分出现老视的近视患者，可考虑一眼全矫视远，一眼欠矫视近，但患者应接受理解单眼视。

3．考虑到患者可能出现的老视，也可以在术前充分沟通的情况下，采用优势眼全矫用于视远，另一眼根据调节幅度和近附加适度的欠矫，通常术后需要一段时间的单眼视训练和适应过程。

4．Sim K（模拟角膜镜读数）可以帮助确定角膜散光的大小。必要时可以检查手术前后角膜地形图，寻找问题出现的原因。

案例 5-7-2　被检者，女，28 岁，屈光手术后左右单眼视力较好，但一直抱怨看远距物体偶有模糊感，长久阅读后出现双重影，并伴有眼痛和头疼。此为屈光手术后由于调节协调引起的问题。

1．仔细询问病史，包括手术史及角膜接触镜配戴史等：术前 R：−5.00D，L：−1.75D，13岁左右开始配戴眼镜，当时无任何问题。

2．详细了解屈光状态的演变发展史：屈光手术后左右单眼视力均为5.0，验光后术后双眼平光，但一直抱怨视远物偶有模糊感，长久阅读后出现双重影，并伴有眼痛和头疼。

3．准确检测原有眼镜或新眼镜：术后未配戴眼镜。

4．进行科学验光，正确分析：验光后：双眼仍平光，遮盖一眼后单眼视物均清楚，经检查其主导眼为左眼，给其试戴，R：+0.50DS，L: plano 的眼镜配戴后，症状变轻。向被检者解

 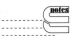

释，经一段时间可以建立新的平衡。

5. 分析　本例为屈光参差，双眼融像差。左眼为主导眼，术前看远距物体以左眼为主，看近距物体以右眼为主。术前患者由于双眼屈光参差，舒适合理使用双眼平衡，经过代偿，产生了实际上为"单眼视"的双眼协调。角膜屈光手术后，矫正视力、像大小的变化打破了原有的平衡状态，由于双眼视力相同，需要重建新的双眼平衡，在新的平衡建立之前产生了上述症状。

案例 5-7-3　被检者，男，32 岁。屈光手术后裸眼视力右眼 5.0，左眼 4.8。由于其术前屈光不正度过高，术后残留了少量屈光不正，经手术医生术前充分交流解释，该患者表示理解，并乐意配戴一副比原眼镜薄的框架眼镜，但感觉该眼镜看远距物体有些变形，看近距物体久后有吃力感。问如何处理。

1. 仔细询问病史，包括手术史及角膜接触镜配戴史等，术前以配戴框架眼镜为主，偶尔配戴软性角膜接触镜，无特别症状。由于度数较高，角膜较薄，行 LASEK 手术。

2. 详细了解屈光状态的演变发展史　术前：R：$-8.50DS/-1.50DC\times15=5.0$，L：$-11.50DS/-2.25DC\times165=4.9$。

3. 准确检测原有眼镜　原镜检测结果：光学中心距符合瞳距，同时其右眼 plano＝5.0，左眼 plano/$-1.50DC\times35=4.9$。

4. 进行科学验光，正确分析　验光：右眼 plano＝5.0，左眼 $-1.50DC\times35=4.9$。原散光度数与球性成分相比属于少量，不至于造成散光带来的视敏度或感觉上的影响。而在屈光手术后球性成分得到充分矫正，散光未得到完全的矫正，则原先微小的散光量可能成为影响视觉的主要因素。处理：按上述处方验配眼镜。患者加强适应，若实在无法适应，可以考虑按照等效球镜度原则变换处方，例如更换处方为 $-0.50DS/-0.50DC\times35$ 即可。必要时，也可在右眼前增加正球镜，以使双眼视力均衡，患者更容易适应。

第二部分　技 能 要 求

一、屈光手术前后验光

（一）目标

完成屈光相关手术前后的屈光检测。

（二）设备

电脑自动验光仪、试镜箱和试镜架、综合验光仪、检影镜、远近视力表、验光处方若干。

（三）准备

1. 软镜需停戴 1～2 周，普通硬镜停戴 1 个月以上，角膜塑形镜配戴者须停戴半年以上。

2. 调节不要处于过度疲劳状态。

（四）步骤

1. 电脑验光　手术前通常有此步骤，手术后屈光介质状态发生变化，电脑验光误差通常较大，可省略。

2. 角膜地形图检查　根据需要检查角膜表面非对称指数、角膜表面规则性指数、潜视力、模拟角膜镜读数等。

3. 检影验光　调节痉挛的患者需行散瞳验光。调节痉挛严重的患者，休息一段时间后复查。

4. 主觉验光　用综合验光仪进行。若年龄过小、过大、或难度较大，可以直接采用插片

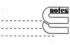

验光。

5. **老视验光** 40岁以上需手术者，必须进行老视验光，测量其调节幅度和近附加，确定其在手术时所要保留的屈光度。

6. **复验** 手术前必须确认验光度数。如果距上次验光间隔时间较长，需重新验光，有时配戴角膜接触镜者需停戴后进行复验。手术后的复验，主要考虑手术创口对屈光的影响，以保证在屈光稳定的情况下进行配镜。

（五）记录

检影验光：

R：−4.50DS/−0.50DC×10

L：−4.25DS/−0.25DC×175

主觉验光：

R：−4.50DS/−0.50DC×10

L：−4.25DS

角膜地形图Sim K值：

R：44.52D/44.05D@4

L：45.26D/45.05D@178

（六）注意事项

1. 电脑验光受调节因素的影响易过矫，只能作为手术前的参考。同时电脑验光在角膜屈光手术后，由于屈光介质发生改变，例如角膜屈光手术后，角膜的形态发生变化其结果误差较大，实际屈光状态和电脑验光值相差甚大，故需要通过检影检查和耐心细致的主观插片来确定最后处方。

2. 角膜屈光手术后，由于角膜的切削，角膜屈光手术后中央区影动与周边的影动不同。

3. 临床型或亚临床型圆锥角膜患者，间隔半年后复验，必要时考虑硬性角膜接触镜的矫正。

4. 注意散光性质的矫正，判断验光所得的散光主要来自于晶状体还是角膜，以决定正确的矫正方式。

5. 注意优势眼问题 对于术后双眼视力不错而仍有不适者，需要考虑可能存在优势眼别的问题，可能优势眼的视力得不到很好的矫正，优势眼欠矫而另一眼过矫，打破了患者原有的用眼习惯和平衡，所以需要特别注意优势眼的充分矫正。

二、屈光手术前后角膜地形图检查与分析

（一）目标

能够独立进行屈光手术前后角膜地形图检查，分析检查结果，为验光和屈光手术进行进一步指导。

（二）设备

角膜地形图。

（三）准备

检查时软性角膜接触镜配戴者应摘镜至少2周，硬镜应停戴4周以上。

（四）步骤

1. 输入被检者资料，如姓名、年龄、性别、诊断等。

2. 被检者取坐位，下颌放在下颌托上，必要时用头带固定。注意被检者头位、眼位不能倾斜，否则可造成角膜散光的轴位改变等。

3. 嘱被检者双眼睁大，充分暴露角膜，但避免压迫角膜。让其注视角膜镜中央的固视

 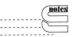

灯光。保持角膜表面湿润，泪膜不稳定者可先滴入人工泪液再行检查操作，以免角膜干燥而影响检测结果。如患者有上睑下垂，可请他人协助提起上睑，但要注意不要压迫眼球。

4. 检查者操作手柄，使荧光屏上的交叉点位于瞳孔中央，即角膜镜同心圆中心与瞳孔中心点重合，前后对焦，直至屏幕上的 Placido 盘同心圆影像清晰，按下按钮获取固定图像。

5. 选择清晰准确的图像，以便更加精确分析结果，存盘并打印。

（五）记录

SRI: 0.05

SAI: 0.12

Sim K 值：

     R: 44.52D/43.95D@4

     L: 44.26D/44.05D@178

Min K 值：

     R: 44.05D@176

     L: 44.05D@178

（六）注意事项

1. 大面积角膜溃疡、角膜穿孔、角膜中央混浊或白斑者、翼状胬肉侵犯角膜中央者、不能固视者或固视能力差者，如眼球震颤者。全身状况不允许坐位者，均不适合检查角膜地形图。

2. 检查前应询问病史，并向患者讲明注意事项。

3. 在检查时如发现受检者面部阴影影响检查，可嘱其变换头部位置。

4. 对于角膜曲率过大、过小或角膜中心下方 3mm 与角膜中心上方 3mm 处屈光力差值 >3D 者，应结合临床进行鉴别诊断。例如：圆锥角膜等。

5. 根据 Sim K 值可计算角膜散光并判断顺规散光、逆规散光。

任务八　屈光介质混浊验光

第一部分　知 识 要 求

一、屈光介质混浊概述

屈光介质混浊主要包括角膜混浊，晶状体混浊和玻璃体混浊。

（一）角膜混浊

当角膜受到损害后，透明的组织上出现灰白或乳白色混浊，称为角膜混浊。角膜混浊可发生在浅表角膜的任何部位，形态各异，若混浊部位在瞳孔区，可能影响视力。

1. 症状　如角膜混浊伴眼红、畏光、流泪、刺痛、眼睑痉挛、视力减退则为活动性角膜炎症特征。可以采用裂隙灯显微镜进行详细的眼部检查。角膜炎愈后，可能根据其溃疡深浅程度的不同，遗留厚薄不等的瘢痕进行分类。

2. 分类

（1）角膜云翳：浅层的瘢痕性混浊薄如云翳状，通过混浊部分仍然能看清虹膜纹理。

（2）角膜斑翳：混浊较厚略呈瓷白色，但仍可透见虹膜。

（3）角膜白斑：混浊较厚呈瓷白色，无法透见虹膜。

3. 治疗　去除病因，积极控制感染，促进溃疡愈合，减少疤痕形成。部分角膜浅表瘢痕可以采用光治疗性角膜切削术（PTK）去除。

（二）晶状体混浊

白内障（cataract）：晶状体混浊称为白内障。老化、遗传、代谢异常、外伤、辐射、中毒和局部营养不良等可引起晶状体囊膜损伤，使其渗透性增加，丧失屏障作用，或导致晶状体代谢紊乱，使晶状体蛋白发生变性，形成混浊。

1. 分类

（1）按病因分类：可分为年龄相关性、外伤性、并发性、代谢性、药物及中毒性、发育性、后发性、放射性等。

（2）按晶状体混浊的部位分类：可分为皮质性、核性、囊膜下白内障。

（3）按晶状体混浊形态分类：可分为点状、冠状、绕核性白内障。

（4）按发病时间分类：可分为先天性白内障、后天性白内障。

2. 症状

（1）早期症状：雾视、色调改变、眼前黑点、晶状体性近视、复视等。

（2）晚期症状：视力障碍日深，甚至只能在眼前辨别手动或仅剩下光感视力。

3. 治疗 主要利用手术和配镜方式进行矫正。

（1）手术

1）白内障超声乳化术：使用超声波将晶状体核粉碎，然后连同皮质一起吸出，术毕保留晶状体后囊膜，可同时植入后房型人工晶状体，可以选择单焦点晶状体和多焦点人工晶状体。

2）白内障现代囊外摘除术：与老式的囊外摘除术不同，它需在手术显微镜下操作，切口较囊内摘出术小，将混浊的晶状体核排出，吸出皮质，但留下晶状体后囊。后囊膜被保留可同时植入后房型人工晶状体，术后可立即恢复视力功能。

3）白内障囊内摘除术：是将混浊的晶状体完整地从眼内取出的一种手术。此手术需要较大的手术切口，因手术时晶状体囊一并被摘除，故不能同时植入后房型人工晶状体。

（2）配镜：可以利用框架眼镜或角膜接触镜进行矫正。例如早期核性白内障可造成近视现象，可以利用配镜矫正。白内障摘除术后，为高度远视状态，可用框架眼镜或角膜接触镜矫正。

（三）玻璃体混浊

因固体成分集聚或有血液及其他成分侵入，使玻璃体内出现除正常结构以外的不透明体称为玻璃体混浊，俗称"飞蚊症"。玻璃体混浊不是单纯的一种疾病，它可以由多种疾病引起。

1. 分类

（1）生理性飞蚊症：轻度混浊时，患者自觉眼前有点状、片状阴影飘动，犹如飞蚊，看亮处或白色背景时眼前可有细小黑点或发丝，视力并不受影响，用检眼镜无明显异常，称生理性飞蚊症。

（2）病理性飞蚊症：玻璃体凝胶状态破坏，变为液体，即玻璃体液化，透明质酸因代谢、光化学作用发生解聚，胶原纤维支架塌陷浓缩，水分析出。同时，由于固体成分凝聚，或者有血液及其他有形成分侵入，使玻璃体的透明性改变，出现不透明体，此时会看到眼前有点状或丝状黑影飘动。有时一些病理情况下，也可见裂隙灯下见玻璃体内有鲜红色血块，或棕黄色陈旧出血、或检眼镜下见尘状、条状及块状混浊漂浮，或仅见些微红光，或无红光。若反复出血者，玻璃体内可见增殖性条索或膜，伴有新生血管。例如视网膜脱离，发病前可以有外伤史或玻璃体后脱离病史。常突然于眼前出现较多黑影，并可有闪光感。随着病情的发展，可出现遮蔽感，部分视野缺损，若不经治疗，最终将导致视力丧失。

2. 检查 裂隙灯前置镜可观察混浊物的位置及性状，若无裂隙灯，也可以利用直接检

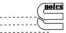

眼镜进行初步检查,必要时可做眼超声检查及眼电生理检查。

3．治疗

（1）生理性无需治疗。

（2）病理性混浊要针对原发病进行治疗。

二、屈光介质混浊验光特点

屈光介质混浊验光一般应在排除眼部活动性病变的情况下进行,例如角膜混浊验光应注意在眼表无活动性病变情况下进行,即虽有视力障碍、角膜混浊,但无任何刺激症状,即已形成角膜瘢痕时,才可进行相应屈光治疗。屈光介质混浊验光中,日常主要以白内障验光为多。具体工作情境验光特点如下:

（一）白内障验光特点

1．儿童先天性白内障,应尽早散瞳验光,以获得最好视力。儿童年龄超过3岁可用儿童视力表测裸眼视力和矫正视力。故需尽早配镜,以防止弱视。择期行手术矫正。

2．成人白内障若矫正视力不佳,在各项条件许可的情况下,最好的视力解决办法是先进行白内障手术联合人工晶状体植入,再行验光配镜。若需配镜提高视力,电脑验光仪常因为介质混浊,而不能显示结果,检影对视光师检影技能要求较高,同时主觉验光时需注意考虑综合验光仪以外主观验光方法,尤其注意交叉柱镜和裂隙片的使用。

3．不同类型白内障表现不同 晶状体混浊位于视轴上如位于前后囊或核,会影响视力。一般后部混浊影响视力较前极更重,矫正视力较差。但也有例外,例如部分核性白内障,不位于视轴,成熟期时间较长,则常发生近视,屈光矫正效果较好。又如有些晶状体周边的混浊,由于未在视轴上,经正确验光配镜后,甚至可以达到5.0的矫正视力。白内障对于矫正视力的影响主要取决于混浊发生的位置,发生的年龄等因素。

4．注意晶状体性散光 眼部散光主要包括角膜散光和晶状体散光,随着年龄增长,角膜散光变动较为恒定,而晶状体性散光由于晶状体的混浊,变动迅速且变动量大,矫正时特别注意,必要时考虑散光度不足矫正而代之以等效球镜度。

例如一患者处方 −4.00DS/−1.00DC×75,配镜时考虑 −4.25DS/−0.50DC×75,甚至考虑配 −4.50DS,具体可以试戴效果为准。

5．双眼白内障程度不等的矫正

（1）一眼视力正常,另一眼为进展性白内障,一般不影响视物,不需配镜。

（2）双眼白内障进展速度不等,白内障较重眼影响较轻眼视物,尤其视力下降是主视眼,需配镜,如屈光参差不大,足量矫正。若屈光参差较大,患者不满意,可考虑放弃双眼视,验配主视眼。

6．多视症 主要指单眼复视或多视,原因多见于白内障晶状体不规则混浊,眼部其他屈光介质密度不均、视网膜异常、眼镜片内反射,精神、神经异常等。主要以白内障患者常见,需要耐心向患者做好解释工作,目前无良好矫正方法,考虑配戴有色眼镜,可使复像变淡。

（二）成人白内障术后验光配镜

1．配镜时机 成年人白内障术后未植入人工晶状体者,术后3～6个月验光配镜为宜,前期白内障手术切口对角膜屈光状态明显影响,后期屈光状态趋于稳定,配镜度数准确。对于有要求尽快提高视力及正常双眼视功能以满足生活、工作、学习要求,术后1个月可暂配过渡眼镜,待白内障术后伤口完全愈合后,再重新验光配镜。通过验光配镜后视力清晰、舒适、感到满意。

2．客观验光 晶状体被摘除后,若植入人工晶状体,由于人工晶状体的反光影响、检影法影响观察。因此，可结合电脑验光，得到相对准确的客观验光结果。若未植入人工晶状体，则眼处于高度远视状态，同时可能有散光，此时需要散瞳验光，以便精确屈光不正。视网膜检影时，光影不清，此时必须在眼前放置 +10.00D 左右大焦度正镜片进行检影，以便能够看清影动。再按常规检影法，找到中和点，确定屈光度数。亦可直接参考电脑验光度数作为客观验光结果。

3．主观验光　患者多高龄，所以很多情况下不适用于综合验光仪，可主要采用插片法结合综合验光仪，确定镜片度数，试戴眼镜 20～30 分钟后，患者视物清晰，感觉舒适，方可配镜。

4．配框镜矫正无晶状体眼多为老年人，双眼无晶状体眼者，要求有生活视力。由于厚凸透镜棱镜效应明显、视野小、像差大，老年人适应性差，需耐心地试戴，也可考虑配戴角膜接触镜。

5．老视处理　无晶状体眼和植入人工晶状体者，其调节功能几乎完全消失，存在老视现象，近距离阅读时需附加 +3.00～+4.00D 眼镜。可配戴远近两用的两副眼镜。有条件者，可以考虑验配双光眼镜或渐进多焦镜。

6．处理屈光参差　单眼白内障术后未安装人工晶状体，如对侧眼为正视眼，此时双眼屈光参差太大。如无晶状体眼按 +12.00D 计算，配框架镜片视网膜像放大率为 25%～28%。如果配戴角膜接触镜放大率约为 7.2%，与双眼能耐受双眼像差阈值 5% 相接近。训练后双眼能够融合，因此单眼无晶状体眼应配角膜接触镜，不仅影像放大倍率小，而且没有框镜的棱镜作用，周边视力比框架镜好，视网膜像面积增大。同儿童一样，Ⅱ期人工晶状体植入仍是无晶状体眼矫正首选。若一眼有晶状体，一眼人工晶状体，有晶状体眼白内障逐渐发展，视力不能很好矫正，或矫正视力低于无晶状体眼的矫正视力，可将白内障眼遮盖或使雾视，用戴矫正眼镜的无晶状体眼视物。

7．高度近视屈光矫正　术前其近视超过 −9.00D 甚至更高者，因白内障摘除术后屈光不正度与术前近视抵消，可以考虑无需做人工晶状体植入，但可能伴有黄斑囊样水肿与视网膜脱离相关并发症，故最好用人工晶状体加以矫正。

（三）儿童白内障摘除术后配镜

1．配镜时机　儿童白内障应在术后 1～2 周验光配镜为宜，及早配镜使视网膜成像清晰，促进视觉正常发育，防止儿童弱视发生。

2．验光方法　人工晶状体植入是儿童无晶状体眼屈光矫正的最佳选择。因为 IOL 术后视网膜像放大率仅为 0.2%～2.0%，一般来说，2 岁后植入人工晶状体是安全有效的。有一些情况下，没有及时植入人工晶状体，均需要条件成熟时，进行二次手术。

白内障摘除术后儿童检影验光需用阿托品散瞳，瞳孔大影动清晰，尤其是第一次验光。对不配合儿童可与专科医生用 10% 水合氯醛 0.3～0.5ml/kg 体重口服或灌肠，半小时后儿童处于安静状态，通常可以持续 2～4 小时。应迅速检影验光、检查眼底，给出眼镜处方。无经验者，检影不够准确，给无晶状体眼患儿戴 +12.00～+13.00D 凸透镜，比不戴镜后果好得多。有经验者，也可考虑借助眼科检查数据进行相应度数调整，例如患儿是高度近视眼，A超眼轴测量有助于诊断。眼轴长>25mm，疑似为轴性近视，则所配眼镜应偏负。

3．近用矫正　由于患儿术后无调节能力，需为其验配一副近用镜，并配合相关弱视治疗方法，以促进视觉功能的发育。

4．复查注意事项　术后 3 周复查，患儿戴原镜重新验光，为缩短验光时间，可戴原镜检影验光。术后 3 个月复查，原镜复验，检影验光，由于调节已恢复，故原检影结果减去2.00D，获得处方。必要时重新散瞳验光，更换眼镜。

5．正视化的考虑　配镜后仍要定期复查，以便按照正视化进展调整度数。

（四）视网膜视力在屈光介质混浊患者中的应用

视网膜视力主要包括干涉条纹视力（interference visual acuity，IVA）测量和潜在视力测量仪（potential acuity meter，PAM）测量。

干涉条纹视力（IVA）是近年来随着激光技术和人眼空间调制传递函数的深入研究而产生测定视网膜功能，尤其黄斑部及视神经功能的一种新方法。其原理是利用特定的光学系统，将两束激光（相干光）投射到眼睛的视网膜上形成干涉条纹，被检者就能感觉到（即能看到）干涉条纹（图5-8-1）。通过改变干涉条纹的宽窄，依据被检者能分辨的程度，就可以测出视网膜的视觉锐度，此法测定的视力称为干涉条纹视力（IVA）。

视觉系统成像包括两个过程，即物体经过人眼屈光系统成像在视网膜上和视网膜上的成像信息从光感受器传递到大脑枕叶视中枢两个方面。全视觉系统成像质量的分段评价非常重要，因为当人眼视物清晰度降低时，只有准确定位影响视觉质量下降的环节是视觉系统的客观光学成像过程，还是图像信息经视网膜传递到大脑的加工处理过程，才能做到合理的诊断和恰当的治疗矫正。视网膜视力计运用干涉原理直接在视网膜上形成光栅条纹作为视标，避开人眼屈光介质的影响，了解视网膜—大脑的视功能，以进行定量评价视感觉系统对图像信息的传递和处理的质量，从而实现分段评价整个视觉系统的成像质量。

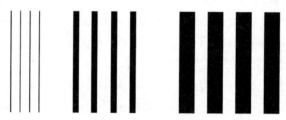

图5-8-1　代表不同视网膜视力的干涉条纹

利用此仪器测定视力是一种与传统视力检查不同的视力评价方法，由于测量时可以忽略眼球折射系统的影响，在眼球折射系统异常、白内障、角膜混浊以及角膜表面形态不规则时也可测定视力，在白内障术前进行视力预测具有一定的意义。国内外同类产品的临床实验证明，视网膜视力计也可以用于视网膜脱离、黄斑裂孔、黄斑前膜、穿透性角膜移植及青光眼手术前预测术后视功能恢复情况的辅助检查设备，同时在评价弱视治疗效果及指导弱视治疗中具有一定的应用价值。可以将此仪器通过机械系统连接在裂隙灯前部，或者单独使用，利于医生在患者散瞳检查眼底前，直接进行视网膜视力的检查。

还有一种直接测量通过混浊介质后视网膜Snellen视力的定量测量装置，称为潜在视力测量仪（potential acuity meter，PAM）。其基本原理利用Maxwellian-view原理，利用大约直径为0.1mm的微小的孔径投射一个Snellen视力表在眼睛上。一般的PAM检查仪与裂隙灯配套，发出直径0.1mm的窄光束，光束含有Snellen**E**视标投射到视网膜。检查者可以调整光束的位置，使光束避开混浊的屈光介质，患者就像没有屈光介质混浊一样阅读Snellen视力表，并得出视力。这种方法可以为轻到中度屈光间质混浊的患者检查，进而为预测治疗效果提供了一种客观的方法。

现在PAM和IVA检查已经成为大多数白内障和其他一些屈光介质混浊的基本检查方法，并已用于其他一些领域，包括青光眼、视网膜黄斑疾病、角膜病、弱视、玻璃体疾病等。

利用视网膜视力计具体检查时，应确认患者未受强光刺激检查1小时以上，暗室进行，利用复方托吡卡胺滴眼液等药水散瞳30分钟后，待瞳孔充分放大（>6mm）。中间需要向患者介绍该检查意义，展示仪器附带演示卡，必要时，利用健眼进行模拟检查以使患者熟悉机器，从而获得最佳视网膜视力测量结果。

第二部分　技　能　要　求

一、屈光介质混浊患者的验光

（一）目标
掌握对于不同类型屈光介质混浊患者的验光方法。

（二）设备
电脑验光仪、检影镜、综合验光仪、视网膜视力计等。

（三）准备
1. 验光师在为低视力患者进行客观验光之前，应该先进行病史了解、全面的眼部健康检查和远、近视力检查。

2. 白内障术后早期最佳验光时间应选择在术后1个月，为了使患者尽早获得较好视力可以配戴过渡眼镜。待术后3～6个月白内障手术角膜切口完全愈合稳定后再配更准确和相对稳定的眼镜。如果仅为单眼视力，对侧眼已失明，为获得生活视力也可在术后2周即可配过渡眼镜。

3. 对于幼儿，为早日获得正常视觉刺激，防止弱视，可在白内障术后1周配过渡眼镜。

4. 屈光介质混浊手术前，视网膜视力计测量结果不仅可在术前预测视力，也可作为术后最佳矫正视力参考。

（四）步骤
1. 客观验光　电脑验光仪，检影检查。

2. 主观验光　主要以插片验光为主。

3. 视网膜视力计检查　被检者从阅读或辨认最大的视标开始，然后逐个辨认视标，直至不能辨认，记录被测者能清晰辨认的最小视标。

（五）记录
1. 记录验光方法、屈光处方及矫正视力。

2. 举例：

例1：电脑验光：　　R：−2.00DS/−2.25DC×95
　　　　　　　　　　L：−3.00DS/−1.75DC×90

静态检影：　R：−2.00DS/−2.00DC×90
　　　　　　L：−3.00DS/−1.50DC×90

例2：视网膜视力：R：4.8
　　　　　　　　　L：4.5

（六）注意事项
1. 电脑验光可能屏幕出现"error"字样，说明屈光介质混浊。

2. 必要时，需要考虑被检者的头位和定制特殊眼镜。

二、检眼镜检查屈光介质混浊患者

（一）目标
熟练使用直接检眼镜进行晶状体、玻璃体及眼底检查，以发现影响视力的眼病。

（二）设备
直接检眼镜。

（三）准备

散瞳，以更好地确定屈光介质混浊形态。检查应在暗室内进行。

（四）步骤

1. 按先右后左的次序检查被检眼，检查者右手持直接检眼镜，站在患者的右侧，用自己的右眼，检查患者右眼。示指放在检眼镜镜片转盘上，以便随时调整镜片屈光度，拇指及其余三指握住检眼镜手柄。

2. 检眼镜通电后，将检眼镜头从远到近逐渐靠近检查者右眼。

3. 将检眼镜上的镜片调整到"0"，并将检眼镜的发散光投射向被检眼瞳孔。检查者从检眼镜头端的窥孔中看出，可见被检眼瞳孔区中的眼底反光发亮呈橘红色。

4. 检查者持检眼镜靠近被检眼，并将检眼镜上的镜片调整到黑色号码"8～12"，可以放大观察玻璃体混浊。继续调整检眼镜上的镜片直至清晰看到眼底像。

5. 以被检者瞳孔为中心弧形移动检眼镜，可以观察周边的眼底。

6. 检查患者左眼时，检查者左手持检眼镜，站在患者的左侧，用自己的左眼观察。

7. 检眼镜检查时，若发现在眼底均匀的橘红色反光的背景中有黑影遮挡即为屈光介质混浊。根据屈光黑影活动的不同状态，可区分不同部位的混浊，角膜或晶状体混浊引起的黑影是固定不动的，而房水和玻璃体混浊引起的黑影是飘浮不定的。此时嘱被检眼转动，如黑影移动的方向与眼球一致，表明混浊位于晶状体前方，如相反则位于晶状体后方，如不动则在晶状体。结合裂隙灯显微镜可进一步确定混浊的形态与位置。

（五）记录

R：晶状体混浊　　L：晶状体混浊

（六）注意事项

检眼镜可在没有裂隙灯的情况下初步检查屈光介质混浊部位。

本情境知识小结

本情境结合儿童验光、眼球震颤、视疲劳、高度屈光不正、圆锥角膜及不规则散光、屈光参差及双眼不等像、屈光手术、屈光介质混浊等验光的特殊性分别阐述验光的步骤和特点。通过本情境的学习，要求学生掌握有关特殊眼功能异常患者的验光相关原理和技能，能完成验光。

（金晨晖　王　玲）

二维码 5-1
扫一扫，测一测

参 考 文 献

1. American Optometric Association. Pediatric Eye and Vision Examination: Reference for Clinicians. St. Louis: American Optometric Association, 2004.

2. Schmidt P, Maguire M, Dobson V, et al. Comparison of preschool vision screening tests as administered by licensed eye care professionals in the Vision In Preschoolers Study. Ophthalmology, 2004, 111 (4): 637-650.

3. Gwiazda J. Thorn F, Bauer J. et al. Emmetropization and the progression of manifest refraction in children followed from infancy to puberty. Clin Vis Sci, 1993, 8 (4): 337-344.

4. American Academy of Pediatrics. Eye examination in infants, children, and young adults by pediatricians. Pediatrics, 2003, 111 (4 Pt 1): 902-907.

5. Tong L, Saw SM, Chia KS, et al. Anisometropia in Singapore school children. Am J Ophthalmol, 2004, 137 (3): 474-479.

6. Rutstein RP, Corliss D. Relationship between anisometropia, amblyopia, and binocularity. Optom Vis Sci, 1999, 76 (4): 229-233.

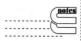

7. Logan NS，Gilmartin B，Marr JE，et al. Community-based study of the association of high myopia in children with ocular and systemic disease. Optom Vis Sci. 2004，81（1）：11-13.

8. Marr IE，Halliwell-Ewen J，Fisher B，et al. Associations of high myopia in childhood. Eye，2001，15（Pt 1）：70-74.

9. Krachmer JH，Feder RS，Belin MW. Keratoconus and related noninflammatory corneal thinning disorders. Surv Ophthalmol. 1984，28（4）：293-322.

10. Zadnik K，Mutti DO. Contact lens fitting relation and visual acuity in keratoconus. Am J Optom Physiol Opt，1987，64（9）：698-702.

11. Zadnik K，Barr JT，Edrington TB，et al. Baseline findings in the Collaborative Longitudinal Evaluation of Keratoconus（CLEK）Study. Invest Ophthalmol Vis Sci，1998，39（13）：2537-2546.

12. Kymes SM，Walline JL Zadnik K，et al. Quality of life in keratoconus. Am J，Ophthalmol，2004，138（4）：527-535.

13. McMahon T，Robin IB，Scarpulla KM，et al. The spectrum of topography found in keratoconus. CLAO，1991，17（3）：198-204.

14. Szczotka L，Barr IT，Zadnik K. A summary of the findings from the Collaborative Longitudinal Evaluation of Keratoconus（CLEK）Study. CLEK Study Group. Optometry. 2001，72（9）：574-584.

15. Betts AM，Mitchell GL，Zadnik K. Visual performance and comfort with the Rose K lens for keratoconus. Optom Vis Sci. 2002，79（8）：493-501.

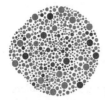

情境六 处方确定

验光的目标是给被检者提供一张个性化的理想配镜处方。该处方要求符合清晰、持久、舒适的原则，除能让被检者拥有清晰的矫正视力外，还需保证能够用眼舒适持久，且不会对眼睛造成任何损害，并确保双眼平衡或主导眼清晰原则，同时兼顾双眼视问题。

由于个体对视力的需求和对视觉环境的感觉均有差异，所以被检者本身的屈光度数并不一定就是被检者最适合的配镜处方，也就是说即使验光结果完全相同的两个人，他们的处方也可能不一样。如何给被检者开出合适的处方，需要考虑到很多因素，如：被检者年龄、屈光状态、职业特点、视力的需求、病史、眼位、戴镜情况、眼部健康情况、双眼视觉情况等。在分析和平衡这些影响因素后，以验光的结果为基础，给予被检者合适的配镜处方。

一个合格的检查者应该掌握如何对不同年龄阶段、不同屈光状态等的人群确定处方，熟悉一些特殊被检者处方的确定方法。以下我们将对屈光不正和老视的处方确定进行讨论，并讨论一些特殊被检者的处方确定方法。

任务一 近视的处方确定

第一部分 知识要求

近视（myopia）是指眼调节静止状态下，平行光线经过眼的屈光折射后，聚焦在视网膜之前的屈光状态。我国是世界上近视发病率最高的国家之一，并有逐年增加的趋势，特别是青少年近视，所以掌握如何为近视被检者提供正确、合理、科学的处方显得尤为重要。近视的处方总原则为：最佳矫正视力、最低度数负镜片，同时能够获得清晰、舒适、持久的视觉质量。

对于近视被检者验光，一般使用睫状肌麻痹剂（散瞳剂）的情况如下：6岁以下需要阿托品睫状肌麻痹验光（目前已经较少对婴儿等近视被检者使用阿托品睫状肌麻痹，因为阿托品会对婴儿、唐氏综合征、癫痫等被检者产生一些较严重的副作用，可以使用1%托吡卡胺和1%盐酸环喷托酯眼药水，每只眼每次点一滴，必要时追加次数），6～18岁可用快速睫状肌麻痹验光，18岁以上一般不需要睫状肌麻痹验光，但有些特殊情况，需要特殊处理。近视被检者的配镜度数一般以瞳孔恢复后的度数为主进行试戴调整。

近视的矫正方法可以是戴框架眼镜、角膜接触镜或屈光手术。一般首选框架眼镜，其矫正原理是通过合适的负镜，使聚焦点往后移，并正好落在视网膜黄斑区，达到清晰的视力。但不同年龄阶段和不同情况，处方的确定原则有所不同。

一、0～3岁的婴幼儿

该年龄阶段的近视，一般建议先使用强力的睫状肌麻痹剂（阿托品）进行详细的屈光检查。由于婴幼儿眼球发育有正视化的趋势，确认近视后，通常的处理方法是观察一段时间（每6个月复查一次）。特别是6个月以下的婴儿，文献报道其屈光状态会正视化改变，有一定近视降低的可能。另外该年龄阶段的儿童主要以视近为主，对远视力暂无要求，所以中低度近视可先观察，高度近视部分矫正。

二、3～6岁学龄前儿童

学龄前儿童近视的发病率较低，眼球正视化过程也趋向结束，这个时期的近视很可能是由婴幼儿时期延续过来的。由于儿童对视力的需求提高，配镜处方的主要目的是提高视力和治疗弱视，所以处方原则是在应用睫状肌麻痹验光的基础上，给予适当的矫正；对于<−1.50D的低度近视，则以观察为主。

三、6～18岁的学龄期青少年

该年龄阶段屈光特点是：第一，近视变化最快，随着发育，眼轴的增长，一般每年增加0.50D左右的度数，因此该年龄段青少年应每半年复查一次。对于度数加深过快的人可考虑配戴角膜塑形镜，防止近视加深过快；第二，该阶段看近用眼较多，调节力相当强。因此该年龄阶段的近视验光，建议用快速睫状肌麻痹验光，此外需要排除假性近视被检者，比如远视力下降，近视力好或视力不稳定，怀疑有假性近视者有时需要用阿托品睫状肌麻痹验光来鉴别。

案例6-1-1 一9岁女孩，初次就诊，主诉上课视远模糊半年余，无其他不适，其父母均无近视。检查结果如下：

裸眼远视力： OD: 4.4 OS: 4.5

裸眼近视力： OD: 5.0 OS: 5.0

1%阿托品睫状肌麻痹下主觉验光结果

OD: −1.50DS＝5.0

OS: −1.25DS＝5.0

复验时主觉验光结果

OD: −1.75DS＝5.0

OS: −1.50DS＝5.0

Von Graefe 隐斜测量：远：正位　近：正位

戴镜下融像范围检查：远：BI　正常　BO　正常

近：BI　正常　BO　正常

戴镜下相对调节检查：NRA：+3.00D　PRA：−3.50D

诊断：双眼屈光不正（近视）

处理：配镜

OD：−1.75DS＝5.0

OS：−1.50DS＝5.0

PD：56mm

宣教：第一次戴镜可能会出现看近困难和不适应，短期内会慢慢适应，注意每 3～6 个月需要复诊。

说明：

根据主诉和检查结果，可以明确诊断为单纯性近视。对于年龄较小的近视者，验光原则是睫状肌麻痹后验一次光，瞳孔恢复后再验一次，以瞳孔恢复后的度数为基础，并参考瞳孔散大情况下的验光度数确定初步处方，再进行试戴，调整得出最后处方（原则上瞳孔散大时和复验时的度数相差不应超过 0.50D，否则要考虑调节痉挛的因素）。近视的处方原则是尽量以最低度数负镜片矫正到最佳视力，在验光过程中始终要注意这个原则。该儿童是初次戴镜，配戴新的眼镜后，可能会出现暂时的不适，比如视物变小，视近困难，应该事先告知。但由于年龄较小，调节力和适应力强，通常短期内就可以适应。

案例 6-1-2　一 12 岁男孩，初一学生，初次就诊，主诉双眼看黑板模糊 1 个月，无其他不适。最近经常上网玩游戏，其父母均无近视。检查结果如下：

裸眼远视力：OD：4.7　OS：4.6

裸眼近视力：OD：5.0　OS：5.0

使用睫状肌麻痹剂后远视力　OD：5.0　OS：5.0

1% 阿托品睫状肌麻痹下综合验光结果：

OD：+0.25DS＝5.0

OS：plano＝5.0

复验时主觉验光结果：

OD：−0.50DS＝5.0

OS：−0.75DS＝5.0

Von Graefe 隐斜测量：远：正位　近：正位

戴镜下融像范围检查：远　BI　正常　BO　正常

近　BI　正常　BO　正常

戴镜下调节功能检查：调节痉挛

诊断：双眼假性近视

处理：注意用眼卫生，予以消除舒缓调节痉挛，消除疲劳治疗。晚上可点用快速散瞳剂以放松调节，必要时视近时配戴 +1.00～+1.50D 的近附加镜以减少调节，并建议 3 个月后复查。3 个月后如无改善，可根据主觉验光度数给予配镜处方用于视远配戴。

说明：

假性近视是指：远视力<5.0，近视力≥5.0，用 1% 阿托品眼膏涂眼，连续 3 天后，近视消失，呈现为正视或轻度远视。假性近视被检者的一般有以下几个特点：第一，远视力低于近视力，视力不稳，使用睫状肌麻痹剂前后的裸眼视力不同，且检影时影动不稳定。第二，多见于青少年，但少数从事近距离工作的青壮年也可发生假性近视，一般多存在短时间高强

度用眼史。第三，调节功能检查有调节超前的情况，负相对调节结果偏低。排除假性近视最可靠的方法是睫状肌麻痹验光。对于这类被检者，一般先嘱被检者解除环境因素，不再高强度用眼，并适当使用睫状肌麻痹剂舒缓调节痉挛。如果效果不理想，可以给被检者配戴看远、看近两副眼镜来缓解看远模糊的问题和看近的调节紧张。

四、19～40岁的青年

该年龄阶段度数相对较稳定，度数一般不会发生太大变化，并且该年龄阶段适应力下降，因此开处方时，除了尽量达到最佳视力外，处方要尽量接近原处方，一般不轻易对原处方做太大的变动，以免导致戴镜的不适应。如果发现成人近视突然加深较多，最近一段时间内有高强度用眼史，要考虑调节痉挛的因素。对于这类被检者需要用睫状肌麻痹剂进行验光，去除调节痉挛，然后再根据实际情况进行处理。该年龄阶段度数较稳定，除了戴框架眼镜和角膜接触镜外也可考虑做近视屈光手术。

案例 6-1-3 男性，25岁，主诉看远模糊半年，已戴镜3年，目前的眼镜是2年前在眼镜店配的，度数是双眼 −2.50DS，父母均无近视，检查结果如下：

裸眼远视力：OD：4.2　　OS：4.2

裸眼近视力：OD：5.0　　OS：5.0

检影结果：

OD：−3.50DS＝5.0

OS：−3.50DS＝5.0

主觉验光结果

OD：−3.25DS＝5.0

OS：−3.25DS＝5.0

Von Graefe 隐斜测量：远：$1^{\triangle}$外隐斜　　近：$3^{\triangle}$外隐斜

戴镜下融像范围检查：远　BI　正常　BO　正常

近　BI　正常　BO　正常

戴镜下相对调节检查：NRA：+2.50D　　PRA：−3.00D

诊断：双眼屈光不正（近视）

处理：配镜

OD：−3.25DS＝5.0

OS：−3.25DS＝5.0

PD：68mm

宣教：建议长期戴镜，每半年到1年复查。

说明：

该年龄阶段的近视一般不需要用睫状肌麻痹剂验光，只要进行充分的雾视处理即可。所谓雾视是指：在被检眼前加一定的过量的正镜，使其焦点移到视网膜前，促使被检眼放松调节。当然对于个别被检者调节不稳定，如检影时发现一会儿中和，一会儿又逆动或近视度数突然加深较多者，也可考虑用睫状肌麻痹剂验光。本例中被检者已戴镜3年，2年未复诊，此次屈光度增加了 −1.00DS，必须要在排除假性近视引起的度数突然加深后再给予新的处方，一般 −1.00DS 的增加量不会引起太多适应不良的问题，但仍需嘱被检者注意用眼卫生，避免长时间高强度用眼。

五、40～60岁的中年

到了40岁以后，大部分人都会慢慢出现老视，即出现视近困难的现象。因此给这一年

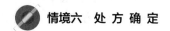

龄阶段的被检者开处方时,既要考虑远视力的矫正,还要考虑近视力的矫正,有些被检者对于远视力要求不是很高的情况下,可以适当欠矫,兼顾近视力。必要时可以给被检者配双光镜或渐进镜。具体案例可详见老视的处方确定章节。

六、>60岁的老年

该年龄阶段的度数经常会发生一些变化,原因是晶状体皮质混浊或血糖的变化引起晶状体的密度变化进而导致晶状体屈光指数的改变,引起近视度数的变化。或者原来正视眼现在变成近视眼、远视眼或散光眼,因此该年龄阶段的一些被检者可能要经常更换眼镜度数。具体案例可详见老视的处方确定章节。

七、近视验光处方注意事项

1. 假性近视者不应配镜,要注意用眼卫生,或滴睫状肌麻痹剂放松调节。

2. 高度近视者,如不能耐受全矫,可适当欠矫(可从全矫度数里减去1.00～3.00D),兼顾舒适性,具体降低多少度要根据试戴情况进行调整。

3. 轻度近视无症状者可不配镜,有症状者可以视远时戴,视近时不戴。

4. 轻中度近视者如视力下降较明显,应坚持戴镜,减少集合与调节的不协调,减轻视疲劳症状。

5. 近视伴外斜者,应尽量全矫,而近视伴内斜者,应欠矫。

6. 近视眼矫正要确保双眼平衡或主视眼清晰为主的原则。

7. 对于近视过矫的被检者,如果过矫度数不大,而且不存在过矫引起的视疲劳症状,可以考虑采取保守的方法(不改变原来处方),如果过矫度数过大,或伴有因此引发的视疲劳症状,必须对旧处方做出修正,减少过矫的度数,正确指导被检者逐步适应和接受新眼镜引起的一时性视远模糊。

第二部分 技 能 要 求

一、目的

1. 会针对不同年龄阶段的近视被检者,选择合适的睫状肌麻痹剂验光。

2. 通过在校内为在校生及老师验光试镜并开具处方,掌握近视处方原则。

二、操作步骤

1. 每个人都要为有近视的同学验光。

2. 根据验光结果给予试戴调整。

3. 开具处方。

任务二 远视的处方确定

第一部分 知 识 要 求

远视眼(hyperopia)的定义是:眼调节静止状态下,平行光线经眼的屈光系统折射后落在视网膜后的屈光状态。因此远视眼不管看远还是看近都需要动用调节。当远视度数较低时,可利用晶状体的调节力来增加眼的屈光力,代偿远视度数,从而获得清晰视力,但长期过度使用调节,会导致其出现视疲劳症状。

远视按调节状态可分为显性远视和隐性远视(又称潜伏性远视)。所谓显性远视是指常规验光过程中可以验出的度数,而隐性远视是指无睫状肌麻痹验光过程中不被发现的远视,也就是在日常检查中,能被调节所代偿的那部分远视,这部分远视被调节遮盖,往往不易察觉,随着年龄的增加,调节力逐渐下降,隐性远视慢慢浮现出来。显性远视和隐性远视之和即为全远视。

远视的处方原则是使用正镜片矫正,用最高度数正镜片得到最佳矫正视力,同时感觉用眼清晰、舒适和持久。对于远视的被检者我们要用尽量高的度数来放松被检者使用的调节,防止被检者因过度使用调节引起的视疲劳症状。远视眼的矫正原理是戴凸透镜使聚焦点往前移,并正好落在视网膜黄斑区,达到放松调节的目的,获得清晰的视力。

轻度远视被检者如无症状可不矫正,中度远视以上则应矫正。有些远视被检者远近视力均不错,就是视疲劳明显(特别是看书时),这类被检者哪怕是轻度远视也应矫正,虽然他们可能会觉得戴镜后视力不如裸眼视力,但对于这类被检者的矫正目的不是要提高视力而是要减轻视疲劳症状。

远视被检者调节力较强,15岁以下首次验光应用阿托品麻痹睫状肌后验光,15岁到40岁的首次就诊的远视被检者也建议用快速散瞳验光。对于一般成年人的验光如果未使用睫状肌麻痹剂者,要注意尽量做好雾视过程。远视被检者的给镜度数一般以复验时度数为主,除非是远视伴内斜者其给镜度数一般以散瞳后度数为主进行试戴调整。

一、0～3岁的婴幼儿

绝大多数人出生时都是远视眼,如果是中低度远视,一般是生理现象,如无症状,不需配镜。如果是高度远视,则可考虑部分矫正。如果这一时期的婴幼儿出现内斜视或者弱视时,建议先使用强力的睫状肌麻痹剂进行检影验光,配镜处方的原则应该完全矫正,在有效治疗斜弱视的基础上才考虑正视化的影响。

二、3～6岁学龄前儿童

这一年龄阶段儿童的调节能力很强,近距离阅读需求也较少,低度远视这通常无需矫正。对于中高度远视患儿通常是体检时发现或伴有内斜视而被家长发现,对于这类远视,可以减少调节性集合来消除或减少内斜视度数。如在未矫正的高度远视患儿中可能会发生屈光不正性弱视,可在保留适当生理性调节张力的情况下尽量完全矫正远视度数,同时给予适当的视觉训练。总之,轻度远视可以不予矫正,对于轻中度远视伴随高 AC/A 比,已经造成内斜的患儿,远视要给予完全矫正,对于不存在双眼视异常的中高度远视,可采取适当欠矫。

案例6-2-1 被检者3岁半,已戴镜1年,今来复查。检查结果如下:

裸眼远视力: OD: 4.3 OS: 4.3

裸眼近视力: OD: 4.2 OS: 4.2

1%阿托品麻痹后检影:

OD: +10.50DS = 4.8

OS: +10.00DS = 4.8

复验时检影结果:

OD: +7.50DS = 4.8

OS: +7.00DS = 4.8

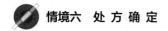

戴镜下遮盖试验：配合欠佳

诊断：双眼屈光不正（远视）

处理：配镜，3个月后复查

OD：+7.50DS＝4.8

OS：+7.00DS＝4.8

PD：54mm

宣教：需长期配镜，每3个月到半年复查。

说明：

高度远视眼如不伴弱视及双眼视问题，可以适当欠矫。本例被检者矫正视力基本正常，在保留部分生理性远视量的基础上给予配镜。所谓生理性远视是指学龄前儿童的眼睛，由于生长发育的原因，眼轴并未达到成人水平，眼睛的前后轴较短，这种情况引起的远视称作生理性远视，随着青少年儿童生长发育，眼球成熟，会逐渐消失。对于某些就诊不方便的被检者，必要时可考虑在散瞳下验光度数的基础上扣除生理性远视量给予配镜。生理性远视量随年龄的不同而不同，4岁及以下的孩子有2.00D左右的生理性远视，5～6岁的孩子有1.50D左右的生理性远视，7～8岁孩子散瞳验光结果有1.00D左右的生理性远视。

三、6～18岁的青少年

该年龄阶段阅读时间增多，使用的调节量也增多，某些远视被检者开始出现视疲劳症状。对于该阶段被检者，无症状者可不必配镜；如有视力减退、视疲劳应矫正，有内斜者则应足矫，常戴。

案例6-2-2　14岁女学生，初次就诊，主诉看书时间长时容易疲劳1个月余，该症状在近期准备考试时发生，余无不适。检查结果如下：

裸眼远视力：OD：5.0　OS：5.0

裸眼近视力：OD：4.8/25cm　OS：4.8/25cm

未使用阿托品检影结果：

OD：plano＝5.0

OS：plano＝5.0

1%阿托品麻痹后检影

OD：+2.50DS＝5.0

OS：+2.75DS＝5.0

复验时主觉验光结果：

OD：+1.50DS＝5.0

OS：+2.00DS＝5.0

Von Graefe隐斜测量：远：正位　近：正位

戴镜下融像范围检查：远　BI　正常　BO　正常

近　BI　正常　BO　正常

戴镜下相对调节检查：NRA：+2.50D　PRA：−3.00D

诊断：双眼屈光不正（远视）

处理：配镜（仅近用时戴），半年后复查

OD：+1.50DS＝5.0

OS：+2.00DS＝5.0

PD：60mm

宣教：叮嘱被检者该眼镜为看近时配戴，看远根据需要配戴，半年后复查。

说明：

低度远视眼动用自身一定量的调节时，即可以达到清晰的远、近视力，被检者已经习惯动用调节的状态。本例被检者度数低于 +3.00DS，可以仅在看近时戴镜以减轻看近时的视疲劳症状，看远时可以不戴，如果看远时戴镜反而使被检者不适应，觉得看到的东西不如裸眼清晰。总之远视被检者如果视力好且没有其他不适症状，可以不用戴镜，定期复查即可。

四、18 ～ 40 岁的青年

该年龄阶段，远视度数较稳定，通常不需频繁更换度数，且调节力仍够用，配镜处方原则是矫正显性远视的度数，通常还需要结合被检者的舒适度考虑适当欠矫。30 岁以后调节力逐渐下降，隐性远视会慢慢变成显性远视，阅读困难及视疲劳症状日趋明显，这一年龄阶段的被检者要足矫显性远视的度数。

案例 6-2-3 37 岁的被检者，女，缝纫工。主诉戴镜视疲劳半年，特别是看近时，无其他不适。原镜是 2 年前配的，原镜度数：OD：+3.25DS　OS：+3.75DS

检查结果如下：

戴镜远视力：OD：5.0　OS：5.0

戴镜近视力：OD：5.0/40cm　OS：5.0/40cm

0.5% 托吡卡胺麻痹后检影

OD：+4.00DS ＝ 5.0

OS：+4.25DS ＝ 5.0

复验时主觉验光结果：

OD：+3.00DS ＝ 5.0

OS：+3.25DS ＝ 5.0

Von Graefe 隐斜测量：远：正位　近：正位

戴镜下融像范围检查：远　BI　正常　BO　正常

　　　　　　　　　　近　BI　正常　BO　正常

戴镜下相对调节检查：NRA：+2.00D　PRA：−2.50D

诊断：双眼屈光不正（远视）

处理：配镜，半年后复查

OD：+3.25DS ＝ 5.0

OS：+3.50DS ＝ 5.0

PD：62mm

说明：

30 岁以上的远视被检者，其隐性远视慢慢转变为显性远视。如果出现明显的视疲劳，除了足度矫正显性远视外，还需要根据情况适当矫正部分隐性远视，或加配近附加镜，当然还要综合考虑舒适度。

五、40 岁以上的中老年人

该年龄阶段的突出问题是调节力下降引起的老视，原来有远视者则更早出现老视症状。随着年龄的增加，隐性远视会慢慢转变成显性远视。因此在该阶段的处方原则上应足度矫正全部的远视度数，同时给予合适的阅读近附加，可以考虑配戴双光镜或渐进多焦点镜片。具体案例详见老视章节。

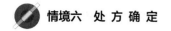

六、远视眼验光处方注意事项

对于远视眼的矫正总原则是：如果眼位正常且无视力下降者，可不配镜，但有视疲劳者应进行矫正，远视眼伴外斜者，可适当欠矫，伴内斜要尽量足矫。对于需要配镜者，被检者越年轻、隐性远视的度数越高，相应不可放松的调节就越大，就越要矫正不足。如果视觉症状越明显，就要尽量矫正全部远视，有调节痉挛者也要全部矫正。对于近距离工作较多者，应尽量足矫，对于从事室外活动较多者，可以适当欠矫。原则上远视眼矫正越充分，效果越好。但是有些被检者可能接受不了，这时可以先给欠矫的镜片，几个月后再增加度数，直到足矫为止。

第二部分 技能要求

一、目的

1. 会针对不同年龄阶段的远视被检者，选择合适的睫状肌麻痹剂验光。
2. 通过在校内为在校生及老师验光试镜并开具处方，掌握远视处方原则。

二、操作步骤

1. 每个人都要为有远视的同学验光。
2. 根据验光结果给予试戴调整。
3. 开具处方。

任务三 散光的处方确定

第一部分 知识要求

由于眼球在不同子午线上屈光力不同，平行光线进入眼内不能在视网膜上形成焦点而形成两条焦线和最小弥散斑的屈光状态，称为散光（astigmatism）。散光分为规则散光和不规则散光。最大屈光力和最小屈光力两主子午线相互垂直者为规则散光，不相互垂直者为不规则散光。规则散光又分为顺规散光、逆规散光和斜向散光。不规则散光常是继发性改变，如角膜瘢痕、角膜钝挫伤、翼状胬肉、虹膜粘连、晶状体脱位、圆锥角膜、白内障手术后等。散光眼的主要问题是视力降低和视觉疲劳。

规则散光的矫正可以用柱镜或球柱镜，不规则散光可以用硬性角膜接触镜矫正。在给被检者开具散光处方时除了要考虑视觉清晰度还要考虑被检者的舒适度情况。配戴散光眼镜的主要问题是：如果柱镜成分改变了，会引起对物体的距离、大小、形状等知觉的变化，就比较不易适应，严重者可能出现看物倾斜，容易引起头痛、头晕等不适。因此对于散光的处方应遵守"保守"原则。即尽量较少改动原镜处方，特别是轴向的改动要谨慎，年龄越大适应能力越差，要越保守。当然如果原镜处方不合适，则应坚决给予合适的新处方。不同年龄的散光眼，配镜原则也有所不同。

一、0~3岁的婴幼儿

文献报道很多人在出生时都有散光，但大多数散光会在1岁前随着正视化的过程而自

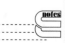

然消失或降低,但如果在1岁后检查发现患儿还存在中高度散光,则需要适度矫正。该年龄阶段的轻度散光,不影响视力者,可不矫正,定期观察。该年龄阶段适应力较强,如度数较高的散光,已影响到视力者,应尽量足矫,防止弱视的发生。如果被检者合并斜视或者弱视,配镜处方的原则就是完全矫正为主。

二、3~6岁学龄前儿童

学龄前儿童的配镜处方原则是尽量完全矫正,可适度欠矫,以减少弱视发生。由于儿童适应力强,一般也不必担心起戴镜舒适度的问题。如双眼高度散光的儿童,尽管双眼视觉信号之间不存在竞争抑制,但可能造成屈光不正性弱视,所以要进行完全矫正。

案例6-3-1 一名5岁的被检者,初次就诊,主诉看远看近都模糊3年,无其他不适。自诉从小视力差,但未引起重视。检查结果如下:

裸眼远视力:OD:4.3 OS:4.3

裸眼近视力:OD:4.4/40cm OS:4.4/40cm

未使用睫状肌麻痹剂检影结果:

OD:$-0.25DS/-3.50DC\times180=4.6$

OS:$-0.25DS/-3.00DC\times175=4.7$

主觉验光结果:

OD:$-0.25DS/-3.50DC\times180=4.7$

OS:$-0.25DS/-3.00DC\times180=4.8$

Von Graefe 隐斜测量:远:$3^{\triangle}$外隐斜 近:$5^{\triangle}$外隐斜

戴镜下融像范围检查:远 BI 正常 BO 正常

　　　　　　　　　　近 BI 正常 BO 正常

戴镜下相对调节检查:NRA:+2.50D PRA:-3.00D

诊断:双眼高度散光

处理:长期配戴眼镜,注意适应问题,1个月复查。

OD:$-0.25DS/-3.50DC\times180=4.7$

OS:$-0.25DS/-3.00DC\times180=4.8$

PD:56mm

说明:

根据被检者的病史和检查结果,可以明确诊断为双眼高度散光。高度散光通常是一出生就存在。双眼高度散光的儿童,可能出现屈光不正性弱视,需完全矫正。该病例中的儿童的高度散光已使被检者造成轻度弱视,且目前被检者年龄较小,适应力强,故不必担心适应的问题,应尽快矫正散光,采取完全矫正、长期配戴原则。

三、6~18岁的青少年

该年龄阶段有临床症状的顺规散光原则上应全矫,但如果不适应者,可适当欠矫。逆规散光者或斜向散光者,对视力影响较明显,应尽量做到全矫,否则易引起视疲劳,不规则散光者,可用硬性角膜接触镜矫正。

案例6-3-2 一名16岁的被检者,主诉戴镜看黑板不清晰伴视疲劳半年,无其他不适。

原镜度数:

OD:$-1.50DS/-2.00DC\times80$

OS:$-1.75DS/-1.75DC\times95$

检查结果如下:

 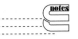

裸眼远视力：OD：4.4　OS：4.4

裸眼近视力：OD：4.8/40cm　OS：4.8/40cm

未使用睫状肌麻痹剂检影结果：

OD：$-2.00DS/-2.50DC×85=5.0$

OS：$-2.25DS/-2.50DC×95=5.0$

主觉验光结果：

OD：$-1.75DS/-2.50DC×90=5.0$

OS：$-2.00DS/-2.50DC×90=5.0$

Von Graefe 隐斜测量：远：1$^{△}$外隐斜　近：3$^{△}$外隐斜

戴镜下融像范围检查：远　BI　正常　BO　正常

　　　　　　　　　　　近　BI　正常　BO　正常

戴镜下相对调节检查：NRA：+2.50D　PRA：−3.00D

诊断：双眼屈光不正（双眼复合近视散光）

处理：配镜，半年后复查。因被检者是逆规散光，应尽量全矫，被检者经试戴未觉不适后给出处方：

OD：$-1.75DS/-2.50DC×90=5.0$

OS：$-2.00DS/-2.50DC×90=5.0$

PD：62mm

说明：

根据被检者的病史和验光结果，诊断为复合近视散光。双眼视正常，说明被检者的视疲劳主要由散光引起，应予以配镜矫正；且被检者为逆规散光，对视力影响较明显，应全矫。通常柱镜轴向垂直和水平时比斜向容易适应。

四、19～40岁的青年

该年龄阶段对柱镜的适应性下降。给这一阶段的人开处方时应充分考虑适应性问题。斜轴比水平轴向和垂直轴向难适应，对于柱镜的轴向改变比度数改变更难适应，而且戴旧镜时间越长就越难适应新镜。因此开处方时须全面考虑各个因素。如果被检者戴镜不适是由于对度数不适应引起的，可以适当欠矫或使用等效球镜进行部分矫正。等效球镜＝处方中的球镜成分＋柱镜的1/2。如果是由轴向引起的，可以考虑对轴向进行微调。

案例6-3-3　一27岁被检者，主诉看远模糊1年，无其他不适。原镜处方：

OD：$-1.00DS/-1.75DC×170$

OS：$-0.75DS/-1.50DC×180$

检查结果如下：

裸眼远视力：OD：4.5　OS：4.6

裸眼近视力：OD：4.7/40cm　OS：4.7/40cm

未使用睫状肌麻痹剂检影结果：

OD：$-1.50DS/-2.75DC×180$

OS：$-1.00DS/-2.50DC×180$

主觉验光结果：

OD：$-1.50DS/-2.75DC×180=5.0$

OS：$-1.00DS/-2.50DC×180=5.0$

Von Graefe 隐斜测量：远：1$^{△}$外隐斜　近：3$^{△}$外隐斜

戴镜下融像范围检查：远　BI　正常　　BO　正常

近　BI　正常　　BO　正常

戴镜下相对调节检查：NRA：+2.50D　PRA：−3.00D

诊断：双眼屈光不正（双眼复合近视散光）

处理：配镜，半年后复查。

因用全矫度数给被检者试戴，被检者感觉不能适应。而处方的轴向与原处方一样，因此考虑是度数不适应引起，故用等效球镜减少部分柱镜度数，经试戴后感觉尚可，给出处方：

OD：−1.75DS/−2.25DC×180＝5.0

OS：−1.25DS/−2.00DC×180＝5.0

PD：64mm

说明

根据被检者的病史和验光结果，诊断双眼复合近视散光。被检者有戴镜史，且本次处方的轴向与原处方一样，试戴后难以适应，主要是散光度数的改变引起。故用等效球镜原则，每减少 −0.50D 的柱镜度数，球镜应相对应增加 −0.25D，并让被检者试戴 10～20 分钟，体会舒适度和清晰度变化。

五、>40 岁的中老年人

中老年人由于晶状体老化和密度的改变，进而引起折射率的改变，最终可能引起散光度数和轴向的一些变化。该年龄阶段适应能力较差，如果变化不大，不影响日常生活需要时，可不调整，如果变化较大时，在考虑适应能力基础上，对处方进行适当调整。

案例 6-3-4　一 62 岁的被检者，主诉戴镜看远模糊半年，目前眼镜为 5 年前配的。原镜度数为：

OD：−1.25DS/−0.50DC×85

OS：−0.75DS/−0.75DC×90

裸眼远视力：OD：4.5　　OS：4.5

裸眼近视力：OD：4.6/40cm　　OS：4.6/40cm

未使用睫状肌麻痹剂检影结果：

OD：−1.75DS/−1.50DC×90＝5.0

OS：−1.25DS/−1.75DC×90＝5.0

主觉验光结果：

OD：−1.50DS/−1.50DC×90＝5.0

OS：−1.00DS/−1.75DC×90＝5.0

Von Graefe 隐斜测量：远：1△外隐斜　　近：3△外隐斜

戴镜下融像范围检查：远　BI　正常　　BO　正常

近　BI　正常　　BO　正常

戴镜下相对调节检查：NRA：+2.50D　PRA：−2.50D

诊断：双眼复合近视散光

处理：配镜，因根据主觉验光结果给予试戴时，被检者不适应，该处方轴向与原镜处方轴向基本一致，故考虑不适症状是柱镜度数改变引起的，因此根据等效球镜规则，降低散光度数，给予调整处方：

OD：−1.75DS/−1.00DC×85＝5.0

OS：−1.25DS/−1.25DC×90＝5.0

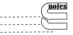

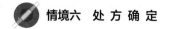

PD：64mm

说明：

该被检者就是因为年龄较大，晶状体老化和密度改变导致散光的轴向和度数都发生了一些变化，而中老年人适应力较差，所以处方在充分考虑被检者的适应能力基础上，适当欠矫。

六、散光眼验光处方注意事项

单纯散光者，如不影响视力，无视疲劳及视觉干扰，可不矫正，但如果出现视力降低和视觉疲劳就要矫正，低度散光应尽量全矫，高度散光可以根据等效球镜规则适当减低散光度数，逆规或斜轴散光对视力影响较为明显的，一般尽量全矫，散光眼伴有弱视，应全矫，不规则散光可采用 RGP 来矫正。

第二部分　技能要求

一、目的

1. 通过在校内为在校生及老师验光试镜并开具处方，掌握散光的处方原则。
2. 学生分组在验光配镜实训中心。

二、操作步骤

1. 每个人都要为有散光的同学验光。
2. 根据验光结果给予试戴调整并开具处方。
3. 写一份有关普通屈光不正被检者的处方原则总结。

任务四　老视的处方确定

第一部分　知识要求

老视（presbyopia）是由于随着年龄的增长，人眼的调节力逐渐下降，导致视近困难，它是一种生理现象，不论原来的屈光状态如何，每个人均会发生老视。只是屈光状态会影响老视发生的早晚，通常原来近视者较晚出现老视，远视者较早出现老视。老视的矫正可以用单光眼镜、双光眼镜、渐变多焦眼镜，既可以戴框架眼镜也可戴角膜接触镜矫正。所谓单光眼镜是指整副镜片只有一个焦点（度数），双光是指镜片上同时有 2 个焦点（度数），渐变镜是指整个镜片，从上到下逐渐增加屈光度，把远中近距离所需的屈光度合理分布在镜片不同区域。老视的矫正原则是在充分矫正远距屈光不正的基础上，根据被检者的阅读需要和习惯距离，适当加近附加用于近距离阅读矫正。通常验配过程中采取"宁低勿高"原则，也就是说如果较低度数的近附加已经满足被检者的看近需求，就避免给予更高的近附加。因为较高度数的近附加，阅读物的可移动范围相对较小。

对于近附加的确定，必须在验光矫正屈光不正的基础上，根据被检者的调节储备和用眼习惯来决定，该给足的要给足度数，否则可能因储备调节不足而无法持续阅读。老视的矫正目的是获得视近时最舒适的视觉感受，不同的屈光状态在决定处方时有些不同。

一、近视眼的老视处方确定

近视眼不戴镜看近时所需的调节比正视眼少,故老视出现的时间相对较晚。许多中低度近视被检者看近时习惯摘掉眼镜,这样即可看清近处物体,而不一定需要再配一副老花镜看近。但有些人仍觉得这样很麻烦,希望能配一副眼镜,既能看远也能看近,双光镜或渐变镜可解决这个问题。高度近视被检者由于远点很靠近眼球,即使不戴眼镜看近时仍觉得很困难,此时他也需要另配一个度数稍低的近视镜看近(其度数等于远用近视镜度数加上近附加度数),当然也可配双光镜、渐变镜等。

案例 6-4-1 一 50 岁女性,主诉戴镜看报纸、书籍模糊 1 年余,虽然摘掉眼镜可以看清,但是觉得这样很麻烦。无其他不适。已戴镜多年,目前的眼镜度数是:

OD:−2.75DS

OS:−2.50DS

裸眼远视力:OD:4.4   OS:4.5

裸眼近视力:OD:5.0/40cm   OS:5.0/40cm

主觉验光结果:

OD:−2.75DS = 5.0

OS:−2.50DS = 5.0

Von Graefe 隐斜测量:远:正位   近:2$^\triangle$外隐斜

戴镜下融像范围检查:远   BI   正常   BO   正常

　　　　　　　　　　近   BI   正常   BO   正常

戴镜下相对调节检查:NRA:+2.00D   PRA:−2.50D

给予试戴:OD:−1.75DS   OS:−1.50DS 看报纸、书籍,清晰的工作范围约 20 到 60cm,戴镜无不适症状。

诊断:双眼近视、老视

处理:配镜,建议配双光镜或渐变镜,1 年后复查。

OD:−2.75DS = 5.0

OS:−2.50DS = 5.0

ADD:+1.00D

PD:60mm

说明:

根据被检者的病史、年龄、需求和验光结果,诊断双眼近视、老视明确。给老视被检者验光时,常规要验远用和近用度数(即确定出被检者近附加度数),在验近用度数时,要先问清楚其习惯近用工作距离,然后再根据工作距离确定近附加,具体确定近附加的方法很多,前面老视验配的章节已经提到,这里不一一介绍。低、中度数近视眼的老视特点是被检者可以在摘掉近视眼镜时看近清楚,一般可选择看远配戴近视眼镜,看近不戴镜。但很多被检者相对比较频繁更换工作距离,或者觉得摘镜麻烦,可以建议配戴双光镜或渐变镜,但应该告知被检者配戴注意事项:如戴双光镜时从看远转为看近时有像跳现象,在走楼梯时要注意。戴渐变镜时,由于视野和像差的问题,要有一段的适应期,要学会从相应的区域看相应距离的物体。

二、正视眼的老视处方确定

正视眼的人群一般 40 岁以后会慢慢出现老视症状,其所需的老视镜片度数也是随年龄增加而增加,一般每 2 年增加 0.25D,但到 60 岁以后老视度数将趋于稳定。正视眼的老视

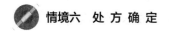

验配较简单,只要单纯验配近用度数即可。

案例 6-4-2 一女被检者,50 岁,初次就诊,主诉看书模糊、视疲劳,看远视力好。无其他不适。检查结果如下:

裸眼远视力:OD:5.0　OS:5.0

裸眼近视力:OD:4.5/40cm　OS:4.6/40cm

主觉验光结果:

OD:plano=5.0

OS:plano=5.0

Von Graefe 隐斜测量:远:正位　近:正位

戴镜下融像范围检查:远　BI　正常　BO　正常

　　　　　　　　　　近　BI　正常　BO　正常

戴镜下相对调节检查:NRA:+2.00D　PRA:-2.50D

给予试戴:OD:+1.25DS　OS:+1.25DS　看报纸、书籍,清晰的工作范围约 20 到 50cm,戴镜无不适症状。

诊断:双眼老视

处理:配镜,建议配单光近用镜,2 年后复查。

OD:Plano=5.0

OS:Plano=5.0

ADD:+1.25D

PD:60mm

说明:

根据病史、年龄、验光结果,诊断双眼老视明确。一般正视眼在 40 岁以后会逐渐出现视近困难的症状,随着年龄增加,由于自身的调节能力下降,因此出现了看近模糊、疲劳等表现,因此看近时必须戴上老视镜,而且一般随年龄增长度数会进一步增长,通常 2~3 年需要更换一次。所以要告知被检者老视度数增加是自然规律,每 2 年复查是否需要更换镜片。

三、远视眼的老视处方确定

远视眼经常使用调节来补偿看远,所以其调节系统一直处于过度使用的状态。因此远视眼被检者可能 30 多岁就慢慢出现看近困难等老视的表现。其老视度数增加速度也比正视眼和近视眼快,需要在看远、看近时都配镜矫正。此外,随着年龄增加,一些隐性远视的度数会转变成显性远视的度数。

案例 6-4-3 一名 45 岁男被检者主诉戴镜看远和看报纸均模糊近半年,无其他不适。目前的眼镜为远用的,2 年前配的,度数为:

OD:+1.00DS/+0.75DC×80

OS:+1.25DS/+0.75DC×95

检查结果如下:

裸眼远视力:OD:4.7　OS:4.6

裸眼近视力:OD:4.5/40cm　OS:4.4/40cm

主觉验光结果:

OD:+1.25DS/+1.00DC×85=5.0

OS:+1.50DS/+1.25DC×90=5.0

Von Graefe 隐斜测量:远:正位　近:正位

戴镜下融像范围检查：远　BI　正常　BO　正常

近　BI　正常　BO　正常

戴镜下相对调节检查：NRA：+2.00D　PRA：−2.50D

给予试戴：OD：+2.25DS/+1.00DC×85　OS：+2.50DS/+1.25DC×90 看报纸、书籍,清晰的工作范围约 20 到 60cm,戴镜无不适症状。

诊断：双眼复合远视散光、老视

处理：配镜,建议配双光镜或渐变镜,1 年后复查。经试戴未觉不适后给出处方：

OD：+1.25/+1.00DC×85＝5.0

OS：+1.50/+1.25DC×90＝5.0

ADD：+1.00D

PD：64mm

说明：

该年龄阶段的远视眼合并老视者,随年龄增加,隐性远视可转变为显性远视,而且调节力也慢慢下降,所以表现为远视度数增加,近附加度数增加。并且该年龄阶段由于晶状体老化及密度变化,可引起屈光度数变化及散光轴位的变化。散光轴位和度数变化时要考虑被检者的适应情况,适当处理处方。当然本例原来已戴散光镜,而且度数和轴位变化均较小,所以被检者还是能适应的。

四、老视验光注意事项

给老视被检者开处方时,要先矫正远屈光不正,然后再根据被检者的工作性质、习惯和调节力来决定近附加。老视的矫正要以每个人的调节力为基础,不同人哪怕年龄一样时,其调节力仍有很大的不同,所以建议对每个人都应分别测量两眼的调节幅度。个别人两眼的调节幅度有较大的差异,这时近附加就要两眼分别确定,而不是两眼都是一样的近附加了。

第二部分　技　能　要　求

一、目的

1. 能为老视被检者验光、试戴调整,并开具处方。

2. 掌握不同屈光状态老视的处方原则。

二、操作步骤

1. 2 人一组,给被检者滴快速睫状肌麻痹药,模拟老视验光。

2. 根据验光结果给予试戴调整并开具处方。

任务五　屈光参差的处方确定

第一部分　知　识　要　求

双眼屈光度数不等即为屈光参差(anisometropia)。小度数的屈光参差一般不会引起不适,当两眼度数相差超过 2.50D 以上时,可因两眼视网膜像大小差异引起融像困难而导

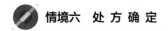

致不适症状,垂直方向的屈光参差戴镜后还会引起垂直棱镜差异导致明显的不适(一般人较难耐受垂直方向棱镜差异)。因此屈光参差者配镜除了要考虑两眼视网膜像的大小差异还要考虑棱镜效应。屈光参差矫正总原则是:应兼顾视力、双眼视和不等像这三方面的因素。

对于不同年龄的屈光参差被检者,处方的确定也有所不同。

一、儿童屈光参差的处方确定

该年龄阶段的屈光参差,尤其是远视性屈光参差,度数高的眼处于像模糊状态,视觉被抑制,容易形成屈光参差性弱视,应尽早发现尽早矫正。虽然双眼像放大率的不同也会带来不适,但儿童的适应力较强,加上这一阶段的矫正目的是防治屈光参差性弱视,故应积极进行足矫。高度屈光参差者也可考虑配戴角膜接触镜以减少两眼视网膜像大小差异。如单侧的无晶状体眼,配戴框架眼镜后,双眼视网膜像差异约25%,无法融像;而配戴角膜接触镜,其放大率差异约为6%,接近双眼融像能力范围(5%),能减少因融像困难带来的视觉症状。故角膜接触镜是高度屈光参差的理想矫正方法,但对于儿童要考虑依从性问题。

案例6-5-1 一5岁男孩,初次就诊,在幼儿园体检时发现左眼视力不好,家长未发现眼睛有异常,检查结果:

裸眼远视力:OD:4.9 OS:4.2

裸眼近视力:OD:4.9/40cm OS:4.2/40cm

1%阿托品散瞳后验光:

OD:+1.50DS=4.9

OS:+6.50DS=4.4

复验时验光结果:

OD:plano=4.9

OS:+5.00DS=4.4

诊断:屈光参差、左眼屈光参差性弱视

处理:配镜,弱视治疗,3个月后复查

OD:plano=4.9

OS:+5.00DS=4.4

PD:54mm

宣教:坚持全天配戴眼镜,左眼需积极进行弱视治疗。

说明:根据被检者病史及验光结果,该被检者诊断屈光参差、左眼屈光参差性弱视明确。对于弱视眼要足矫,并且全天配戴眼镜,此外还需要进行积极的弱视治疗。

二、青年人及成年人的屈光参差的处方确定

该年龄阶段不存在继续产生屈光参差引起弱视的问题,因此该年龄阶段的矫正要综合考虑矫正视力和舒适性情况。一般两眼屈光度数相差3.00D以下者,可全部矫正,试戴数周可习惯。如果被检者无法接受全矫,可以考虑适当改变双眼的度数使两眼度数更接近或使用角膜接触镜来足矫。该年龄阶段依从性较好,对于屈光参差较明显的被检者,角膜接触镜是首选。有些屈光参差者,已建立单眼视(mono vision),如一眼轻度远视、一眼近视,被检者可能立体视较差,但无配镜要求者,可以不必配镜。

案例6-5-2 一22岁被检者,主诉戴镜视疲劳、偶尔觉得物体有重影半年。目前镜片为半年前配的,度数为:

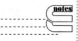

OD：-1.25DS/-0.75DC×180

OS：-5.50DS/-1.00DC×180

检查结果如下：

裸眼远视力：OD：4.6　OS：4.0.

裸眼近视力：OD：5.0/30cm　OS：4.8/30cm

主觉验光结果：

OD：-1.50DS/-0.75DC×180＝5.0

OS：-5.75DS/-1.00DC×180＝5.0

遮盖试验：远：1$^{\triangle}$外隐斜　近：3$^{\triangle}$外隐斜

戴镜下相对调节检查：NRA：+2.00D　PRA：-2.50D

诊断：双眼复合近视散光、屈光参差

处理：配镜，半年后复查。因被检者戴原来镜片已出现融像困难问题，所以建议被检者配角膜接触镜，该被检者坚决不肯配角膜接触镜。因此我们对于其度数进行处理，将左眼度数降低0.75D，右眼给足度数，给被检者试戴，无明显不适后给出处方：

OD：-1.50DS/-0.75DC×180＝5.0

OS：-5.00DS/-1.00DC×180＝4.9

PD：64mm

说明：

屈光参差者，如出现融像困难等表现，又不接受角膜接触镜者，可以适当减少两眼的度数差距。如可以把高度数眼的度数减少一些，低度数眼的度数不变。

三、中老年人屈光参差的处方确定

中老年人适应力较差，全矫可能会带来不适。他们已经有明显老视状态，且不少被检者已经形成单眼视，所以给中老年人屈光参差的处方原则是"单眼视矫正"。或屈光不正度数较低的眼全矫，度数高的眼欠矫，同时要考虑舒适性。如果他已习惯远视眼看远，近视眼看近，不戴眼镜一样能视物清晰，则可不戴眼镜。

四、屈光参差验光处方注意事项

应兼顾视力、双眼视和双眼物像大小的问题，屈光参差较大时，可考虑适当减少两眼度数差距，如把高度数眼度数降低。当然，如果已形成屈光参差性弱视者，高度数眼也应全矫，并适当遮盖好眼，治疗弱视。

第二部分　技能要求

一、目的

1. 能为屈光参差被检者验光、试戴调整，并开具处方。

2. 能处理屈光参差戴镜不适的问题。

二、操作步骤

1. 学生分组在验光配镜实训中心为屈光参差模拟患者验光。

2. 根据验光结果给予试戴调整并开具处方。

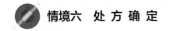

任务六 斜视的处方确定

第一部分 知识要求

眼的调节与集合存在相互平衡的关系,但屈光不正时,该关系就失去了正常的平衡关系。近视眼看近时需要动用的调节减少,就会产生集合不足,可能导致外斜视,远视眼看近时需要动用更多的调节,就会产生更多的集合,可能导致内斜视。眼镜会通过 AC/A 对眼的调节和集合系统带来一定影响,因此通过配镜会改变调节和集合进而改变眼位。所以对于不同眼位问题者,处方原则有所不同。但总的原则是:先矫正屈光不正,然后再进行双眼视异常的矫正。

斜视(strabismus)是指视轴偏斜,两眼不能同时注视目标的眼疾。临床上主要包括非麻痹性斜视和麻痹性斜视两大类。非麻痹性斜视包括共同性外斜视、共同性内斜视、垂直斜视和隐斜视。

共同性斜视是指眼球偏斜,其偏斜角在任何注视方向均相等,不伴有眼球运动障碍。共同性内斜视包括调节性内斜视、非调节性内斜视和继发性内斜视。间歇性外斜视是指外观上部分时间为正位,部分时间为外斜视,一般在疲劳时出现外斜,休息后又正位。隐斜视是一种潜在的眼位偏斜,它仅在融合反射被打破时,才呈现出偏斜。麻痹性斜视是指由于神经核、神经或肌肉本身病变引起的眼外肌麻痹导致的眼位偏斜。麻痹性斜视表现为双眼注视各个方向时所表现的斜视角不同。不同类型的斜视,矫正原则不同。

一、内斜视的处方确定

(一)调节性内斜视的处方确定

1. 屈光状态为远视者 由于远视眼未矫正前,为了获得清晰视力,一直在使用调节,很容易因为调节量过大或者 AC/A 偏高而引起内斜视。对于该类被检者如屈光状态为低中度远视者,可以给予足矫甚至过矫。但是要注意半年(过矫者)到一年(足矫者)的时间后就要降低眼镜度数。对于儿童,长期配戴足矫眼镜可能会抑制调节的能力,长期配戴过矫眼镜可能还会影响视力发育。如屈光状态为高度远视者,可以先适当欠矫再慢慢过渡到足矫。早期 1 个月、3 个月复查一次,如果眼位已矫正到正位,则不必再增加眼镜度数。如果戴足矫度数,眼位仍偏斜,1 年后也要降低度数,以获得最佳视力的屈光度数为准。

案例 6-6-1 一男被检者,4 岁,初次就诊,家长发现其看近物时出现斜视 4 个月。检查结果:

裸眼远视力:OD:4.6 OS:4.6

裸眼近视力:OD:4.7/30cm OS:4.7/30cm

1%阿托品麻痹下验光结果:

OD: +4.00DS=4.9

OS: +4.25DS=4.9

裸眼遮盖试验:远:左眼内斜 近:左眼内斜

睫状肌麻痹后裸眼遮盖试验:远:正位 近:正位

诊断:远视、调节性内斜视

处理:配镜,3 个月后复查

OD: +4.00DS=4.9

OS：+4.25DS＝4.9

PD：56mm

说明：该被检者为调节性内斜，所以配镜时，不再预留生理性调节的量，而是配足矫眼镜并马上配戴，否则等瞳孔恢复后再戴的话，小孩已经不能耐受该度数，但是戴镜半年到1年后要适当降低度数。

案例 6-6-2 一名3岁女孩，父母发现其眼睛看远和看近都内斜半年，无戴镜史，无其他疾病史，检查结果如下：

裸眼远视力：OD：4.7 OS：4.7

裸眼近视力：OD：4.5/30cm OS：4.5/30cm

1%阿托品睫状肌麻痹后检影结果：

OD：+4.00DS＝0.8

OS：+3.75DS＝0.8

裸眼遮盖试验：远：右眼内斜 近：右眼内斜

阿托品麻痹后裸眼遮盖试验：远：正位 近：正位

诊断：双眼远视、调节性内斜视

处理：配足矫眼镜，3个月后复查。

OD：+4.00DS＝0.8

OS：+3.75DS＝0.8

PD：54mm

注意事项：

调节性内斜视者的远视眼被检者戴镜一段时间后，眼位可出现变化，在保持双眼不至于斜视复发的前提下逐渐减少度数，一般半年到一年减少≤+1.00D，不能大幅度减少眼镜度数，否则易致内斜视复发。调节性内斜早期戴镜很重要，往往可以消除斜视，如果戴足度数一年或过矫半年，斜视度恒定不变，可以考虑手术治疗。

2. 屈光状态为近视者 调节性内斜视的近视者较少见，配镜原则是最佳矫正视力最低度数为宜，甚至可以适当降低度数。

（二）非调节性内斜视或部分调节性内斜视的处方确定

有很多内斜视的起因并非完全与眼调节有关，临床上被称为非调节性内斜视或部分调节性内斜视。对于这类被检者的配镜处方仍然要坚持远视完全矫正、近视部分欠矫的原则，但要意识到眼镜处方对这类内斜视的矫正效果是有限的，应当建议被检者在坚持戴镜一段时间后，转诊斜视手术专科，以确定下一步治疗方案。

二、外斜视的处方确定

外斜视与调节和AC/A的关系没有内斜视密切，所以要通过眼镜来矫正外斜视的效果不理想，临床上主要通过对有外斜视的近视被检者配戴完全矫正的眼镜来控制外斜视。如果被检者在配戴一定时间眼镜后，外斜视度数仍然存在，则应当建议被检者在坚持戴镜的基础上，进行双眼集合能力的视觉训练（通常对间歇性外斜视有明显效果），如果情况仍无改善，则考虑斜视手术治疗。

间歇性外斜视的配镜原则：

这类被检者如早期进行戴镜治疗和正位视训练，有一部分可以转为正位眼。对于平时正位时间大于斜视时间，有较好的Ⅱ级双眼视，可考虑保守治疗。

其配镜原则如下：

第一，间歇性外斜视伴远视者：以最佳矫正视力最低度数为准。

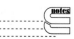

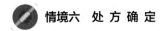
第二，间歇性外斜视伴近视者：以最佳矫正视力最高度数为宜。

当然大部分间歇性外斜视最后可转归为恒定性外斜视，如为恒定性外斜视伴远视眼者，以最佳矫正视力最低度数为准，戴镜半年，斜视度不变者，可考虑手术。如为恒定性外斜视伴近视眼者，以最佳矫正视力最高度数为准，戴镜半年到1年，斜视度不变者，可考虑手术治疗。

三、麻痹性斜视的处方确定

发生于后天的麻痹性斜视，双眼视突然受到破坏，被检者不易耐受由于斜视带来的复视和视混淆问题。在早期往往需要遮盖一眼以缓解不适，可用磨砂眼镜来遮盖单眼；后期当病因消除后，被检者的斜视度小于15°时可考虑戴棱镜矫正。

四、隐斜视的处方确定

（一）内隐斜视的处方确定

1. 无症状者可不用治疗。

2. 有症状者：如为低中度远视眼可足矫；高度远视眼因考虑到适应性问题，可适当欠矫，再慢慢增加度数，以达到症状缓解的度数为宜；如为近视者，应该给予获得最佳视力最低负镜度数为宜。对于单纯性内隐斜视者，可以选用正球镜附加矫正，也可考虑底朝内棱镜训练，必要时才考虑 BO 缓解棱镜矫正，可适用 1∶1 法则。所谓 1∶1 法则就是指 BI 的恢复点至少和内隐斜视一样大。

案例 6-6-3　一 22 岁被检者，远距离内隐斜视 7$^\triangle$，近距离内隐斜视 9$^\triangle$ AC/A：4/1。

远距离 BI：×/4/2　近距离 BI：8/16/6

NRA：+2.50D　PRA：−1.00D

问：1. 诊断运动性融像异常；2. 给出矫治方法。

答：1. 远、近距离内隐斜视

正常聚散力远距离 BI：×/4∼10/2∼6

正常聚散力近距离 BI：9∼17/17∼25/8∼18

正常正相对调节应该≥负相对调节

诊断：单纯性内隐斜视

P远＝HS−RI　2＝7−2　2＝2.5

S1＝P/A＝2.5/4＝0.63（D）

P近＝HS−RI　2＝9−6　2＝1.5

S2＝P/A＝1.5/4＝0.38（D）

2. 处理方案：①远近附加球镜 0.50D；②若远附加球镜 0.50D 影响矫正视力，可将 BO 2.5$^\triangle$分到双眼。

（二）外隐斜视的处方确定

1. 无症状者不用治疗。

2. 有症状的外隐斜视被检者：如为远视者，要尽量欠矫，近视者要足矫，散光者要完全矫正，良好的视力可以增强调节性集合和融像性集合，有利于外隐斜视的改善。对于单纯性外隐斜视伴视疲劳者以训练为主，也可考虑负性附加球镜，必要时才用 BI 缓解棱镜矫正，建议使用 Sheard 准则。所谓 Sheard 准则就是解决双眼视异常的应用法则，要求融合储备应该至少为需求的两倍。

案例 6-6-4　一单纯性外隐斜视被检者，远距离外隐斜视 11$^\triangle$

聚散力测定结果：远 BO：14/27/11，AC/A 为 6$^\triangle$/D

求：棱镜参考值和附加球镜。

解：根据 Sheard 准则：
P = 2H − CR　3 = 22 − 14　3 = 2.67$^\triangle$
故被检者的棱镜参考值为：BI 2.6$^\triangle$分到双眼
S = P/A = −2.67/6 = −0.50（D）
附加球镜为：−0.50DS 加到双眼。

五、棱镜的处方原则

使用棱镜作为治疗斜视的手段已有百年历史，以往棱镜磨制入眼镜的问题是如果度数超过 10$^\triangle$，棱镜的重量和变形令人难以接受。现代的压贴棱镜可以将度数扩大到 30$^\triangle$，但由于其光学设计，会导致配镜者视力下降，对比度下降，所以通常仅仅短暂使用，不能长期配戴。使用棱镜矫正斜视常会遇到棱镜适应问题（一些被检者在配戴后短时间内斜视角有改善，但不久后斜视角又逐渐恢复到治疗前的水平，需要更多的棱镜矫正），对这类被检者，不应用处方棱镜作为治疗手段。另一方面，许多斜视或隐斜视被检者，在配戴合适的眼镜后，斜视角虽然得到了很大改善，但仍然存在一定偏斜度，此时如果手术治疗的时机尚未成熟，可考虑处方棱镜进行矫正。通常来说，内斜视的棱镜矫正效果要好于外斜视。临床上最适合应用棱镜矫正的斜视类型是：远距离的正常或低 AC/A 的内斜视或内隐斜视，以及垂直斜视；棱镜对于近距离的外隐斜视基本不起作用。处方棱镜的原则是以最小的棱镜度达到消除复视的目的。

第二部分　技　能　要　求

一、目的

1. 能为不同类型的斜视、隐斜视被检者确定处方。
2. 能通过远近距离的遮盖试验简单判断被检者的眼位问题。

二、操作步骤

1. 学生分组在验光配镜实训中心为斜视（隐斜视）模拟患者验光。
2. 根据验光结果给予试戴调整并开具处方。

任务七　弱视的处方确定

第一部分　知　识　要　求

弱视（amblyopia）是指在视觉发育期内由于异常视觉经验（斜视、屈光参差、高度屈光不正以及形觉剥夺）引起的单眼或双眼最佳矫正视力下降，眼部检查无器质性病变。新修订的儿童弱视诊断标准为：3 岁以下儿童矫正视力低于 4.7；4～5 岁低于 4.8；6～7 岁低于 4.85（小数记录法 0.7）；7 岁以上低于 4.9 或两眼最佳矫正视力相差 2 行或 2 行以上。分为屈光不正性弱视、屈光参差性弱视、斜视性弱视和形觉剥夺性弱视四类。

弱视的矫正总原则是充分矫正屈光不正，坚持配戴眼镜。治疗时间越早，效果越好，治愈后可能会复发，仍需要追踪观察 3 年左右。治疗应在配戴矫正眼镜基础上结合弱视的类型、程度、年龄等因素进行综合治疗。

这里我们仅讨论与屈光不正和斜视有关的弱视处方确定方法。

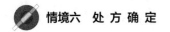

一、单纯屈光不正性弱视的处方确定

首先要矫正屈光不正度数,以最佳矫正视力为原则,根据屈光状态、视力、年龄确定处方。一般采用1%阿托品散瞳验光,远视眼可用较高度数正镜矫正,近视眼用较低度数负镜矫正。散光者原则上不予增减,但对高度散光者,可酌情减量。半年到一年复查一次,根据情况调整眼镜度数。

案例6-7-1 一男被检者,6岁,初次就诊,因在学校体检时发现右眼视力不好来就诊。检查结果:

裸眼远视力:OD: 4.2　OS: 4.9

裸眼近视力:OD: 4.2/30cm　OS: 4.9/30cm

睫状肌麻痹下遮盖实验:远:正位　近:正位

复验时裸眼遮盖试验:远:正位　近:正位

1%阿托品麻痹下验光结果:

OD: +7.00DS＝4.3

OS: +2.50DS＝4.9

复验时验光结果:

OD: +5.50DS＝4.3

OS: +1.00DS＝4.9

诊断:屈光参差、右眼屈光参差性弱视

处理:配镜,3个月后复查,弱视治疗。

OD: +5.50DS＝4.3

OS: +1.00DS＝4.9

PD: 54mm

二、远视眼伴有内斜视或内隐斜视的弱视处方确定

首次配镜应在阿托品麻痹下验光并予全矫,并且在瞳孔散大时就戴上矫正眼镜,但要注意以最佳矫正视力为原则。每半年到一年复查一次,调节性内斜视在维持眼位正、视力好的情况下,酌情减低度数,通常每年减少1.00D左右。

三、伴外隐斜视或外斜视者的弱视处方确定

学龄前儿童,若远视度≤+2.50D,且对视力影响不大者,可不配镜,随访即可。超过+2.50D者,以睫状肌麻痹恢复后获得最佳矫正视力的度数为准。

若为近视伴外斜视者的弱视儿童,按睫状肌麻痹恢复后的验光结果配镜。

四、弱视验光处方注意事项

弱视被检者矫正的总原则是,充分矫正屈光不正,坚持戴镜。如为双眼远视性弱视,应给予足矫;如为屈光参差性弱视,应在充分屈光矫正后进行弱视治疗。

第二部分　技能要求

一、目的

1. 能为不同类型的弱视被检者确定处方。

2．能对弱视进行诊断。

二、操作步骤

1．学生分组在验光配镜实训中心为弱视模拟患者验光。

2．根据验光结果给予试戴调整并开具处方。

任务八　眼球震颤的处方确定

第一部分　知识要求

眼球震颤（nystagmus）是有节律的不自主的眼球摆动。眼球震颤的机制包括：知觉缺陷型和运动缺陷型两类。知觉缺陷型：如眼本身病变引起黄斑部成像不清晰（如高度屈光不正、先天性白内障、全色盲等），导致黄斑反馈紊乱，妨碍了固视机制对眼球运动的控制，而出现眼震，其眼震多呈摆动型眼球震颤。运动缺陷型：神经或同向动眼控制径路的问题导致眼球震颤，其震颤呈冲动型。

眼球震颤可分为冲动型眼球震颤、钟摆型眼球震颤和隐性眼球震颤三种。冲动型眼球震颤，眼球往返摆动速度不同，一侧为慢相，一侧为快相。眼球以较慢的速度向一侧摆动，该方向为慢相，然后突然快速返回，返回的方向为快相。双眼向快相转动，眼球震颤的频率和幅度下降，视力改善，所以被检者常常取代偿头位，即头偏向慢相，双眼注视快相，也称为静止眼位。其主要原因可能与中枢同向运动控制机能障碍有关，眼部没有明显的器质性病变。钟摆型眼球震颤，眼球往返摆动速度相同，其主要原因是由于高度屈光不正、先天性白内障、白化病或先天性青光眼等疾病造成黄斑成像质量不良导致。隐性眼球震颤，它表现为双眼共同注视时，在双眼视觉的控制下，眼震极为轻微。但遮盖一眼后，可诱发眼球震颤，表现为冲动型，快相总是向着未遮盖眼。其机制是遮盖一眼后，打破了双眼视觉，可发生双眼内斜视，因此未遮盖眼向内转动，中枢为了纠正这种偏斜，发出快速扫视冲动，使眼位快速恢复注视位。

目前对眼球震颤治疗的目的主要是改善被检者的眼震、纠正代偿头位，改善视力等。其治疗方法包括手术、药物治疗及光学治疗等，我们这里只讨论光学疗法。

一、屈光矫正

矫正眼震被检者的屈光不正很重要，因为视网膜清晰的像可以增强稳定的固视，减少眼震。视力改善是矫治眼球震颤的基础条件。眼球震颤通常不易获得自动电脑验光仪的检测结果，可以寻找静止眼位并进行睫状肌麻痹检影验光。其配镜原则是最佳矫正视力为主，角膜接触镜一般比框架眼镜好，被检者可以一直从接触镜的光学中心看远处。

二、有色眼镜矫正

用有色眼镜降低亮度可以在一定程度上减轻眼震，常用咖啡色、茶色镜片。

三、根据不同情况还有不同的处理方法

（一）钟摆型眼震

可用异向棱镜：根据需要逐渐增加双眼前底朝外的棱镜，增加集合需求，直到眼震减到最轻。利用集合过程中眼外肌的张力来控制眼球震颤。其适用于钟摆型眼球震颤。验配

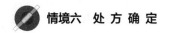

时,让被检者注视最好视力上一行视标,在双眼前逐量增加底朝外的棱镜,直到眼球震颤减到最轻。

（二）冲动型眼球震颤

可用同向棱镜：在双眼前加底朝向与静止眼位相反方向的棱镜。有代偿头位者,戴棱镜时,底应朝向颜面的转向侧。如代偿头位为面向右转,静止眼位向左侧,则双眼前棱镜,右眼底向外,左眼底向内。这样正前方的目标可移位到静止眼位。验配时,让被检者注视最好视力上一行视标,在双眼前逐量增加棱镜,直到代偿头位基本矫正。

案例6-8-1 一男性被检者4岁,家长发现其眼球震颤来就诊。无其他病史。

检查结果：

检查：呈冲动型眼球震颤,裂隙灯、检眼镜检查无特殊病变,该被检者视物时喜欢头向左偏斜,进一步检查被检者的静止眼位在右侧,即眼睛向右转时眼震减少,向左转时眼震增加。

双眼正视前方时裸眼远视力：OD: 4.5　OS: 4.5

1%阿托品散瞳后验光：

OD: +2.00DS＝4.5

OS: +2.50DS＝4.5

复验时验光结果：

OD: plano＝4.5

OS：+0.50DS＝4.5

给予双眼前加底朝左侧的棱镜,即左眼朝外,右眼朝内,让被检者注视4.5行视标,逐渐增加棱镜度,当双眼前各加5$^\triangle$时,发现被检者头位基本矫正,眼震减轻,而且戴上棱镜后正前方的视力提高到4.7。

诊断：冲动型眼球震颤

处理：配镜,半年后复查

OD：5$^\triangle$　BI

OS：5$^\triangle$　BO

PD：54mm

（三）隐性眼震

可用负镜矫正：即在验光处方基础上并在不影响矫正视力的条件下,适当增加负镜,诱发调节性集合,使眼球震颤减轻。这里我们需要强调,对于隐性眼球震颤的验光应双眼同时验光试镜,可用检影或电脑验光确定其屈光不正度数并以此为基础进行试戴调整。

四、眼球震颤验光注意点

对于眼震的处理首选屈光矫正,若矫正视力不佳,其他矫正方法也不理想。而屈光矫正用角膜接触镜是最理想的矫正方法,因为接触镜镜片与眼睛同步转动,镜片光学中心始终与视轴保持一致,能减少棱镜效应的干扰。

第二部分　技能要求

一、目的

1. 能为不同情况眼球震颤被检者确定处方。
2. 能大致判断眼球震颤的类型。

二、操作步骤

1. 学生分组在验光配镜实训中心为眼球震颤模拟患者验光。

2. 根据验光结果给予试戴调整并开具处方。

任务九　圆锥角膜的处方确定

第一部分　知识要求

　　圆锥角膜（keratoconus）是一种进行性的以角膜中央或某一象限向前突出并角膜基质变薄为特征的一类角膜变性疾病。本病常在青春期前后发病，通常双眼先后发病，其发病率为 50～230/10 万，具有一定的遗传倾向。其典型特征为角膜中央或旁中央圆锥形扩张，为圆形或卵圆形，角膜变薄区域在圆锥的顶端最为明显。随着疾病进展，角膜前凸产生不规则散光，常出现严重视力损伤。

　　圆锥角膜病变时期不同，所采用的治疗方法也不尽相同。早期角膜不规则散光不明显时，框架眼镜或软性角膜接触镜即可达到较好的矫正视力。随着病情的进展，不规则散光加重，则可配戴硬性角膜接触镜，到了晚期，被检者只能通过手术才能恢复视力。目前角膜交联治疗可以在早期阻止圆锥角膜的进展，我们这里仅讨论光学治疗。

　　对于早期的规则散光或低度不规则散光可用框架眼镜矫正，其处方原则同一般散光。然而圆锥角膜不规则散光的进展常常超出框架眼镜能矫正的范围。这时可通过角膜接触镜来矫正，角膜接触镜适用于无角膜瘢痕的早中期被检者，是矫正圆锥角膜的主要方法，应在良好的配适状态下尽可能获得良好的矫正视力。一般首选硬性透氧性角膜接触镜（RGP），RGP 是矫正轻中度圆锥角膜最常用的方法。RGP 依据圆锥角膜形态特点及被检者屈光状态，利用泪液自然消除不规则散光，与眼表泪液膜有效弥合，重塑角膜前表面，显著降低棱镜效应，消除不等视，使视网膜像无明显缩小和变形。对于中等程度的圆锥角膜，通常选择的 RGP 设计是：小直径、陡基弧、周边弧系统从中央到边缘快速变平。因为角膜的变形常常是不对称的，选择第一副试戴片的基弧一般在最陡和平均角膜曲率之间选择，然后再评价旁中央区、中周区、边缘部的配适。关于 RGP 的验配，以在良好的配适状态下尽可能获得良好的矫正视力为验配原则。良好的配适为：其中一点为锥顶与 RGP 轻微接触，三点接触为锥顶上下各有一小点接触，以稳定镜片，对于较严重被检者，可能只有一点接触。尽可能减少锥顶周围的泪液聚集，在中周部，镜片尽可能与角膜轻微接触，边缘部有理想的镜片翘起，以利于泪液交换。配适评估后，可进行戴镜验光，以决定 RGP 的屈光度数。

　　注意点：应用角膜接触镜矫正圆锥角膜的主要目的是为被检者提供良好的矫正视力，且对角膜不造成生理学的不良反应。如果普通 RGP 镜片不能达到满意效果可以采用更复杂的设计。由于圆锥角膜配戴 RGP 后可能发生镜片移位、角膜水肿而且圆锥角膜的病情也可能发生进展，所以须强调定期复查的重要性，早期的一般可以半年复查一次，中晚期的 1～3 个月复查一次。

第二部分　技能要求

一、目的

1. 能为一般的圆锥角膜被检者确定矫正方式及处方。

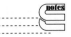

2. 结合角膜接触镜学所学的知识能为圆锥角膜被检者确定镜片参数。

二、操作步骤

1. 学生分组在验光配镜实训中心为圆锥角膜模拟患者验光。

2. 根据验光结果给予试戴调整并开具处方。

本情境知识小结

本情境讲述了各种屈光不正的处方确定，以及斜弱视、眼球震颤、圆锥角膜等处方原则。通过本情境的学习，要求学生掌握不同年龄阶段的近视、远视、散光、老视、屈光参差被检者的处方原则，能够正确地为各类被检者确定处方，能较好解决各类被检者的戴镜不适症状。

（陈世豪　曾丽虾）

参 考 文 献

1. 瞿佳. 眼视光学理论和方法. 第3版. 北京：人民卫生出版社. 2018.

2. 刘晓玲. 验光技术. 第2版. 北京：高等教育出版社. 2015.

3. 赵堪兴. 眼科学. 第8版. 北京：人民卫生出版社. 2013.

二维码6-1
扫一扫,测一测

索　引